AF452878

MÉDECINE

PERFECTIVE,

OU

CODE DES BONNES MÈRES.

——

TOME SECOND.

DE L'IMPRIMERIE DE LEBÉGUE,
RUE DES RATS, N° 14.

MÉDECINE PERFECTIVE,

OU

CODE DES BONNES MÈRES.

Par Jacq. André MILLOT;

Maître-ès-Arts en la ci-devant Université de Paris, membre des ci-devant Collége et Acad_mie Royale de Chirurgie, de la Société académique des Sciences, de celle de Médecine-Pratique de Montpellier et de Paris, etc., etc.

De la bonté céleste, un rayon éternel
Semble se réfléchir dans le cœur maternel.
Et la Divinité nous offrant son image,
Sous les traits d'une mère appelle notre hommage.
Millevoie, poëme de la Maternité.

TOME SECOND.

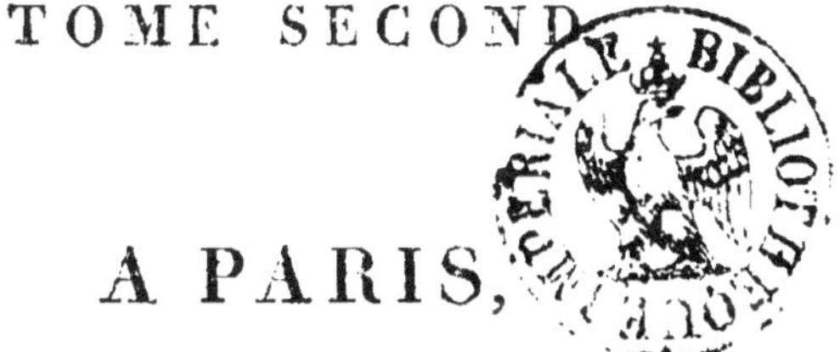

A PARIS,

Chez {
Léopold COLLIN, Libraire, rue Gît-le-Cœur, n° 4.
MILLOT, rue Jean-Jacques Rousseau, maison Bullion, n° 3.

1809.

ORDRE

Dans lequel il faut lire les Ouvrages de cet auteur, pour y trouver la connexion qui existe entre eux, quoiqu'ils aient été publiés dans un ordre différent.

1° Histoire physiologique de la génération humaine, suivie de l'Art de procréer les sexes à volonté ; quatrième édition, un vol. in-8°, avec 14 gravures.

2° Le Supplément à tous les Traités, tant étrangers que nationaux, anciens et *modernes*, sur l'Art des Accouchemens ; deuxième édition, 2 vol. in-8°.

3° La Médecine *Perfective*, ou le Code des bonnes mères ; 2 vol. in-8°.

4° L'Art d'améliorer les générations humaines *au moral*; troisième édition. Sous presse.

5° La *Gérocomie*, ou l'Art de parvenir à une longue vie, et d'éviter les infirmités; 1 vol. in-8°.

DISCOURS

PRÉLIMINAIRE.

Sı c'est un principe avoué de tout
le monde, que l'homme soit le chef-
d'œuvre du Créateur, tant par l'heureuse harmonie de ses organes, que
par la substance divine et spirituelle
qui l'anime, il n'en est pas moins
constant qu'il est de tous les êtres
vivans celui qui court le plus de
dangers : c'est d'après cette réflexion
que s'écriait le prince des orateurs
romains :

Heu lugenda nimis generis humani conditio !
Vita hominis, vita laboris.

Que la destinée du genre humain est malheureuse !
La vie de l'homme n'est qu'une vie de douleurs.

Mais son sort est plus à plaindre dans l'enfance ; né plus faible et moins adroit qu'aucun animal, il a plus long-temps besoin de secours; et quand ces secours lui sont accordés par d'autres que par sa mère, ses souffrances en sont souvent augmentées par la manière dont on les lui donne ; car les soins mal administrés, mal dirigés, sont les sources de différentes maladies qui affligent l'enfance ; et ces maladies de l'enfance mal gouvernées deviennent le principe d'infirmités, ou de mauvaise santé, qui subsistent quelquefois toute la vie *.

* Ici, comme dans le gouvernement de la première enfance, une foule de pratiques au moins inutiles, quand elles ne sont pas pernicieuses, se sont perpétuées de génération en génération parmi les nourrices ; on a beaucoup de peine à leur faire adopter les réformes que l'expérience a démontrées nécessaires ; le médecin a sans cesse des préjugés à combattre et des remèdes à écarter. Nous ne pouvons nous empêcher de blâmer l'aveuglement de certains

(3)

Presque tous les hommes ont la pernicieuse habitude de regarder le commencement de leurs maladies comme très-peu de chose, ils cherchent même à vaincre le mal qu'ils éprouvent, au lieu d'en arrêter les progrès ; cependant plus ils attendent, plus le mal augmente ; et quand ils se décident à garder le lit et à appeler le médecin, ils ne peuvent plus éviter la maladie dont ils ont été menacés pendant plusieurs jours, et qu'ils auraient pu faire avorter dès le premier malaise. Il en est de même pour les enfans, on attend qu'ils ne puissent plus se tenir debout ; ce qui arrive d'autant plus tard, que l'enfant préfère le mouvement et le jeu, tant qu'il peut résister au mal.

parens qui accordent toute leur confiance, dans le traitement des maladies de leurs enfans, à des commères ou à des vendeurs de plantes, de préférence à des médecins qui en ont fait une étude spéciale.

Nous conseillons donc aux mères de ne plus suivre cette pernicieuse conduite, et de soulager promptement leurs enfans par la diète convenable à cet âge, par des boissons délayantes et des évacuans doux, analogues à leur âge et aux symptômes qui se présentent; car tous les praticiens ont reconnu que la plupart des maladies des enfans proviennent du mauvais régime, qui leur ayant procuré nombre de digestions incomplettes, a farci leur estomac et leurs intestins d'une viscosité qui, s'opposant de plus en plus au perfectionnement de leurs digestions, produit enfin le *dégoût*, *l'accablement* et la *fièvre*.

Le siége de cet état morbifique étant l'estomac et les intestins, la saine pratique exige des *vomitifs* et des *purgatifs* proportionnés à leur âge et à leur constitution ; après

quoi, la nature aidée d'une réforme
dans le régime malfaisant, (et de
quelques onces de sirop antiscorbutique dont on leur donnera chaque
jour une cuillerée à café ou à bouche, dans le double d'eau, et suivant
leur âge), peut surmonter le plus
grand nombre de leurs incommo-
dités.

Toutes les maladies de l'enfance
sont les mêmes pendant les cinq ou
six premières années de la vie, à
l'exception de celles qui peuvent af-
fecter les parties externes de la génération, lesquelles n'ont encore
aucune influence sur leurs maladies
internes, en raison de leur indivi-
dualité sexuelle : toutes ces maladies s'annonçant par les mêmes
symptômes à peu près, les moyens
curatifs doivent être les mêmes, sauf
la diversité des constitutions primordiales.

Si l'enfant a perdu l'appétit, qu'il soit tourmenté de nausées et de vomissemens, il n'y a point à balancer; il faut suivre l'indication de la nature en lui faisant prendre, suivant son âge et ses forces,

> Une once, ou une once et demie, et même deux onces de sirop de fleurs de pêcher, ou de celui d'ipécacuanha, dans deux cuillerées d'eau.

Ces moyens curatifs sont tirés d'*Hippocrate* et de *Boerrhaave*, qui ne demandaient que de l'*eau*, du *vin émétique*, du *vinaigre*, de l'*orge*, du *nitre*, du *miel*, de la *rhubarbe*, des *savons* et quelques *sels* : d'après cela, un régime salutaire et un exercice convenable guérissaient les maladies de l'enfance, ce qui nous réussit encore très-fréquemment.

Mais depuis que les progrès de l'histoire naturelle, de la chimie et de la physique expérimentale ont ajouté à la matière médicale un grand nombre de remèdes si avantageux, qu'ils ont rendu plus certaine et plus prompte la guérison de plusieurs maladies, la variété des moyens a donné naissance à une infinité de formules qui jettent les jeunes praticiens dans l'embarras du choix, parce qu'elles émanent plutôt de l'esprit d'innovation que de l'observation et de l'expérience : cependant dans toutes les maladies des enfans, on doit apporter une grande attention à leur constitution particulière; car c'est elle qui fait connaître la nature de la maladie qui afflige l'enfant, et conséquemment elle indique le meilleur moyen de la combattre, quand on n'a pu la prévenir.

Par l'un ou l'autre des vomitifs ci-dessus désignés, les mères feront éviter une véritable maladie à leurs enfans, et une plus grande quantité de remèdes, parce que le vomissement emporte les matières alvines qui ne tarderaient point à fermenter et à développer les principes de putridité.

Le régime aidé de quelques verrées d'une infusion de *fleurs de camomille romaine*, de *lierre terrestre*, ou de *véronique*, fera le reste ; *car c'est dans les jardins de la nature, et non pas dans les laboratoires des chimistes que naissent les secours nécessaires à l'enfance.*

Nous n'avons pas l'intention de donner ici un traité complet de toutes les maladies qui peuvent attaquer l'humanité ; mais nous voulons procurer, aux tendres et bonnes mères, la satisfaction de soulager leurs intéressantes créatures dans les plus fréquentes indispositions, en attendant le médecin qu'on ne peut pas toujours avoir, et qu'il faut consulter quand on peut se procurer sa présence, spécialement lorsque les indispositions résistent aux moyens que nous indiquons ; car les généralités en médecine ne sont pas toujours des guides assez sûrs pour s'en rapporter à elles seules, dans tous les cas, *attendu que dans la même maladie, la variété des tempéramens, des saisons et du climat*, exige aussi variété dans les procédés et moyens curatifs, et souvent dans celui même qui a été couronné du succès le plus complet.

Il ne faut pas croire qu'on rencontre toujours chez chaque malade, tous les symptômes décrits à chaque maladie ; deux frères attaqués de la même maladie n'offrent pas exactement, ni le même nombre d'accidens, ni les mêmes symptômes; mais ils présentent toujours ceux qu'on nomme essentiels, ou caractéristiques de la maladie.

Toute maladie peut être considérée comme un assemblage de symptômes, et ce n'est que par ceux que chacune offre constamment, que l'on peut la caractériser après quelques jours de son invasion ; aussi donnerons-nous à chaque maladie dont nous vous entretiendrons, la description claire et exacte des symptômes de chacune d'elles, et spécialement ceux qui les distinguent manifestement d'une autre avec laquelle elle a quelque ressemblance, ou analogie, afin que les bonnes mères puissent facilement reconnaître la différence des unes aux autres.

La saine médecine est fille de l'expérience et du raisonnement ; c'est un vaste océan sur lequel il est très-difficile de voguer à pleines voiles, sans des connaissances déjà ac-

quises par ses propres réflexions; car
il existe beaucoup de circonstances
où on peut tomber dans l'erreur, en
suivant aveuglément les traces de
ceux qui nous ont précédés.

Sans les divers tempéramens et la
variation qui leur survient, la médecine serait plus facile à pratiquer,
et le médecin moins embarrassé dans
le choix des remèdes ; mais cette variation exige à chaque cas, pour le
même individu, toute l'attention
d'un homme sage et prudent ; car la
médecine de l'enfance est plus dangereuse à exercer que celle des adultes, en ce qu'elle est presque toute
conjecturale, puisqu'ils n'ont pour
énoncer leurs souffrances, que des
pleurs et des gémissemens, et que la
plus légère erreur, sur un sujet aussi
faible, est presque toujours irrépa-
rable.

Nous observons qu'il est de la dernière importance d'être très-attentif à l'*âge*, à la *constitution primordiale*, parce que ces connaissances conduisent plus facilement au traitement de la maladie, quand une fois elle est reconnue.

Pour bien gouverner les enfans dans leurs maladies, indépendamment de la connaissance du tempérament très-difficile à reconnaître à cet âge, il est essentiel de s'informer de la manière dont ils ont été élevés jusqu'à l'époque de la maladie ; **car** il est intéressant de connaître si elle est *constitutionnelle* ou *accidentelle* ; si elle est *simple* ou *compliquée* ; si elle est *essentielle* ou *symptomatique seulement* ; si elle est *l'effet d'un changement subit dans la manière de vivre*, comme lorsqu'ils reviennent de nourrice, ou si elle est la suite de la résidence dans un nouveau climat ; car enfin c'est, comme nous l'avons déjà dit, dans la première époque de la vie, et même dès le sein de la mère, qu'ont dû s'établir les fondemens d'une bonne ou mauvaise constitution. Il faut de plus s'assurer de l'état du ventre, et de la manière dont s'exécutent les fonctions vitales et les excrétions : il faut donc que les parens soient en état de rendre compte au médecin de toutes ces particularités, car leurs enfans ne peuvent le faire.

Ces connaissances sont de la plus haute importance à acquérir, non-seulement pour tirer un pronostic, mais encore pour décider le genre de traitement ; car une maladie constitutionnelle se guérit difficilement, tandis que celle qui n'est qu'accidentelle, cède avec moins de peines et de remèdes, lorsqu'ils sont appropriés aux circonstances et administrés avec soin : il en est de même

de la maladie simple à la compliquée.

Quant aux maladies symptomatiques , on ne doit penser à les détruire qu'en guérissant celles dont
elles émanent ; c'est donc sur celle-ci
que doit porter toute l'attention du
médecin.

Quand une maladie ne cède point
au traitement méthodique dicté par
la saine doctrine d'*Hippocrate*, il est
fort à présumer qu'elle tient à un
vice caché qu'il faut découvrir pour
l'attaquer avec succès.

Les maladies des enfans sont en
général vives et aiguës , le moindre
délai est souvent funeste, parce que
leur système nerveux est très-irritable ; le succès dans leur traitement
dépend ordinairement du moment
où on le commence ; car souvent en
commençant ce traitement dès l'invasion de la maladie, on en prévient

les grands accidens, et on en atté-
nue sa gravité.

Les médecins qui apportent une
attention réfléchie aux causes des
maladies des enfans, sont non-seulement en état de les bien guérir,
mais ils ont encore l'avantage de les
en préserver par la suite, en prescri-
vant la meilleure manière de les
gouverner lorsqu'ils seront remis en
santé.

Une des principales sources des
maladies de l'enfance est, comme
nous l'avons fait connaître dans la
première partie de cet Ouvrage, la
mauvaise santé du père ou de la
mère, et souvent des deux ensemble; car on ne peut raisonnablement
attendre de parens, dont la santé est
faible ou altérée, des enfans robus-
tes et vigoureux dans leur premier
âge. Ce ne sera donc que par l'éducation corporelle qu'on parviendra

à fortifier ces individus en effectuant le vœu de *Descartes*, c'est-à-dire, en faisant intervenir la médecine perfective à leurs secours.

Une femme délicate, à laquelle le bon air et l'exercice sont presque étrangers, peut accoucher heureusement ; mais la constitution primordiale de son enfant est ordinairement si faible dès les premiers mois de son existence, qu'elle est susceptible de convulsions au moindre bruit, et qu'une incommodité légère pour un enfant fort, devient souvent mortelle pour celui-ci ; car dans l'enfance les fibres sont lâches, et le systême nerveux très-irritable chez tous, à plus forte raison chez ceux dont les mères sont presque toujours valétudinaires.

Il ne faut que jeter les yeux sur le plus grand nombre de nos citadins pour cesser d'être surpris de ce que les maladies et la mort sont si fréquentes parmi leurs enfans; on en sera encore moins étonné, si on ajoute à la délicatesse de ces mères, le peu de soins que les nourrices apportent à faciliter le perfectionnement des digestions des enfans qui leur sont confiés; car dès le premier moment elles croient bien faire en les gorgeant d'un vieux lait; et quand le malheureux enfant ressent des coliques occasionnées par la mauvaise digestion de ce lait, elles n'ont pas d'autre moyen que de les *gorger de nouveau d'une bouillie meurtrière.*

Cependant il n'y a personne d'attentif qui n'ait observé que les maladies des enfans ont leur siége dans les premières voies, parce que leur estomac est si faible, que tout ce qu'il ne peut pas bien digérer devient une source morbifique, à moins qu'il ne soit promptement rejeté ; car s'il suit le cours des intestins, il produit des coliques accompagnées de spasmes si considérables, que les bonnes femmes les nomment *des convulsions internes.*

Il est évident que tous ces accidens n'ont pas d'autres causes que la fermentation des substances nutritives qui irritent les intestins, ou parce qu'elles sont délétères par elles-mêmes, ou parce qu'elles le deviennent par la difficulté d'être digérées, spécialement quand elles sont données en trop grande abondance à quelque âge que soit l'enfant *.

* Il n'est pas facile de fixer la quantité d'alimens qui convient à chaque *âge*, à chaque *sexe* et à chaque *constitution.* La meilleure règle est d'éviter les extrêmes à quelque âge que soit l'enfant. La faim et la soif sont les vrais guides de l'âge mûr ; mais une mère craignant de donner trop peu, donne souvent trop abondamment, parce qu'elle oublie que, *ce n'est pas ce qu'on mange qui fortifie, mais ce qu'on digère bien.*

Il n'est pas douteux que le moyen de soulager promptement l'enfant, ne soit d'en procurer l'évacuation, soit par des lavemens quand ces matières sont déjà parvenues dans les intestins, soit par l'un des vomitifs que l'on choisira parmi les suivans quand la cause morbifique réside encore dans l'estomac.

Prenez Tartre stibiée. . . . . . . demi-grain.
Eau commune . . . . . . trois onces.
Sirop d'écorce d'oranges. une once.

Mêlez le tout ensemble pour en donner une cuillerée à bouche toutes les demi-heures, jusqu'à ce qu'il opère.

On peut remplacer ce médicament par cinq, six ou sept gouttes de vin émétique d'antimoine dans une cuillerée d'eau sucrée, ou par une ou deux onces de sirop d'ipécacuanha dans deux cuillerées d'eau, comme nous l'avons déjà dit, suivant l'âge et la force de l'enfant.

Ces moyens ont l'avantage de nettoyer l'estomac de toutes les sabures qu'il peut contenir, de tous principes d'aigreur, et de rétablir le ton nécessaire à la bonne digestion, comme aussi de procurer la liberté du ventre en parcourant tout le tube intestinal.

Si, par extraordinaire, le remède auquel on aurait donné la préférence ne lâchait pas le ventre, il faudrait administrer le lendemain un minoratif comme suit :

Prenez Pulpe de casse. . . une once.
  Manne en larmes . une once, ou
   . . . une once et demie.

Fondez le tout dans une demi-verrée d'eau que vous ferez boire à l'enfant, en une ou plusieurs doses, mais à très-peu d'intervalle l'une de l'autre.

Cette méthode ou l'équivalent doit faire la base générale de tous les premiers traitemens des maladies qui surviennent à l'enfance dans les premières années de la vie, avec une modification en plus ou en moins, relativement à l'*âge* et à la *force*; car il y a des enfans qu'il faut relâcher beaucoup, tandis qu'il y en a d'autres qu'il faut fortifier. Pour ces derniers on emploierait, au lieu du minoratif ci-dessus, *le sirop de chicorée composé de rhubarbe*, à la dose d'*une once*, ou d'*une once et demie*, même de *deux onces*, suivant l'*âge*.

Si cette méthode se trouvait insuffisante pour la guérison complette, on aurait au moins la satisfaction d'avoir atténué l'intensité de la maladie, en attendant le médecin, et celle de lui avoir facilité et abrégé le traitement.

Avant de traiter ces objets , nous allons faire connaître les difformités, ou les défauts de conformation avec lesquels la nature nous envoie quelques enfans , et qui sont entièrement du ressort de la chirurgie.

MÉDECINE PERFECTIVE.

Des difformités, ou des défauts de conformation que quelques enfans apportent en naissant.

LES difformités du corps sont souvent des maladies héréditaires ; mais cependant il y en a qui proviennent de ce que les sucs, qui doivent se porter à certaines parties, étant mal élaborés, les affectent plus ou moins, suivant qu'elles en reçoivent une plus grande quantité. Il faut bien se persuader que l'*homocule*, l'*embryon*, le *fœtus* même, peut contracter, dans le sein d'une femme saine et bien portante, des difformités provenant de quelque obstacle à la régularité de la distribution des sucs nutritifs, ou par une surabondance de ces mêmes sucs dans une partie, ou d'un côté plus que de l'autre, comme aussi par disette de ces mêmes sucs dans certaines parties, ce qui les empêche de se développer et de s'accroître.

Les difformités avec lesquelles nous recevons quelques enfans, sont donc de deux espèces bien différentes, puisque les unes sont par surabondance, et les autres par absence ou privation des parties nécessaires à la perfection corporelle ; car si on a vu naître des enfans avec des membres de trop, on en a vu aussi quelques-uns avec des membres de moins.

Nous ne parlerons pas de ceux qui naissent sans tête, car ce phénomène est excessivement rare ; d'ailleurs, nous ne pouvons regarder ces productions que comme des végétations humaines, puisqu'elles sont privées des organes principaux qui constituent l'homme, et entretiennent la vie après la naissance.

Les difformités qui, heureusement, se rencontrent très-rarement chez les humains, au moment de la naissance, sont donc, comme nous venons de le dire, une surabondance de parties, ou une privation de quelques-unes ; car nous avons des exemples d'enfans nés avec deux têtes, avec trois ou quatre bras, trois ou quatre cuisses et jambes, et qui se sont élevés, comme aussi nous en avons de ceux à qui il manque une main, un bras et des jambes, n'ayant que des pieds.

Nous avons vu naître des enfans sans casque osseux ; nous en avons vu d'autres dont la colonne dorsale, n'étant pas entièrement formée à cause de l'absence des apophyses épineuses des vertèbres, formait seulement une gouttière nommée *spina bifida*, dans laquelle résidait la substance médullaire des nerfs qui se distribuent aux parties latérales et inférieures du corps.

Dans tous ces cas de conformation incomplette de la tête ou de la colonne dorsale, l'enfant ne peut vivre ; il naît ordinairement bien avant terme, et l'art ne peut suppléer à ce qui lui manque.

Dans les cas de difformité par surabondance des membres, les enfans vivent; et jusqu'à présent, on a cru qu'il était dangereux d'opérer l'*abscission* ou la soustraction de ces membres superflus.

Nous avons encore des exemples de deux jumeaux réunis par quelques parties du corps et qui ont vécu : quelques-uns étaient adhérens entre eux par de si petites portions, que nous croyons qu'on aurait pu, sans danger, les séparer; entre autres deux filles, dont on voit les gravures dans mon Histoire physiologique de la génération humaine, qui, réunies par une très-petite portion du front, ont vécu pendant dix ans dans cette gêne; et deux autres dont l'histoire fait mention au même ouvrage précité, dont l'adhérence n'existait que par les petits doigts des mains de chacune d'elle, le petit doigt de la main droite d'une de ces filles étant adhérent au petit doigt de la main gauche de l'autre : ces deux individus ont vécu ainsi attachés l'une à l'autre , par - delà cinquante ans.

Il y a des vices de conformation auxquels un accoucheur doit promptement remédier , parce qu'ils s'opposent au libre exercice de quelques fonctions nécessaires à la vie , tandis que d'autres nuiraient seulement à la perfection corporelle de l'individu.

Voyons donc les difformités auxquelles il est urgent de remédier.

DE L'ORTHOPÉDIE * EN GÉNÉRAL.

CHAPITRE PREMIER.

De la réunion des paupières.

On a quelquefois trouvé les paupières d'un seul œil, et quelquefois celles des deux réunies.

On a aussi vu quelquefois la pupille recouverte de la membrane pupillaire qui tombe d'elle-même ordinairement, plusieurs mois avant la naissance ; son apparence membraneuse la fait aisément distinguer de l'opacité de la pupille : dans l'un et l'autre cas, il faut s'adresser à un chirurgien adroit, et mieux encore à un oculiste, si on ne veut pas que l'enfant reste aveugle.

---

* *L'orthopédie* est l'art de corriger chez les enfans, les difformités du corps.

CHAPITRE II.

De l'occlusion des narines.

Lorsque les ouvertures des narines sont fermées par une membrane ou pellicule, il faut que l'accoucheur fasse une incision cruciale sur cette membrane à chaque narine, et qu'il empêche la réunion par un petit morceau d'éponge qui, en se gonflant, fera l'office de coin et dilatera suffisamment ces ouvertures ; en attendant la cicatrisation, l'enfant respirera par la bouche : mais cette cicatrisation ne sera pas longue à s'effectuer, si on a soin de soutenir le petit morceau d'éponge avec une bandelette.

CHAPITRE III.

De la membrane que l'on trouve quel-quefois dans la conque de l'oreille.

Quelques accoucheurs ont reconnu que le conduit auditif était fermé par une membrane adhérente à tous les bords de la conque de l'oreille.

Pour empêcher la surdité qui résulterait de cette conformation contre nature, il faut cerner cette membrane et l'enlever entièrement, ensuite s'opposer à sa régénération par un dessicatif et des soins convenables.

Les deux genres de conformation contre nature que nous venons d'indiquer sont très-rares ; les difformités que l'on rencontre le plus ordinairement sur les enfans qui naissent, sont : le *filet*, le *bec de lièvre*, *l'imperforation du gland*, celle de l'*anus*, et le *défaut d'ouverture de la vulve et du vagin.* On remédie facilement à une partie de ces imperforations ; aussi nous ne nous occuperons sérieusement que d'elles seules, n'ayant pas le projet de faire un tableau complet de toutes les difformités naturelles, mais de celles auxquelles l'art de la chirurgie peut remédier.

CHAPITRE IV.

Du filet de la langue et de la grenouillette.

Voyez ce que nous avons dit au sujet du filet, chapitre VII de la première partie de cet Ouvrage.

Dans un âge plus avancé, les enfans sont quelquefois attaqués dans la bouche d'une autre incommodité, très-rare à la vérité, cette incommodité est la *grenouillette*.

La *grenouillette* est une tumeur qui se forme sous la langue, et qui prend sa dénomination de pareille tumeur qu'on remarque dans les grenouilles lorsqu'elles croassent, avec la différence que chez ces animaux c'est une vessie pleine d'air, tandis que chez l'enfant c'est une tumeur formée par une accumulation de salive, dans laquelle on trouve quelquefois des concrétions plâtreuses.

Il y a différens moyens d'enlever cette tumeur; mais pour empêcher qu'elle ne se renouvelle, il faut faire tomber en suppuration le kiste qui la contient : on y parvient en donnant la préférence *au cautère actuel*, car tous les potentiels ou caustiques secs et liquides ne sont pas d'une nature à pouvoir être employés dans ce local, parce que le chirurgien ne peut pas toujours en être maître; si on se borne à une simple incision, on verra bientôt la tumeur se renouveler.

Je préfère la *pierre infernale* que je promène sur la longueur de la tumeur; et lorsque l'escar vient à tomber, la pierre sort de son kiste dont les bords ne peuvent plus se réunir.

Il y a eu diverses opinions sur la cause de la *grenouillette*; mais *Lafaye*, dans ses notes sur *Dionis*, tient le langage de l'expérience, et par conséquent celui de la vérité, sur la matière que contient cette sorte de tumeur.

On reconnaît, dit-il, deux espèces *de grenouillettes*, les unes rondes, placées sous la langue, semblent n'être produites que par la dilatation du canal excrétoire de la glande sublinguale ; les autres, plus longues que rondes, sont placées à la partie latérale de la langue, et formées par la dilatation du canal excrétoire de la glande maxillaire inférieure.

La liqueur qui remplit ces tumeurs est la salive qui y séjourne et s'y amasse peu à peu, à cause de son épaississement et de l'atonie de ce canal ; voilà le résultat des différentes opinions qui ont eu lieu sur la nature de la grenouillette *.

* Pour plus grande instruction, voyez les Mémoires de l'Académie royale de chirurgie, tome III, page 463.

CHAPITRE V.

Du Bec de lièvre.

Le bec de lièvre est une solution naturelle de continuité à la lèvre supérieure, qui , par ce moyen, forme deux portions, l'une à droite et l'autre à gauche, de la commissure des narines, et laisse apercevoir le milieu de l'os maxillaire supérieur.

Cette difformité est ordinairement accompagnée d'une ouverture longitudinale à la voûte du palais, qui est entr'ouverte dans toute sa longueur par l'absence d'une portion du voile du palais et de la substance osseuse des os palatins qui sont aussi séparés , et qui laissent communiquer avec la bouche l'air qui entre par le nez ; cette division correspond tellement à la suture de la voûte du palais, que souvent la luette est aussi partagée en deux portions.

Les enfans qui naissent avec ce défaut

de conformation ne peuvent téter ; il en résulte que l'on est forcé d'user avec eux *de l'allaitement artificiel*, jusqu'à ce qu'ils soient assez forts pour supporter l'opération nécessaire à la réunion des parties divisées ; mais en attendant le moment favorable, il faut faciliter la réunion des os de la voûte du palais, qui est la chose la plus urgente et d'absolue nécessité, pour que l'enfant puisse parler un jour distinctement ; on y parvient par un bandage approprié à la partie de la mâchoire supérieure, et qui laissera la facilité d'allaiter l'enfant au gobelet.

Nous ne parlons point de la manière d'opérer la guérison de cette difformité, car aucun parent, s'il n'est chirurgien, ne peut s'en charger ; conséquemment on s'adressera au meilleur praticien qui existera alors.

CHAPITRE VI.

De l'imperforation du gland.

Lorsque l'imperforation du gland n'est pas compliquée de l'absence d'une portion de *l'urètre*, et que ce canal se termine à l'extrémité du gland, il est facile de faire disparaître cette imperforation par la division de la pellicule ou membrane qui ferme ce gland, et dans lequel on introduira une petite bougie proportionnelle jusqu'à parfaite cicatrisation.

Quand, au contraire, la portion de l'urètre manque dans tout le trajet du gland, et qu'il vient s'ouvrir au-dessous de la couronne de ce gland, à la place où devrait être le frein du prépuce avec le gland, comme je l'ai vu, ou près de *l'anus* à la racine du *scrotum*, chez quelques garçons, ou dans l'intérieur du vagin chez les filles, ce défaut organique n'est susceptible d'aucune cure.

Enfin si le canal de l'urètre manque entièrement, il faudra plonger un trois quart dans la vessie, par le périnée, pour donner issue aux urines ; et par le secours d'une sonde de gomme élastique les bords de cette ouverture se cicatriseront *.

* *Lamotte* et *Van-Swieten* ont vu l'un et l'autre cas ; ils assurent que les urines se fraient une route, d'abord par le *rectum*, et ensuite par l'urètre : on peut donc attendre l'opération de la nature.

CHAPITRE VII.

De l'imperforation de la vulve et du vagin.

Lᴀ vulve est cette partie extérieure du sexe féminin, elle est l'entrée d'une gaîne ou canal, que nous appelons vagin, et qui conduit à *l'utérus* ou matrice.

Son imperforation consiste ordinairement dans une membrane mince qui réunit les deux lèvres, et à laquelle il faut faire une solution de continuité, *de bas en haut,* pour laisser l'entrée de cette gaîne libre, et à *l'utérus* la facilité de se dégorger et d'évacuer une humeur muqueuse et gluante, qui se manifeste souvent dès les premiers jours de la naissance.

Le vagin peut aussi être imperforé, et il l'est très-certainement lorsque la membrane, dite de *l'hymen*, est circulaire dans le vagin, et qu'elle en obstrue la profoudeur, tandis qu'elle ne doit occuper que le tiers ou tout au plus la moitié de la largeur de ce canal, en y formant une espèce de croissant; mais ce défaut de conformation ne se reconnaît le plus souvent qu'au moment où la nubilité survient; alors la première éruption des menstrues étant retenue par cette membrane qui, au lieu de ne former que la moitié de la largeur de ce canal, l'obstrue dans toute sa largeur, force cette membrane à s'alonger et à former une tumeur qui souvent se prolonge jusqu'au bord des lèvres, et qu'il faut *ouvrir de bas en haut*, en y introduisant un bistouri convexe. L'écoulement du flux menstruel a lieu par cette division; lorsque cet écoulement a cessé, on entretient la liberté de ce canal par le moyen d'une tente de charpie graissée, pendant les premiers jours, d'un peu d'onguent de la mer, et ensuite imbibée d'une eau *végéto-minérale* légère qui s'oppose à la réunion des parties divisées.

CHAPITRE VIII.

De l'imperforation de l'anus.

L'A N U S est la terminaison du gros boyau, dit *rectum*, par laquelle doivent sortir du corps humain, les matières excrémentielles : on conçoit combien il est intéressant que cette voie soit libre ; il y a cependant des enfans qui viennent au monde avec cette partie plus ou moins fermée, et d'autres en sont entièrement privés. Souvent cette partie n'est fermée que par une membrane assez mince ; d'autres fois la dernière portion du *rectum* n'a nulle communication ouverte avec sa portion supérieure, et l'extrémité de cet intestin présente un corps cylindrique plein et comme charnu, quelquefois tendineux et complettement obstrué.

Lorsque cet *anus* n'est fermé que par une membrane, on aperçoit, quelques

heures après la naissance, une tumeur livide formée par la présence du *méconium*
que l'enfant ne peut rendre. Cette tumeur
est molle et cède facilement à l'impression
du doigt; dans ce cas, il faut cerner cette
tumeur le plus près possible de la peau
des fesses, et l'emporter entièrement; car
si on se bornait à ne faire qu'une incision,
fût-elle cruciale, il y aurait à craindre
que la réunion des parties divisées ne pût
avoir lieu, non pas en totalité, mais assez
pour rendre par la suite les évacuations
des matières solides très-difficiles, comme
je viens de le voir sur une jeune personne
de dix ans, et forcer à une nouvelle opération dans l'âge où les matières stercorales
prennent plus de consistance.

L'opération faite comme nous venons
de la détailler, après l'évacuation de la
portion du *méconium* qui se présentait,
on introduira dans cet anus une tente faite
avec de la charpie graissée d'un peu d'onguent de la mer, et que l'on renouvellera
chaque fois que l'enfant aura produit une
évacuation.

Quand les muscles releveurs ne manquent point dans ces circonstances, **la** peau, en se fronçant circulairement par le jeu de ces muscles, forme un *sphincter naturel.*

Au contraire, quand l'anus manque entièrement, et qu'on ne trouve qu'une appendice tendineuse, il n'y a ordinairement ni *sphincter,* ni muscles releveurs du *rectum;* il manque une portion plus ou moins longue de la partie inférieure du *rectum,* qui quelquefois communique avec la vessie urinaire.

Ce vice d'organisation est incurable chez les garçons; mais lorsqu'il a lieu chez un enfant du sexe féminin, il est possible que l'enfant vive et s'élève, parce que le canal de l'urètre chez ce sexe, étant susceptible d'une plus grande dilatation, pourra fournir passage aux matières fécales qui, délayées dans la vessie, sortiront en manière de dévoiement.

Lorsque le *rectum* s'ouvre directement dans le vagin, les grosses matières peuvent facilement s'échapper par la vulve lorsqu'il n'y a pas d'obstruction dans ce conduit ; parce que ce canal offre à tous les âges une voie suffisante pour leur passage.

Quelquefois l'intestin *rectum* manque entièrement ; un très-habile chirurgien, n'ayant trouvé aucun vestige d'*anus* à une fille nouvellement née, fit une incision assez profonde, il introduisit le doigt dans cette plaie ; mais n'ayant point rencontré l'intestin, il poussa pronfondément un trois quart dans la plaie pour donner une issue au *méconium*, mais il ne sortit que quelques gouttes de sang *.

Après la mort de cet enfant on vit que l'intestin *rectum* manquait entièrement, et que le côlon rempli de *méconium* flottait librement dans le ventre, et qu'il était *exactement fermé*.

Ce n'est donc pas sans de légitimes raisons, que *Levret* dit que ces vices de conformation sont incurables, à moins que le *rectum* ne se continue sans interruption jusqu'aux tégumens.

* Voyez Essais et Observations de médecine pratique de la Société d'Edimbourg , tom. IV , p. 557.

Littre a trouvé dans un enfant, mort six jours après sa naissance, l'intestin *rectum* divisé en deux portions, qui étaient liées l'une à l'autre par quelques fibriles de la longueur environ d'un pouce. L'extrémité de chacune de ces portions d'intestins était fermée * : ce qui lui a donné l'idée de venir au secours des enfans aussi malheureusement conformés par une opération grave et incertaine, mais dont le danger ne lui a pas paru aussi évident que celui des incisions pratiquées dans l'intention d'atteindre l'intestin par l'endroit où il a coutume d'aboutir.

Boerrhaave et *Van-Swieten*, avaient pensé qu'on pouvait faire une ouverture au ventre, près l'une des aines, aller chercher une portion intestinale, l'ouvrir, la fixer à l'incision par quelques points de suture, et établir ainsi un *anus* contre nature à l'endroit de la plaie.

Sabatier dit ** : « Il n'est pas venu à ma

* Voyez les Mémoires de l'Académie royale des Sciences, année 1710, page 47.

** Dans son Traité de Médecine opératoire, tome I, pag. 434 et suivantes.

connaissance que ce projet d'opération ait été exécuté par aucun autre que par *Duret*, l'un des premiers chirurgiens de la marine à *Brest*. » En voici l'historique.

Un enfant né avec l'espèce d'imperforation, dont il est ici question, lui fut présenté trente-quatre heures après sa naissance. Cet habile praticien, jugeant que le cas était extrêmement grave, engagea plusieurs personnes de l'art à lui donner leurs avis; on résolut de plonger un bistouri dans l'endroit auquel l'extrémité du *rectum* devait répondre; mais on ne put parvenir à cet intestin, que l'on reconnut manquer à sa partie inférieure, parce qu'une sonde introduite assez profondément à travers la plaie, ne rencontra pas de corps tendu qui en indiquât la présence.

L'enfant parut sans ressource, son ventre était fort élevé; il vomissait fréquemment, et ses extrémités étaient froides, ce qui annonçait une mort prochaine; cependant il vivait encore vingt-quatre heures après.

Duret proposa alors de lui ouvrir le

(47)

ventre *au bas de la région iliaque gauche*, d'aller chercher l'*S du côlon*, de faire une ouverture à cet intestin, et de le fixer au voisinage de la plaie.

Cette opération fut d'abord essayée sur le corps mort d'un enfant d'environ quinze jours; les consultans satisfaits de sa réus-site, décidèrent qu'elle serait pratiquée sur le petit malade.

Effectivement *Duret* la lui fit; l'intestin fut assujéti par deux fils cirés que l'on passa derrière et que l'on fixa au bord de la plaie; l'ouverture faite suivant la lon-gueur du *côlon*, donna issue à une grande quantité de vents et de *méconium*, et la plaie fut pansée de la manière la plus simple.

Dès le lendemain l'enfant était déjà dans un état satisfaisant, il faisait entendre quel-ques cris, que la faiblesse dans laquelle il était avant, l'avait empêché de pousser; les jours suivans son état s'améliora au point que l'on jugea qu'il n'avait plus be-soin que de soins de propreté, et les fils d'attente qui retenaient l'intestin furent ôtés. Le septième jour l'enfant fut remis à ses parens; il vit avec un *anus* contre nature, compliqué d'un double renversement d'intestins, qu'il n'a pas été possible de prévenir, ni de corriger; peut-être pourra-t-on y remédier par la suite, lorsque l'enfant aura plus de force.

Lorsque M. *Sabatier* faisait imprimer cette observation, en 1746, l'enfant n'était encore âgé que de vingt-cinq mois.

Les mémoires de l'académie de chirurgie donnent des observations d'un grand nombre de nos bons praticiens, sur l'imperforation de l'*anus;* entr'autre, une où l'*anus* bien ouvert, et le diamêtre du *rectum* bien conformé, était fermé par une membrane située à une certaine profondeur. Le chirurgien introduisit un *pharingotome*, qui perça la membrane et donna issue au *méconium* *.

Ferrein parle aussi d'une membrane

---

* Voyez les Mémoires de l'Académie de chirurgie , tom. I , pag. 377, par M. *Petit* et par beaucoup d'autres , ainsi que les mémoires de l'Académie des sciences.

transversale qu'il a trouvée dans le trajet
du *rectum*.

Heister dit qu'il ne faut pas craindre
de pratiquer, dans ce cas, des opérations
même incertaines sur des enfans qui ne
peuvent échapper à une mort inévitable,
si on leur refuse les secours qu'exige la
nature de ce vice organique.

On est donc autorisé, par la certitude
de la mort, à répéter l'opération que
Duret a exécutée, quand même on n'aurait pas l'espoir d'obtenir un aussi heureux succès que lui.

Dejussieu a vu une fille de sept ans
qui rendait ses excrémens par le vagin.

Van-Swieten en a vu une autre dans
le même cas ; elle était âgée de dix-huit
ans, bien réglée, et jouissant d'une bonne
santé.

CHAPITRE IX.

Des difformités par surabondance de parties.

QUELQUES enfans naissent avec des phalanges de plus, soit aux doigts des mains, soit aux doigts des pieds.

Nous en avons vus qui avaient, au pouce de chaque main, la dernière phalange double, en sorte que ce pouce représentait la serre d'un écrevisse ; quoique cette surabondance ne soit point une grande difformité, nous sommes d'avis qu'on en fasse la soustraction le plus tôt possible quand l'enfant est né en bonne santé ; nous sommes aussi du même avis pour faire la ligature aux tumeurs charnues qui ont un mince pédicule.

Voilà tout ce que nous avons à dire sur les défauts de conformation et les difformités avec lesquelles les enfans peuvent naître, parce qu'il n'y a qu'à celles dont il est ici question, qu'on peut remédier ; les autres, excessivement rares, sont trop importantes pour que nous puissions en conseiller l'abscission.

Nous devons maintenant mettre les mères en garde contre deux autres espèces de difformités qui surviennent quelquefois pendant les premières années de la vie ; ces deux difformités sont le *strabisme* ou le louche, et le *rachitis* ou difformité des parties osseuses, spécialement de *la déversion de la colonne dorsale* ou *vertébrale*, et de *la courbure des os longs des extrémités inférieures*, qui étant la plus fréquente, et provenant presque toujours du vice des sucs nutritifs, est mise au nombre des maladies ; conséquemment nous n'en parlerons que dans la seconde partie de ce volume.

CHAPITRE X.

Du strabisme ou du louche.

LE *strabisme*, ou l'action de loucher, n'est pas naturelle à l'homme, quand elle n'est point occasionnée par le déplacement *du cristallin*, déplacement excessivement rare; en conséquence nous ne nous occuperons que du *strabisme accidentel* qui survient pendant l'enfance, car ordinairement l'adolescence n'en est plus susceptible, à moins qu'il ne soit l'effet d'une convulsion qui aurait paralysé les muscles d'un seul côté de l'œil.

Cette difformité peut provenir de différentes causes dans l'enfance, et n'exister que sur un œil, quoique le plus communément elle affecte les deux yeux; lorsqu'elle existe sur un seul, elle est ordinairement l'effet et la suite d'un *spasme*, d'une *convulsion*, d'un accès

d'*épilepsie* , ou d'une *attaque de pa-*
ralysie.

Lorsqu'elle existe sur les deux yeux ,
on peut la regarder comme le résultat de
la mauvaise habitude de la nourrice qui
a exposé l'enfant à un jour ou à une
lumière de côté , au lieu de l'avoir pro-
curée directement et en face ; car dès
que les enfans ne dorment plus ils cherchent le jour, et tiennent continuellement
les yeux tournés du côté d'où leur vient
la lumière ; ce qui fait qu'il n'y a que
les muscles d'un côté du globe de l'œil
qui soient en action , tandis que leurs an-
tagonistes, qui sont sans mouvement et
sans exercice , restent plus courts.

Tout le monde connaît la vue droite
et naturelle, mais peu d'individus savent
à quoi elle tient ; conséquemment peu
sont en état d'apprécier ce qui doit y
nuire, et encore moins y remédier quand
elle est dérangée.

La vue est droite lorsque les deux
globes des yeux , jouissant également de
la faculté de se mouvoir en tous sens ,

sont symétriquement parallèles entre eux, ainsi que leurs axes visuels, et qu'ils répondent exactement aux axes visuels des deux yeux d'une autre personne qui a aussi la vue droite et naturelle, lorsque ces deux personnes les fixent réciproquement l'une sur l'autre et au même instant.

La vue n'est plus naturelle, ni droite, dès que les deux yeux de l'une de ces personnes ne sont plus symétriquement parallèles entre eux, et que leurs axes visuels ne peuvent se rencontrer justes avec ceux des yeux de l'autre individu.

Il n'y a donc, comme on le voit, qu'une seule manière d'avoir la vue *naturelle, franche* et *droite*, tandis que l'on peut loucher de différentes manières.

Nous sommes obligés de faire des divisions dans cette vicieuse manière de voir, en raison des variantes que nous présente cette difformité, pour avoir la facilité de distinguer les espèces qui peuvent être redressées de celles qui n'en sont pas susceptibles.

SECTION PREMIÈRE.

On louche parce que les axes visuels sont divergens ou convèrgens *, ce qui constitue deux genres de *strabisme* absolument différens l'un de l'autre.

La vue divergente est naturelle aux oiseaux et aux autres animaux dont les yeux sont placés un de chaque côté de la tête; aussi ces animaux possèdent-ils la faculté d'apercevoir, en un seul et même temps, deux objets différens situés l'un à droite et l'autre à gauche, sans faire aucun mouvement des yeux ni de la tête, ce qui n'est pas donné à l'homme sans l'exercice de ces deux facultés.

SECTION II.

La vue convergente est celle dont les

---

* Les axes visuels sont *divergens* lorsque la direction des rayons lumineux s'éloignent les uns des autres, et conséquemment éloignent les objets.

Les axes visuels sont *convergens* lorsque les rayons d'un corps lumineux se rapprochent les uns des autres, jusqu'à ce qu'ils se réunissent tous au même point.

axes visuels s'inclinent l'un vers l'autre et se joignent plus près ou plus loin, suivant le degré d'inclinaison des pupilles vers le grand angle de l'œil. Cette difformité est la seule qui mérite vraiment le nom de *strabisme*, parce que les personnes qui en sont affectées voient effectivement les objets doubles, lorsqu'ils sont situés au-delà du croisement des axes visuels, et que ces personnes ne peuvent se déplacer, ce qui les force à fermer un œil, et à tourner la tête de côté pour voir aussi distinctement que s'ils avaient la vue droite.

SECTION III.

D'APRÈS tout ce que nous venons de dire, il est évident que le *strabisme* procède de la perte des dispositions que les deux globes des yeux avaient reçues de la nature, de se mouvoir géométriquement parallèles, soit que ce défaut n'existe que dans un seul œil, soit qu'il se trouve dans les deux, ou parce que la cornée transparente a perdu de sa convexité ou de la transparence nécessaires à la réunion des axes visuels sur le même point*.

Plusieurs événemens peuvent produire cette perte , un *coup* , une *chute* , et, comme nous l'avons dit , il n'y a qu'un moment, un *spasme* , une *convulsion* , un accès d'*épilepsie* , ou une attaque de *paralysie* , mais plus communément *le défaut d'exercice* des muscles moteurs des deux globes des yeux; ce qui nous engage à recommander aux nourrices toute l'attention possible pour laisser aux deux yeux un mouvement également libre, en empêchant les enfans de fixer souvent les yeux du même côté, ou de regarder de trop près un objet qui serait même direct.

On a proposé beaucoup de moyens curatifs , tous plus incommodes et plus infructueux les uns que les autres , parce qu'on n'avait pas encore reconnu et constaté les différens genres de *strabismes* ,

---

* Ce qui a souvent lieu à la suite de la petite vérole , ou de quelque autre bouton qui survient à cette cornée.

et on a discrédité les moyens bons pour certains genres, en les appliquant indistinctement à toutes les espèces de strabisme.

Nous sommes entrés dans un très-grand détail sur cette difformité, pour rectifier les erreurs commises à cet égard, et faire connaître les strabismes curables de ceux qui ne le sont pas.

SECTION IV.

Mode curatif du strabisme le plus ordinaire.

Lorsqu'un enfant regarde de travers par un vice des deux yeux, si on lui en ferme un, et que l'autre paraisse naturel, il est évident que cette difformité n'a d'autre cause que le simple déplacement d'un globe ; ce cas est facilement guérissable.

Si il louche par le déplacement des deux globes, soit que le *strabisme* soit divergent, ou convergent, il ne faut que lui rendre la mobilité des deux globes aussi facile d'un côté que de l'autre, par la contraction habituelle et régulière des muscles moteurs de ses deux globes.

On y parvient en couvrant habituellement, mais alternativement de vingt-quatre en vingt-quatre heures, l'un des deux yeux, en sorte qu'un jour ce soit l'œil droit, et le lendemain l'œil gauche.

Si l'enfant est encore très-jeune, et qu'il n'y ait pas long-temps que le *strabisme* existe, il peut guérir en moins de six mois; si, au contraire, l'enfant ne louche que d'un seul œil, il ne faut couvrir que l'œil sain et ne le découvrir que momentanément chaque jour, jusqu'à ce que l'œil qui louche ait repris le jeu de tous ses muscles moteurs; *car c'est la liberté complette de ces muscles, qui constitue la vue droite et saine quand le cristallin n'est pas dérangé*, comme nous l'avons déjà fait observer, ou que la cornée transparente n'est point altérée dans sa convexité, ou par une cicatrice qui rend cette portion opaque.

Mais si un enfant a la vue de travers

par un vice des deux yeux, et qu'en fermant l'un, l'œil ouvert reste difforme, il est manifeste que le cristallin est déplacé, ou que la surface de la cornée transparente est viciée. Dans ce cas, il n'y a aucun moyen de remédier à ce vice, quand même il serait encore très-jeune.

Fin de la première Partie.

SECONDE PARTIE.

Des maladies et infirmités communes aux enfans des deux sexes pendant les cinq ou six premières années de la vie.

CHAPITRE PREMIER.

De la jaunisse, ou de l'ictère des nouveaux nés.

Plusieurs causes donnent lieu à cette maladie, mais la retenue du *méconium,* en est la principale; le lait d'une nourrice accouchée depuis sept ou huit mois, en est une autre : on conçoit facilement qu'un lait qui a trop de consistance ou qui abonde en partie butireuse, se digère difficilement et surcharge les premières voies d'un nouveau né, spécialement quand il est faible ; car plus le lait est ancien, plus l'enfant est exposé à cette maladie, ce qui prouve manifestement qu'une mère ne peut mieux faire que d'allaiter son enfant, quand aucune raison péremptoire ne s'y oppose. L'expérience et l'observation nous ont prouvé que sur dix enfans allaités par une nourrice étrangère, sept sont attaqués de cette maladie, tandis que sur pareil nombre de ceux qui reçoivent le lait maternel, à peine en trouve-t-on un ; car il ne faut pas prendre pour ictère la teinte jaune qui s'établit souvent sur la physionomie d'un enfant dès le lendemain de sa naissance.

L'*ictère* a des symptômes qui le caractérisent particulièrement, et dont le principal est l'état du blanc de l'œil.

Lorsque le jaune survenu à l'enfant ne doit être que passager, il n'y a ni fièvre, ni chaleur extraordinaire à la peau, l'œil reste blanc ; quand, au contraire, cet état est symptomatique d'un engorgement au foie, le blanc de l'œil jaunit, les déjections de l'enfant deviennent séreuses, et

de plus en plus, jaunes comme de l'ocre,
et souvent un peu rougeâtres ; d'autres fois
les déjections sont mêlées de verd, de
blanc et de jaune ; l'enfant a la peau brûlante, il ferme ses mains les pouces en-
dedans, et on a beaucoup de peine à les lui
faire étendre, ainsi que les autres doigts ;
et dès qu'on les abandonne, ils se con-
tractent et se ferment subitement. Ce dernier symptôme annonce des convulsions
prochaines et un dépôt au foie.

Il est rare de voir des enfans auxquels
on a facilité l'évacuation du *méconium*,
par un purgatif doux, être attaqués de
l'ictère ; quand il lui survient après cette
précaution, il est le symptôme d'un engorgement au *duodenum*, ou d'un embarras au foie.

Cette maladie s'empare plus fréquemment des enfans dont les mères n'ont pas
été purgées pendant leur grossesse, et de
ceux abandonnés à des nourrices étrangères, dont le lait trop âgé a trop de consistance pour un nouveau né, ce qui démontre manifestement que le foie des en-

fans ne s'engorge que par la mauvaise qualité du lait relativement à l'âge, à plus forte raison quand on y joint *une bouillie de farine*.

Le public est bien éloigné de croire à la gravité de la maladie qu'annonce quelquefois cette jaunisse, car les femmes de la campagne disent que plus un enfant jaunit, plus il sera blanc : loin de regarder cet état comme le pronostic d'un beau teint, il faut toujours se méfier de cet accident ; et plus il a tardé à se manifester, plus il est dangereux, *spécialement lorsque les urines sont excessivement jaunes, que la sueur de ces petits malheureux teint un peu leur linge en jaune, et que cette couleur ne se dissipe pas en raison des évacuations qu'il faut provoquer et entretenir par la boisson suivante* :

Eau de chiendent . . . . une chopine.
Sirop de chicorée composé de
    rhubarbe . . . . deux onces.
Savon amygdalin . . . . un gros.

Quand le savon sera fondu, on fera boire cette chopine dans le cours de vingt-quatre heures ; on soutiendra les forces de l'enfant, quand les évacuations seront commencées, avec quelques cuillerées de petit lait clarifié que l'on donnera de temps à autre. A la place de cette boisson, et à défaut de petit lait, on composera celui qui suit :

Prenez Sucre de lait. . . . . . deux gros.
Gomme arabique . . douze grains.
Sucre ordinaire . . . deux onces et
même plus.

Jusqu'à ce que la liqueur soit assez sucrée pour que l'enfant puisse la boire avec plaisir ; le tout pour une chopine d'eau dont on donnera, toutes les trois heures, quatre à cinq cuillerées : il faut continuer ce régime pendant trois et quelquefois quatre jours, suivant l'état du petit malade.

S'il y a un régime capable de sauver un enfant aussi malade à cet âge, c'est celui de ne lui donner aucun téton, quand même il pourrait le prendre.

Lorsque les déjections seront moins mauvaises, on donnera à cette petite créature quelques cuillerées de lait d'*ânesse*, le plus nouveau possible ; car s'il est ancien, on y ajoutera *un tiers de petit lait* pendant les premiers jours.

Si on ne peut se procurer du lait d'*ânesse*, on ajoutera à la liqueur ci-dessus décrite, un quart de lait de vache le plus récent possible, et sans être bouilli ; c'est-à-dire, que l'on mettra une cuillerée de lait de *vache* dans trois cuillerées de petit lait factice que l'on fera chauffer au bain-marie, chaque fois qu'on en donnera à l'enfant, ce qui peut être effectué de trois en trois heures.

On continuera, ou *le lait d'ânesse*, ou *cette composition*, aussi long - temps qu'elle réussira, en augmentant le lait de *vache*, d'une cuillerée au prorata des évacuations et de la diminution de la jaunisse.

Si, comme nous l'avons vu, cette maladie survient à un enfant qui devait être allaité par sa mère, il faudra, lorsqu'il sera bien évacué, le mettre au sein de cette mère en ménageant bien les doses de lait qu'on lui laissera prendre, si toutefois cette mère a conservé un peu de lait après avoir été suffisamment purgée pour la débarrasser de ses humeurs, car son enfant n'en a pris que la surabondance ; et quoiqu'elle n'ait pas la jaunisse, elle n'en a pas moins besoin d'être bien purgée.

Peu de jours après que l'enfant aura pris l'usage du sein de sa mère, son lait augmentera en proportion de son besoin ; et pour fortifier l'un et l'autre, on fera prendre à la mère, après son dîner, *une once de sirop antiscorbutique*, dans deux cuillerées d'eau, et elle continuera cet usage pendant les premiers mois de son allaitement ; et si ses forces l'exigent, on doublera la dose après le premier mois : on jugera de la nécessité de cette augmentation par les déjections de l'enfant. Si elles sont encore très-séreuses, l'augmentation du sirop est nécessaire ; si au contraire elles sont plus fermes que liquides, on continuera la dose de ce sirop sans augmentation.

CHAPITRE II.

Des coliques , dites tranchées des nouveaux nés.

De toutes les maladies qui attaquent les enfans pendant le cours de l'allaitement, la plus fréquente est la colique connue sous la dénomination de tranchée ; cet accident peut avoir différentes causes ; en conséquence, le premier soin est d'en rechercher la dominante.

Dans les premiers jours de la vie de ces faibles créatures, la tenacité du *méconium* peut en être le principe, spécialement quand on a compté sur le seul *colostrum* pour en produire l'évacuation.

Le *colostrum*, qui est le premier lait de la mère, n'est presque jamais suffisant pour procurer cette évacuation, quand elle n'a pas été préparée par une abondante boisson d'eau miellée, proportionnelle à l'âge ; mais chez les enfans qui ont bien rendu cette humeur excrémentielle , ou naturellement , ou par purgation, on ne peut plus en soupçonner la présence ; d'ailleurs le moment où la colique se manifeste indique si on peut, ou non, l'attribuer à une portion du *méconium* qui ne serait pas encore rendue.

Si l'enfant est né depuis plusieurs jours, et qu'après l'évacuation de son *méconium* en une , deux , ou trois fois , il ait fait des selles bien jaunes , bien fondues, on ne pourra plus attribuer sa colique *à une portion de ce méconium* retenue ; mais les déjections *vertes , jaunes* et *blanches* qui existent alors , prouvent manifestement qu'il a mal digéré le lait qu'on lui a donné ou laissé prendre à la mamelle.

Il faut chercher à reconnaître si cette mauvaise digestion provient de la qualité du lait qui, lorsqu'il n'est pas celui de la mère, est souvent trop épais pour l'enfant , ou si elle est occasionnée par la trop grande quantité , comme aussi par la trop fréquente succion de la mamelle ; car si la nourrice ne laisse pas assez d'intervalle entre chaque *tétée* , le lait s'aigrira et donnera la colique , comme nous l'avons déjà fait observer au chapitre de l'allaitement.

A cet accident le remède est à la disposition de la mère nourrice ; il faut qu'elle diminue ou la dose du lait qu'elle laissera prendre à son enfant , ou la fréquence du *tétage* , et qu'elle facilite l'évacuation des matières aigres dont la présence irrite les entrailles de l'enfant , occasionne ses pleurs et ses gémissemens. Cette évacuation peut s'opérer par de l'eau de camomille romaine sucrée , ou par une once de manne fondue dans de l'eau de fleurs d'oranges.

SECTION PREMIÈRE.

Symptômes des aigreurs.

On reconnaît que l'estomac d'un enfant est farci d'aigreurs , 1° lorsque son haleine exhale cette odeur , et qu'il laisse échapper de temps à autre quelques *rots* qui sont le produit de l'air qui se dégage de la fermentation acéteuse du lait qui s'opère dans son estomac ;

2° Lorsqu'il crie par intervalle, qu'il dort mal, et qu'il rit en dormant.

Pour remédier sûrement à un accident comme à une maladie, il faut en bien connaître la cause ; mais dans ce cas on ne la cherche même pas, et lorsque l'enfant crie on lui présente le *téton* pour le calmer ; car c'est toujours le premier moyen que les mères nourrices emploient ; l'enfant suce machinalement la mamelle et la quitte aussitôt, parce que ce n'est pas là le véritable remède à son mal, il ne l'est que contre la faim qui n'existe pas alors.

Quand les matières aigres sont dans le tube intestinal, l'enfant s'agite, *gigote* et crie plus fort que quand elles sont encore dans l'estomac ; ses déjections sont vertes, et si il lâche plus d'urine que de coutume, s'il se mouille jusques sous les bras, vous pouvez croire que les coliques sont occasionnées par la constipation ;

alors il est très-urgent de faire cesser et la douleur et sa cause, car les convulsions pourraient survenir, et la dyssenterie ne tarderait pas à suivre.

On parviendra à diminuer la violence des coliques, et on préviendra les convulsions et autres accidens, en faisant boire à cet enfant *trois cuillerées à café du mélange suivant :*

> Deux onces de sirop de coquelicot, quatre cuillerées d'une infusion de camomille romaine.

Dont on renouvellera les doses d'heure en heure', suivant la fréquence des coliques; plus l'enfant sera avancé en âge, plus il faudra augmenter les doses de ce remède, jusqu'à ce qu'on ait obtenu le calme par des évacuations *.

* Tissot dit dans son Avis au peuple : « Presque tous les enfans qui meurent avant l'âge d'un an, et même de deux, meurent dans des convulsions; et l'on dit, ils sont morts de convulsions : l'on a en partie raison. Ce sont en effet les convulsions qui les ont tués; mais ces convulsions étaient

Si l'acide formé dans les entrailles a pu donner assez de consistance au *caseum* pour l'empêcher de descendre facilement et de parcourir le tube intestinal, il faudra, quelques heures après la boisson susdite, faire boire à ce malheureux enfant,

> Deux ou trois cuillerées à café d'huile de *palma Christi.*

Dans autant de bouillon à la viande ; et on provoquera les évacuations, quelques heures après, par un suppositoire fait avec une côte de poirée ou de choux un peu amortie, que l'on graissera pour l'introduire par *l'anus* à la profondeur de deux ou trois pouces ; ce qui peut se faire sans inconvéniens avec ces substances qui, étant un peu fanées, sont souples et ne peuvent blesser l'intestin : si ce suppositoire n'opère rien, on en fera un avec le savon blanc que l'on mouille pour l'in-

l'effet d'autres maladies qui demandaient toute l'attention des nourrices ; et ce n'est qu'en combattant les différentes causes de ces maladies, qu'on peut ou prévenir ou guérir ces convulsions. »

troduire, mais que l'on ne peut pousser aussi profondément que le précédent à cause de sa solidité qui, certainement, blesserait l'intestin *rectum*.

Dans le cas où l'un et l'autre n'opérerait que de vains efforts, on donnerait un petit lavement avec la décoction d'une poignée de poirée et un peu d'huile, le tout en proportion de l'âge de l'enfant ; mais plus il est jeune, plus la prompte évacuation de ces matières nuisibles au repos et à la bonne digestion est d'absolue nécessité.

Après que les premières voies seront vidées par plusieurs petites doses de lavemens, ou par les remèdes qui les auront précédés, ou enfin *par une once de manne fondue dans six cuillerées d'eau*, on fortifiera l'estomac de l'enfant, avant de lui donner une nouvelle nourriture, *en lui faisant boire quelques cuillerées d'une infusion de camomille romaine avec le sirop de fleurs d'oranges.*

Avant de donner de nouveau le téton à l'enfant, il faudra s'assurer si ces désordres ne proviennent pas de la nourrice, ou

parce qu'elle serait elle-même constipée ,
ou parce qu'elle aurait ses règles , ou enfin
parce qu'elle aurait commis quelque imprudence , ou quelque faute dans sa manière de vivre , soit en prenant du café à
l'eau, soit en buvant du vin sans eau , ou
en prenant quelques liqueurs ; on fera
goûter son lait ; s'il est doux, sucré , et
pas trop épais, il sera évident que les coliques viennent d'aigreurs acquises chez
l'enfant , ou pour avoir tété trop fréquemment , ou trop abondamment , et souvent
par l'une et l'autre de ces causes ; dans ce
cas , le remède est connu , la nourrice
n'exposera plus son enfant à pareil tour-
ment si elle a une amitié bien entendue
pour lui , et elle lui entretiendra la liberté
du ventre par le julep que nous avons
indiqué au chapitre de l'allaitement , et
que , pour plus grande commodité , nous
répétons ici.

Prenez Eau de fleurs d'oranges. . demi-once.
——de fenouil.. *idem* , et à son défaut
une once de celle de fleurs d'oranges.
Savon amygdalin. . . . . . demi-gros.

Quand le savon sera fondu, vous donnerez deux cuillerées à café de ce mélange,
chaque fois, avant de mettre l'enfant au
téton. Ce julep est souverain en ce que le
savon empêche, 1° la trop forte coagulation du lait;

2° La formation de l'acide dans les premières voies;

3° En ce qu'il procure l'évacuation des
matières alvines.

Pour peu que l'enfant soit fort, il est
prudent de le priver de lait pendant
quelques repas, et de le soutenir avec le
petit lait factice, c'est-à-dire, avec la
boisson suivante :

Prenez Sucre de lait. . . demi-once.
   Gomme arabique. douze grains.
   Sucre ordinaire . deux ou trois onces.

Le tout fondu, pour cette fois, dans un
demi-setier d'eau, dont on donnera la
moitié à l'enfant; et, trois heures après,
quelques cuillerées de *salep* cuit dans du
bouillon à la viande très-doux.

Ce moyen convient parfaitement quand

l'enfant est élevé par *l'allaitement artificiel*; il peut même être continué pendant
plus d'un jour, en lui faisant boire, trois
heures après, l'autre dose du petit lait factice; mais on ne le peut quand la mère allaite
elle-même son enfant, dans la crainte que
l'affluence de son lait ne la fasse souffrir.
C'est un bon moyen de fortifier l'estomac
d'un enfant, que de lui donner en très-
petite dose une nourriture très-substan-
tielle; une cuillerée de cette bouillie équivaut à trois faites avec la décoction de
pain, et ne charge pas l'estomac.

Quand ces coliques sont la suite d'une
irritation nerveuse, le julep ci-dessus est
inutile, tandis que *le sirop de coquelicot
est d'absolue nécessité;* et souvent *un
bain de décoction émolliente, à laquelle
on aura joint une tête de pavot, soulage
promptement le petit malade;* mais tout
ce qui passe par l'estomac porte un plus
sûr et un plus prompt soulagement; en
conséquence on peut faire boire à l'enfant
(en deux doses et à deux heures d'intervalle l'une de l'autre, si cet enfant n'a

(78)

que trois ou quatre mois , et plus souvent
s'il est plus âgé), le julep suivant :

Prenez Eau de fleurs d'oranges . . une once.
Sirop de coquelicot . . . . *idem.*

Nous avons vu quelquefois réussir les
fomentations émollientes sur le ventre ,
avec une flanelle imbibée ; mais pour que
ces fomentations réussissent promptement,
il faut , comme pour le bain , une tête de
pavot par pinte de décoction.

Si on reconnaît que les coliques sont
le fruit des mauvaises digestions provenant
de la trop forte consistance du lait , il
faudra purger l'enfant par le lait de sa
nourrice , qui lui donnera à téter un quart
d'heure après avoir pris un purgatif dans
lequel on aura fait entrer *une once de
manne* de plus que si elle n'eût pas dû
donner son sein à l'enfant ; car si on ne
donnait à cette nourrice qu'une médecine
convenable à son tempérament et à son
état , ni l'un ni l'autre ne serait purgé ;
au contraire , la médecine ainsi divisée ,
devenant trop faible pour purger les deux

individus, les constiperait; il est nécessaire que l'enfant soit purgé pour débarrasser son estomac des sabures et des mauvais levains qu'il contient, et la nourrice pour alléger son lait qui est chargé de substance trop glutineuse.

Si on ne pouvait, par des raisons particulières, purger la nourrice, il faudrait faire boire à l'enfant,

Une once et demie de sirop d'ipécacuanha.

Cette dose suffit si l'enfant n'a pas plus d'un an, mais s'il a dix-huit ou vingt mois, on lui donnera *deux onces* : ce remède débarrasse l'estomac par le vomissement; mais souvent encore, si on peut faire boire suffisamment d'eau tiède, il agit sur les intestins en évacuant les matières alvines.

Quand il ne produit pas cet effet, il faut faire fondre une once de manne dans quatre cuillerées d'eau, que l'on fera boire à l'enfant après lui avoir laissé faire un sommeil, ou au plus tard, le lende-

main matin , s'il a été fatigué de son vomissement *.

Si l'enfant a deux ans , il faudra le sevrer après l'avoir purgé , comme nous venons de le dire ; et on lui donnera , pendant quelques jours , une heure avant
chaque repas , deux et même trois cuillerées à café du julep , dont la composition suit :

Prenez Eau de fleurs d'oranges . . . deux onces.
—— de camomille romaine . une once.
Sirop antiscorbutique . . . . deux onces.

Ce léger analeptique et cordial mettra l'estomac de cet enfant en état de bien digérer la nourriture qu'on lui donnera.

S'il est reconnu que le lait de la nourrice a trop de consistance , qu'il est échauf-
fé , et qu'il tourne facilement à l'alcalescence , et que l'enfant ne puisse pas encore être sevré , il est nécessaire de mettre

* Le sirop d'ipécacuanha contient très-peu de
substance de cette racine; en conséquence il ne
produit souvent pas le vomissement.

cette nourrice au régime émollient et balsamique que nous avons prescrit à la section première du chap. VII du premier
volume; car souvent ces accidens proviennent de ce que la nourrice suit un
régime trop succulent et trop épicé, et
quelquefois encore de ce qu'elle est depuis
trop de temps privée des douceurs de
l'union conjugale.

Si l'enfant est élevé artificiellement, il
faudra faire goûter le lait de la *vache* qui
peut avoir acquis quelque mauvaise qualité, ou parce qu'elle est trop avancée dans
sa portée, et qu'alors son lait est surchargé
de parties caseuses.

SECTION III.

Autres causes des coliques.

LES coliques ou tranchées des nouveaux
nés, viennent souvent, comme celles des
personnes faites, d'une transpiration arrêtée ou répercutée, parce qu'on aura exposé l'enfant à un courant d'air frais ou

trop vif, au moment où on l'a déshabillé, ou parce qu'on l'a enveloppé de langes humides.

Dans ce cas, un bain d'eau chaude rétablit la transpiration que l'on peut encore favoriser par une *légère infusion d'eau de fleurs de sureau* ou *de camomille romaine* que l'on fait boire avec un peu de sucre, et le plus chaudement possible sans l'incommoder.

Quand les enfans sont parvenus à un âge plus avancé, on est dans l'usage de leur faire prendre, contre les aigreurs, des potions dans lesquelles il entre des poudres absorbantes, telles que celles de *hommards*, ou des pierres d'écrevisses calcinées et porphyrisées, connues sous la dénomination de yeux d'écrevisses.

Ces moyens détruisent, pour le moment, les aigreurs qui sont dans l'estomac ; mais ils ont généralement l'inconvénient de former, avec les substances glaireuses et acides dont elles s'emparent, un mastic, une masse qui souvent produisent la constipation, laquelle occasionne de nouvelles aigreurs, conséquemment de nouvelles coliques, et enfin des irritations d'entrailles qui provoquent des dévoiemens dyssentériques : en conséquence, nous préférons la magnésie, qui souvent lâche le ventre et dissipe les aigreurs.

Quand on veut faire prendre des poudres absorbantes, il faut les réunir à un purgatif tonique; en conséquence, on composera cette poudre de la manière suivante :

Prenez Yeux d'écrevisses porphyrisés. 30 grains.
   Rhubarbe en poudre. . . . . . 10 grains.

Mêlez le tout bien exactement pour faire huit paquets de cinq grains chaque.

Souvent un paquet ne produit aucune garderobe, alors on mêle trois paquets dont on fait deux doses, que l'on enveloppe d'un peu de marmelade d'abricots; mais ce qui est plus avantageux à l'enfance, est une cuillerée à bouche *de sirop antiscorbutique* dans deux cuillerées d'eau que l'on fait boire une demi-heure avant la soupe.

Ce sirop a la vertu de diviser les glaires qui occasionnent ordinairement les aigreurs, en provoque les évacuations, et rétablit les facultés digestives ralenties par les viscosités dont l'estomac est communément surchargé.

~~~~~~

CHAPITRE III.

*De l'endurcissement de la partie mu-
queuse contenue dans le tissu cellulaire, chez les nouveaux nés. Maladie
inconnue aux anciens médecins.*

L'HONNEUR d'avoir fait observer une
maladie mortelle jusqu'alors inconnue,
conséquemment à laquelle on ne pouvait
remédier, et, qui plus est, la gloire et la
satisfaction d'avoir le premier mis au
jour les moyens de la combattre avec succès, sont dus à *M. Andry,* ancien médecin de la ci-devant faculté de médecine
de Paris; car, jusqu'à lui, aucun traité
des maladies de l'enfance, ni aucun accoucheur n'avait parlé de cette maladie que
l'on peut regarder comme une congella-
tion des sucs adipeux dont les nouveaux
nés, dans la classe du peuple malheureux,
~~~~~~

sont assez fréquemment affectés dès les premiers jours de leur naissance.

Nous allons faire l'histoire de cette maladie, et des moyens curatifs employés par le docteur *Andry*, et d'après les observations de *M. Auvity*, consignées dans son Mémoire faisant partie du tom. 9 de ceux de la Société royale de médecine de Paris, années 1787 et 1788.

SECTION PREMIÈRE.

De la saison où cette maladie est plus fréquente.

CETTE maladie se manifeste plus souvent dès les premiers jours froids de l'automne, et se propage pendant l'hiver; plus il fait froid, plus cette maladie est commune dans la classe du peuple, comme nous l'avons dit; car on ne la voit que parmi les enfans qui naissent, soit dans des demeures obscures et rarement échauffées, ou parmi ceux qui sont portés, peu après leur naissance, dans les respectables

asiles élevés en faveur des enfans abandonnés, ce qui prouve qu'elle est déterminée par le froid que ces malheureuses.
créatures endurent souvent.

L'époque de l'apparition de cette maladie sur le corps de l'enfant est indétermi-
née, la célérité de son développement
dépend de l'énergie des causes qui la produisent ; cependant, on peut dire en général, qu'elle se montre au plus tôt dans.
les dix ou douze premières heures qui
suivent la naissance ; et au plus tard, quatre.
ou cinq jours après.

S E C T I O N II.

De l'emplacement de cette maladie et
de ses symptômes.

CETTE maladie peut occuper toute l'habitude du corps ; mais, en général, elle
est plus apparente à la *face*, au *cou*, à la
région du pubis, aux *mains*, aux *avant-*
bras, aux *jambes*, aux *pieds* : elle attaque chacune de ces parties séparément,
et quelquefois toutes ensemble ; mais,

quelque partie qu'elle occupe, le tissu cellulaire y est *engorgé, compacte, dur,* au point que l'impression du doigt ne produit aucun enfoncement, quoiqu'il y ait déjà eu un épanchement séreux.

Lorsque cette maladie est fixée à la face et au cou, la physionomie de l'enfant est peu altérée, elle est seulement légèrement crispée, l'on y remarque un assez beau coloris; mais en touchant les joues et le cou, on reconnaît facilement l'engorgement par la solidité de la substance adipeuse : la machoire inférieure est quelquefois si fortement appliquée contre la supérieure, qu'il est difficile et souvent impossible de l'écarter; d'autres fois, elle reste entr'ouverte et paraît ébranlée comme par des mouvemens convulsifs.

Dans cet état, les enfans ne peuvent saisir le mamelon d'une nourrice ; ils avalent avec grande difficulté, ils crient rarement ; et leurs cris, impossibles à décrire, pour peu qu'on ait l'habitude des enfans, annoncent la nature de leur mal et le danger où ils sont.

A l'exception du *thorax* * qui conserve un peu de chaleur naturelle, toutes les parties de l'enfant sont froides, spécialement celles qui sont endurcies ; et lorsqu'on les approche du feu, elles ne prennent qu'un léger degré de chaleur, qu'elles perdent sitôt qu'on les éloigne ; les parties affectées sont d'un rouge violet. Cette maladie n'est pas toujours au même degré chez tous les enfans.

S E C T I O N I I I.

Moyens prophylactiques contre cette maladie.

Nous avons vu que le *froid* est la cause efficiente de l'induration du tissu cellulaire, conséquemment on aura grand soin de tenir chaudement les nouveaux nés pendant les premiers jours, spécialement dans les saisons froides et humides ; on les lavera à l'eau un peu chaude ; car si la froide peut trop resserrer les pores et s'op-

---

* *Thorax*, ou poitrine.

poser à la transpiration insensible, comme nous l'avons dit au chap. IV du premier volume de cet Ouvrage, la trop chaude peut occasionner le contraire, et les disposer à la sueur qui affaiblirait l'enfant.

SECTION IV.

Moyens curatifs de cette induration.

Si , malgré les précautions indiquées ci-dessus, la maladie survient, il faut baigner l'enfant dans une décoction d'herbes émollientes un peu chaude, l'y laisser la première fois pendant un quart-d'heure, et augmenter graduellement la durée de ce bain chaque fois qu'on en fera usage, ce qui doit avoir lieu trois fois en vingt-quatre heures, et suivant l'intensité de la maladie. En le retirant de ce bain, on l'essuiera avec des linges chauds avec lesquels on fera des frictions sur tout le corps, spécialement sur les parties malades qu'il faut pour ainsi dire *masser.*

On continuera l'usage de ces bains jusqu'à ce que la couleur livide de la peau

soit dissipée, que la dureté du tissu cellulaire soit amollie, et que les membres
affectés aient repris leur souplesse et la
chaleur nécessaire à la bonne santé ; alors
on substituera aux bains émolliens les
toniques composés de *sauge*, *de fleurs de
sureau*, dans lesquels on fait entrer quelquefois *le quinquina*.

Sitôt que l'enfant peut avaler, il faut
lui donner le sein d'une bonne nourrice ;
et quand il est exténué, les légers cordiaux deviennent nécessaires ; si on manque
de vin de *Rota* ou de *Malaga*, on pourra
employer celui de quinquina à la dose d'une
ou de deux cuillerées à café, demi-heure
avant de le mettre au téton : sur la fin de
cette maladie on ne fait plus que des lotions avec la décoction ci-dessus indiquée,
et à laquelle on ajoute un peu de sel,
après quoi on frotte les parties qui ont été
affectées, avec de l'eau-de-vie dans laquelle on a fondu du savon, afin de dissiper l'édème qui subsiste encore, et pour
favoriser la résorbption de la sérosité
épanchée.

[*Pour plus grande instruction nécessaire à messieurs les curés de campagne , nous allons rapporter les sept
observations des différens traitemens
employés par* M. Andry *, à l'hospice de
la Maternité , telles qu'elles sont décrites par* M. Auvity.]

Première observation.

Thérèse Françoise.. née à Paris , le 5
mai 1787 , était attaquée de l'endurcissement du tissu cellulaire aux jambes et
aux pieds ; ces parties étaient dures et
froides , la peau était d'un rouge foncé.
On a employé , pendant les six premiers
jours , les fomentations émollientes ; ensuite on a eu recours aux lotions toniques,
telles qu'elles sont décrites plus haut. Le 15,
cet enfant , parfaitement guéri , fut mis
en nourrice.

Seconde observation.

Nicolas Jean.. né à Paris, le 5 avril 1787,
avait les mains et les avant-bras , les jambes

et les pieds légèrement durs et froids ; il a été traité par les mêmes procédés qui ont été employés pour l'enfant qui fait le sujet de l'observation précédente : le 10, le ramollissement des parties affectées était complet, et, le 14, la guérison a été parfaite.

Troisième observation.

Jean-François de Paule.. né à Paris, le 11 mai 1787, avait, le 12, les jambes dures, roides et froides, la couleur de la peau était d'un rouge très-foncé ; cet enfant a été tenu très-chaudement, on l'approchait souvent du feu ; on lui a administré les fomentations ci-dessus désignées ; le 19, sa guérison a été complette.

Dans le cours du traitement, il est survenu à cet enfant, *un ictère* assez considérable sur le visage ; on lui a fait prendre le sirop de chicorée composé de rhubarbe dans une légère décoction d'orge perlé, on l'a nourri avec du bouillon gras, du vin sucré ; le 22, il a été mis en nourrice en bon état.

Lorsque l'induration du tissu cellulaire est plus considérable que dans les cas dont il est mention ci-dessus, qu'elle est plus profonde, qu'elle occupe une plus grande étendue et un plus grand nombre de parties, comme les extrémités supérieures et inférieures en entier, et le visage, les fomentations seules ne suffisent pas pour en obtenir la résolution; on doit avoir recours à des procédés plus pénétrans, tels que les bains, les fumigations conjointement avec les frictions; ces moyens doivent produire un effet plus direct, plus prompt et plus efficace.

Le grand nombre de guérisons que *M. Andry* a opérées par leur usage, dans l'hospice des Enfans-Trouvés de Paris, m'a déterminé à leur donner la préférence dans plusieurs occasions où j'ai été à portée d'en faire l'expérience; le succès a toujours répondu à mon attente.

Ces bains doivent être d'abord d'eau simple chaude, ensuite on ajoute sur la fin du traitement une décoction de feuilles de sauge; on réitère ces bains deux fois par jour, leur durée doit être relative à la force de l'enfant et à la gravité de la maladie; il est à propos de les continuer jusqu'à parfaite guérison. Au sortir de ce bain, on reçoit l'enfant dans des linges secs et chauds, on l'approche du feu, et on fait des frictions sèches avec la main sur toutes les parties engorgées et durcies; on *masse*, en quelque façon, ces parties en les serrant ou en les comprimant doucement chacune avec la main; c'est le moyen de broyer et de diviser le suc adipeux épaissi dans le tissu cellulaire : ces frictions doivent avoir lieu chaque fois qu'on retire l'enfant du bain après l'avoir étendu, près du feu, sur un oreiller, la tête toujours élevée.

Enfin, lorsque l'endurcissement du tissu cellulaire est très-profond, et qu'il affecte presque toutes les parties du corps, principalement le bas-ventre et les parties génitales, on doit insister de plus en plus sur les bains de sauge dont il faut faire usage trois fois le jour, et en prolonger l'usage, ainsi que les frictions; il arrive quelquefois que ces moyens ne suffisent pas pour opérer entièrement la guérison de l'enfant, alors il faut avoir recours à l'application des vésicatoires sur les jambes : les deux observations suivantes en fournissent la preuve.

Quatrième observation.

Thomas.. né à Paris, le 15 octobre 1787, était, le 16 au matin, fort bien constitué, il paraissait bien portant; mais le soir du 17, ses joues ont durci, ses cris sont devenus languissans; les extrêmités supérieures et inférieures, le bas-ventre et le *scrotum* étaient durs et d'un rouge tirant sur le violet; le temps était alors froid et humide. On le baigna soir et matin, jusqu'au 20, dans une décoction de sauge; la mauvaise couleur de la peau s'est dissipée graduellement et entièrement ; mais les duretés n'étaient ramollies qu'en partie, et les membres ne jouissaient point encore de la souplesse et de la chaleur naturelles : le 21 j'ai appliqué un emplâtre

de vésicatoire sur chaque jambe, ils pro-
duisirent des ampoules considérables qui
rendirent ensuite un écoulement très-
abondant de sérosité : le 27, l'enfant fut
parfaitement guéri.

Cinquième observation.

Alexandre-Michel.... né à Paris, le
8 novembre 1787, avait, le 9 au matin,
les joues, le cou, les extrémités supérieures et inférieures enflées, dures, roides
et d'un rouge violet; la plante des pieds
était convexe et violette, le bas-ventre et
le *scrotum* étaient durs sans changement
de couleur à la peau; cet enfant avait un
cri plaintif, lent et faible, et il ne pouvait
avaler; nous lui administrâmes douze bains
de décoction de *sauge*; le 15, une partie
des accidens étaient presque entièrement
dissipés, mais le bas-ventre restait un peu
dur et enflé; les extrémités inférieures
n'avaient point entièrement recouvré leur
souplesse ni la chaleur naturelles.

On lui appliqua un emplâtre de vésicatoire à chaque jambe; le 18, le bas-ventre

était ramolli , et les extrémités inférieures étaient presque dans leur état naturel ; le 21 , la guérison fut complette : pendant tout le temps de la maladie , on a eu soin de réchauffer fréquemment l'enfant.

Je finis par faire remarquer que quelquefois il y a des enfans enflés , quoiqu'il ne soit point survenu d'*endurcissement* dans aucune partie , ce que j'ai observé sur *Jean-Baptiste* ..... né à Paris , le 16 octobre 1787. Cet enfant avait été abandonné par ses parens le 17 ; on le trouva exposé par un temps froid et humide : j'eus occasion de le voir , il n'était pas dur , mais très-froid ; et ses cris étaient absolument semblables à ceux des enfans attaqués de l'endurcissement du tissu cellulaire.

Il ne faut pas se flatter de guérir tous les enfans affectés de cette maladie , surtout quand on fait la médecine dans un hôpital. La saison , la complication de cette maladie avec d'autres , la constitution du sujet , seront autant d'obstacles que le médecin aura à vaincre , trop heureux s'il n'éprouve pas encore d'autres contrariétés

(99)

de la part de ceux qui doivent suivre l'effet de ce qu'il a prescrit, ou de le mettre à exécution.

Sixième observation.

J'ai vu périr, le 27 juin 1787, *François*. . . . . né à Paris, le 23. Ses joues, ses jambes et la plante de ses pieds étaient froides, dures, roides, et d'une couleur violette, quoiqu'on eût employé tous les remèdes, et appliqué le 25 les vésicatoires aux jambes.

Septième observation.

J'ai vu succomber, le 7 mai 1787, *Marie Anne*. . . . née à Paris, le 4. Ses pieds étaient très-durs, sans enflure, ni changement de couleur à la peau, les cuisses et les fesses étaient aussi dures sans gonflement; mais la peau était d'un rouge très-foncé, l'enfant ne criait point; on était obligé de lui écarter la mâchoire inférieure pour lui faire avaler du lait avec une cuiller, ne pouvant pas en tirer d'elle-même d'un biberon.

Cette espèce de spasme de la mâchoire inférieure pourrait faire regarder cette maladie comme une sorte de *tétanos*, à ceux qui n'auraient vu qu'un petit nombre d'enfans attaqués de l'endurcissement du tissu cellulaire ; mais ce symptôme est fort rare.

Tel est le résultat de mes observations assidues et de mes réflexions, dit M. Auvity *, à la fin du Mémoire dont nous avons extrait ce qu'il y a de plus intéressant.*

CHAPITRE IV.

*Des rougeurs et écorchures des fesses
des enfans à la mamelle.*

Pendant le temps que ces rougeurs existent, il faut plus que jamais laver l'enfant avec la décoction de mauve, de préférence à celle de guimauve, qui étant mucilagineuse, est plus capable d'obstruer les pores de la peau qu'à les ouvrir ; on ajoutera à cette décoction un peu de vin, ou quelques cuillerées d'eau-de-vie, même lorsque l'enfant n'a que uriné, parce que ses urines sont alors plus âcres, et que c'est en partie par elles que la nature dépure les humeurs.

Il arrive cependant quelquefois que, malgré cette précaution, les plis des *aines,* des *fesses,* du *scrotum,* ou des *lèvres de la vulve**, lorsque c'est une fille, se ger-

---

* Nous en avons vu une, entr'autres, si profon-

cent assez profondément, et se coupent ; comme le disent les nourrices ; les plis du cou même se fendent lorsque l'enfant est un peu gras, et suintent : il faut alors laver toutes ces petites plaies avec la décoction de fleurs de sureau, et après les avoir essuyées avec un linge bien doux, saupoudrer ces gerçures avec la farine de froment torréfiée, c'est-à-dire, mise au four assez chaud pour la convertir en une poudre brune, ou avec le *lycopodium*, et jamais avec la poudre à poudrer, dans la composition de laquelle il entre assez souvent quelque caustique.

Nous avons quelquefois vu l'insuffisance de ces moyens, parce qu'il s'établit souvent une suppuration acrimonieuse qui, retenue et arrêtée par ces poudres, ronge encore plus profondément la peau de ces petits malheureux.

Dans ce cas il faut employer, pour laver ces gerçures, *l'eau végéto-minérale,*

dément coupée, que nous fûmes obligés de la panser avec un digestif composé de *jaune d'œuf et de térébenthine.*

ensuite y appliquer le *cérat de Saturne :*
mais en arrêtant l'écoulement des humeurs
âcres de dessus ces parties où elles sont
plus incommodes, et font beaucoup plus
souffrir les enfans, il faut le transporter
derrière les oreilles, par le moyen d'un
peu de poirée graissée de beurre, ou par
une petite mouche de vésicatoire, parce
qu'on ne peut s'opposer à la dépuration
du sang et des humeurs par la peau, sans
compromettre la santé et la vie même de
l'enfant : la cessation d'un pareil écoulement est souvent une des causes des convulsions symptomatiques dont nous allons
parler.

~~~~~~~~~~~~~~~~~~~~~~~~~~~~~~~~~~~~~

CHAPITRE V.

Des convulsions des enfans en bas âge.

Les convulsions sont des accidens fort fréquens pendant l'enfance ; on en élève bien peu qui n'en soient affectés plus ou moins. Quelques-unes tiennent essentiellement à la constitution primitive ; mais heureusement elles sont très-rares , car il y a peu de remèdes à leur opposer , puisqu'elles sont communément incurables , et forment l'épilepsie qui tôt ou tard emporte le malade.

En général , les convulsions sont l'effet de la grande sensibilité du système nerveux ; mais cette grande mobilité et la rapidité des sensations , chez les enfans , n'annoncent pas une énergie plus prononcée dans la substance cérébrale qu'ailleurs , comme l'a très-bien observé le savant physiologiste M. *Hallé :* ces accidens
~~~~~~~~~~~~~~~~~~~~~~~~~~~~~~~~~~~~~

annoncent seulement une plus grande disposition, une plus grande susceptibilité
d'irritation.

Mais la généralité des convulsions ont
très-fréquemment leur siége dans l'estomac et dans le tube intestinal pendant le
cours du premier âge; elles ont souvent
leur source dans des aigreurs ou des vers,
souvent aussi dans la constipation, ce
dont on ne peut plus douter, quand l'enfant rit pendant son sommeil; ce rire est
celui que nous appellons *sardonique*.
Quelquefois les convulsions sont produites par des graviers dans les reins, ou par
une pierre dans la vessie; le mauvais régime et les grandes passions des nourrices
peuvent aussi en occasionner; étant alors
toutes symptomatiques, on ne doit pas
se borner à les calmer, il faut nécessairement en détruire la cause pour éviter leur
récidive.

Boerrhaave prétend que presque tous
les enfans qui meurent en bas âge péris-
sent par les convulsions; cela est vrai :
mais il faut considérer que souvent les

convulsions, qui tuent ces malheureux enfans, sont symptomatiques de quelques maladies auxquelles ces convulsions ne donnent pas le temps de se manifester, telles que seraient celles occasionnées par une répercussion d'humeur âcre et corrosive.

Nous reconnaissons différens genres de convulsions, telles que le *tétanos particulier* des mâchoires, le *tétanos général* et la *danse de Saint-Guy*.

Nous réunissons dans ce chapitre ces différens accidens, parce qu'ayant entre eux une très-grande analogie, nous pouvons les regarder comme des modifications de spasme; et par ce procédé nous éviterons beaucoup de répétitions.

Les causes des convulsions étant très-variées, il est d'absolue nécessité de chercher à connaître la véritable cause de chaque espèce, afin d'y apporter plus efficacement remède; car les calmans ne sont pas propres à toutes les différentes causes. Le traitement de chaque espèce est subordonné à la cause occasionnelle, comme à la prédisposante.

Ce traitement doit avoir pour objet la destruction, l'anéantissement de la cause primitive qui a produit le genre, ou au moins l'affaiblissement de son influence sur l'enfant ; car les convulsions supposent toujours une disposition morbifique dans le système nerveux ; et la première indication à remplir est de combattre la cause matérielle qui détermine l'espèce.

Les enfans les plus disposés aux convulsions sont en général ceux chez lesquels on reconnaît une grande mollesse dans la fibre, et dont les muscles sont grêles ; ces enfans sont communément décolorés : dans tout autre cas les convulsions ont pour cause, ou le mauvais état du système gastrique qui produit les *fausses digestions*, les *aigres*, les *vers*, la *constipation*, ou une *diarrhée*, ou une *dentition pénible* ; car le plus souvent les convulsions ne sont que symptomatiques : il faut donc en rechercher avec soin la cause originelle ; sans cette connaissance on ne pourra voir ses soins couronnés d'un succès complet.

Plusieurs auteurs , entre autres *Hillari* et *Chalmers* , ajoutent à toutes ces causes de convulsions , *le vice siphilitique* , et citent plusieurs guérisons opérées les unes *par les vomitifs* , les *purgatifs* , et d'autres par les *antivénériens* , ou les *antivermineux.*

Antoine Petit nous a assuré, dans ses leçons , que depuis qu'il employait les vomitifs dans les convulsions qui ont lieu avant la sortie des dents , aucun enfant confié à ses soins n'était mort de ces accidens ; et il était très-persuadé que ces premières convulsions sont produites par l'effet des sabures sur l'estomac. Les enfans supportent assez facilement les vomitifs ; nous en avons fait vomir avec l'*ipécacuanha* à l'âge de deux mois ; mais quoique quelques auteurs prétendent qu'on peut sans inconvénient faire vomir pendant l'accès de la convulsion , nous ne pouvons donner notre assentiment à cette opinion , à moins que les convulsions ne soient occasionnées par une indigestion.

Il est évident, comme le fait observer

le professeur *Hallé*, dans son Cours de Physiologie, que ces accidens proviennent plus communément de la grande mobilité des nerfs et de la grande susceptibilité du cerveau qui est très-souvent influencé par l'état du viscère digérant ; car il y a des individus qui ne peuvent charger leur estomac d'une dose un peu plus forte, ou d'une qualité d'alimens plus difficiles à digérer, sans éprouver un mal à la tète ; ce qui nous est prouvé par les migraines des personnes faites, qui n'ont pas d'autres causes que des sabures dans l'estomac, reste de quelques digestions imparfaites , lesquelles agaçant le système nerveux de ce viscère, influent sur le cerveau de ces individus, au point de les rendre incapables du plus léger travail, et qui ne sortent de cet état que par une abstinence d'un repas au moins.

Lorsqu'un enfant atteint de convulsions a , contre son ordinaire, le visage très-rouge, les yeux étincelans , saillans , et comme repoussés de leurs orbites, ou lorsqu'il tombe dans l'assoupissement après la convulsion, il n'y a pas à hésiter, il faut dégorger le cerveau par le secours des sangsues derrière les oreilles ou aux tempes. A cet âge la saignée locale est préférable à la *phlébotomie*, même du pied, quoi qu'en aient dit quelques auteurs, parce qu'en même temps que cette saignée dégorge les vaisseaux capillaires, l'irritation que produit les piqûres attire encore le fluide vers le local où on applique les sangsues.

SECTION PREMIÈRE.

Du tétanos des mâchoires.

LES mâchoires sont souvent le siège de cette affection spasmodique, qui est quelquefois telle que la bouche est exactement fermée, et qu'il est impossible d'écarter l'inférieure de la supérieure, sans courir le danger de la casser, tant les muscles sont contractés ainsi que ceux de la gorge.

Dans ce cas, il faut le plus promptement possible couvrir toutes ces parties d'un cataplasme émollient fait avec le lait et la mie de pain, dans lequel on aura fondu 15 ou 18 grains d'*opium*, et souvent plus en proportion du volume de ce cataplasme et de l'étendue qu'on lui donnera ; il faut le mettre entre deux linges, mais très-mollets. *On donnera un lavement de décoction émolliente* dans lequel on aura dissous *demi-once d'assa-fœtida et cinq ou six grains d'opium.*

Souvent la bouche reste entr'ouverte, ce qui facilite l'introduction d'une potion antispasmodique, qui peut être composée comme il suit :

> **Prenez** Eau de tilleul . . . . . demi-once.
> Sirop de diacode. . . . un gros.

Si l'enfant a plus de six mois.

> Et deux gros de sirop de diacode.

S'il a plus d'un an.

On augmentera la dose de ce sirop d'un gros par année, jusqu'à la concurrence de demi-once.

Mais quand les muscles du pharynx et de l'œsophage sont affectés de ce spasme, la déglutition est impossible ; on se contentera donc du lavement ; mais on pourra doubler la dose de l'opium lorsqu'on fera réchauffer le cataplasme, ou lorsqu'on le renouvellera, parce que cette substance, employée à l'extérieur, est bien loin d'avoir l'inconvénient de celui que l'on emploie intérieurement.

SECTION II.

Du tétanos général.

Souvent le spasme se prolonge sur toutes les parties de l'individu ; il occasionne les grandes secousses des membres, lesquelles produisent distorsions, et même fractures dans quelques-unes des extrémités ; il ne faut pas se mettre en devoir d'arrêter ces secousses, il faut seulement en modérer les mouvemens, et faire en sorte que l'enfant ne se blesse contre quelques meubles.

Le *tétanos général* devient souvent

mortel, quoiqu'on ait promptement plon-
gé l'enfant dans un bain chaud, qui est le
premier et le plus essentiel des remèdes,
quand on ne peut faire avaler la potion
antispasmodique; mais pour que le bain
aït un effet prompt et efficace, il ne suffit
pas de le faire avec les herbes émollientes
et les têtes de pavots, il faut encore y
ajouter une dose suffisante d'*opium*, qui
peut être portée à plusieurs gros en raison de la quantité d'eau qu'on emploie,
relativement à la grandeur et à l'âge de
l'enfant : il faut calculer huit têtes de
pavots et un gros d'opium par six pintes
d'eau.

Pendant la préparation de ce bain, il
faut administrer le lavement ci-dessus
prescrit, quand le spasme ne tient pas
l'anus fermé au point de ne pouvoir y
introduire une canule; si on ne peut
réussir à donner le lavement avant le bain,
il faudra essayer en sortant du bain, et
pendant qu'on réchauffera l'eau, car il
faut persévérer jusqu'à ce qu'on ait obtenu
une détente complette.

SECTION III.

Lorsque les convulsions sont le produit d'une éruption à la peau, répercutée par le froid ou par un topique, le premier soin est de rappeler, par des émolliens ou des bains locaux, si la partie sur laquelle l'éruption avait lieu est susceptible d'être baignée, l'écoulement, l'éruption de la dartre ou les boutons rentrés : si tous les émolliens ne remplissent pas l'intention, il faut appliquer un vésicatoire sur le siége du mal absent, ou un vésicatoire dérivatif si le siége était sur une partie très-ostensible.

SECTION IV.

Quand les convulsions sont l'effet *de la présence des vers dans l'estomac ou dans les intestins*, le traitement doit être le même que celui des vers, c'est-à-dire, qu'il faut employer les anthelmintiques les plus actifs, auxquels on peut réunir des antispasmodiques ; mais il faut

(115)

se souvenir que toutes les convulsions,
même celles accompagnées de douleurs
de ventre, qui font que les enfans y portent la main, ne sont pas toujours produites par des vers, et que souvent ces
douleurs, et les convulsions qui en sont
la suite annoncent une phlogose à la membrane de l'estomac ou une inflammation
du péritoine, comme nous en avons la
preuve dans les observations que *M. Saillant* a faites par l'autopsie des cadavres
de plusieurs enfans morts dans ce genre
de convulsions *.

SECTION V.

De la danse de St.-Guy *et de l'épilepsie.*

Nous pourrions nous dispenser de parler de ce genre de convulsions, parce
qu'il n'attaque les enfans que depuis
l'âge de dix jusqu'à quinze ans, et que
nous n'avons promis de traiter que les
maladies de la première enfance ; mais

* Voyez les Mémoires de la Société royale de
Médecine, année 1786.

comme de jeunes filles en sont quelquefois affectées plus tôt, ainsi que de *l'épilepsie*, nous voulons mettre les bonnes mères en état de secourir ces intéressantes créatures.

La danse de St.-Guy, dite de *St.-Vit*, en Allemagne, comme *l'épilepsie*, attaque les enfans des deux sexes, mais plus particulièrement les filles chez lesquelles la nubilité est orageuse. Cette maladie s'annonce par un frémissement, une sensation de fourmillement dans les membres, qui sont suivis de mouvemens irréguliers et involontaires, puis de convulsions. Le *bras*, la *jambe* et le *pied du côté gauche* sont plus communément affectés que celui du côté droit, et il est rare de voir le *bras d'un côté* et la *jambe de l'autre* en mouvement au même instant. Ces mouvemens convulsifs sont fréquemment opposés à l'intention du malade ; car s'il parvient quelquefois, quoiqu'avec beaucoup de peine, à porter son verre à sa bouche lorsqu'il veut boire, on voit souvent le mouvement éloigner le bras au lieu de le rapprocher. Les muscles du visage, ceux qui servent à la déglutition, sont souvent affectés du même genre de convulsion, et font faire à ces malades, lorsqu'ils veulent boire ou manger, des grimaces qui surprennent les spectateurs et apprêtent à rire à ceux qui ne s'affectent pas des maux auxquels l'humanité est sujette.

Chez les filles, l'esprit éprouve fréquemment des variations affligeantes, mais heureusement elles ne sont que passagères ; enfin, cette maladie leur fait éprouver toutes les bisarreries que l'on observe communément dans les affections hystériques, en sorte qu'elles passent subitement et sans sujet de la joie à la tristesse, et *vice versâ*.

Les garçons atteints de cette maladie paraissent avoir plus de penchant au mouvement, car malgré la grande difficulté qu'ils éprouvent lorsqu'ils veulent agir, ils aiment à sauter et à courir. Les convulsions qui surviennent présentent beaucoup de variété dans l'exécution de leur exercice.

Cette affection n'est jamais mortelle,

mais sa cure est quelquefois de longue durée, spécialement chez les filles, qui ne parviennent à leur nubilité qu'avec beaucoup de peine.

Son traitement, comme celui des autres convulsions, doit varier en raison du tempérament ; la saignée est rarement avantageuse, quoique recommandée par le célèbre *Sydenham;* elle ne peut convenir qu'à un tempérament très-robuste, et qui a donné de fréquentes craintes de pléthore inflammatoire, car elle peut bien en être une cause déterminante.

Cette maladie ayant un caractère mixte de paralysie et de convulsion, exige que les antispasmodiques soient choisis parmi les remèdes toniques; en conséquence, nous conseillons *pour boisson habituelle,*

L'infusion de valériane.

Les lavemens avec l'*assa-fœtida* que l'on peut porter jusqu'à demi-once par lavement, et l'opiat composé comme suit, sont les remèdes qui réussissent le plus fréquemment.

Dissolvez dans un jaune d'œuf
deux gros de camphre;
Ajoutez demi-once de poudre
d'écorce du Pérou.

Triturez le tout avec suffisante quantité de miel de Narbonne, pour faire un opiat de ferme consistance, et duquel on fera prendre au malade un scrupule tous les matins à jeun, soit en bols, soit en pilules, et par-dessus lesquelles il boira une verrée de la tisane.

Pendant l'usage de ces remèdes, *Antoine Petit* faisait baigner à l'eau froide les enfans les plus faibles et spécialement ceux qui dans les premières années de la vie avaient eu de fréquentes convulsions ; mais si l'on a suivi notre plan d'é-ducation, l'enfant sera tellement habitué aux bains froids, qu'ils ne pourront plus rien opérer.

S E C T I O N   V I.

De l'épilepsie.

Dans l'épilepsie, les mouvemens sont généraux ou particuliers, lorsqu'aux symptômes de convulsions connus, on voit se réunir *la forte contraction des pouces dans la main*, l'évacuation involontaire des urines et des matières alvines, l'excrétion d'une salive écumeuse et l'assoupissement comateux à la fin de l'accès ; on peut croire que cet accès convulsif est *une épilepsie*, cependant d'autant moins dangereuse que l'enfant est plus jeune.

Les observations faites depuis *Hippocrate* jusqu'à nous, confirment que si les enfans y sont plus sujets dans les premières années de la vie, cette affection est moins dangereuse que quand elle a lieu après la puberté, qui ordinairement apporte de grands changemens aux maladies des enfans.

Pendant l'accès on doit seulement modérer les mouvemens pour empêcher que

le malade ne se blesse, mais il ne faut
rien tenter pour en arrêter le cours ; car
les secousses et les vomissemens que quelques-uns conseillent, peuvent aggraver et
augmenter le danger.

On doit s'appliquer à prévenir le retour
des paroximes qui, quelquefois, tiennent
à l'abondance comme à la qualité du sang ;
car *Stoll* assure avoir guéri des épilep-
tiques par le seul moyen des saignées. .

Lorsqu'il n'y a aucun symptôme de
pléthore, les antispasmodiques indiqués
ci-dessus conviennent ; mais pour avoir
un succès complet dans le traitement de
cette maladie, il faut en bien connaître la
cause, car il y a plus d'un genre d'épilepsie incurable.

SECTION VII.

*Autres causes des convulsions du
premier âge, auxquelles nos prédécesseurs n'ont jamais pensé.*

Souvent les convulsions du premier âge
tiennent à la pernicieuse habitude qui

subsiste encore, de trop serrer la poitrine. Les changemens qui surviennent dans le corps humain, sitôt après la naissance, n'étant connus que des gens de l'art, laissent le public dans une grande ignorance sur la nécessité de laisser la plus grande liberté à l'organe de la respiration.

Le poumon de l'enfant, dans le sein de la mère, ne fait aucune fonction, à peine reçoit-il du sang ; et quand il est né, toute la masse de ce fluide, distribuée dans les artères, revient par le poumon se rendre au cœur d'où il est parti.

Ce même viscère qui, comme nous venons de le dire, n'avait reçu, pendant son séjour dans le sein maternel, qu'une quantité suffisante de sang pour son existence, se trouve, non-seulement dilaté et amplifié par la totalité de ce fluide qui prend son chemin par lui, pour revenir au cœur ; mais son volume est encore augmenté par une quantité considérable d'air, dont il avait été privé jusqu'au moment de la naissance de l'enfant, quoique constitué et organisé pour cette fonction : voilà donc deux causes qui, en distendant beaucoup ce viscère, peuvent produire des convulsions, pour peu que l'un ou l'autre de ces fluides soit gêné dans son cours.

Les enfans à la mamelle, comme les autres, sont sujets à plusieurs genres de toux qui proviennent de différentes causes ; car l'une peut n'être occasionnée que par une abondance de sérosité qui surcharge les faibles poumons de ces créatures qui, ainsi que ceux des vieillards, sont très-susceptibles d'engorgement par leur *atonie* particulière.

Chez les vieillards, cet engorgement dépend du défaut de force et de ressort des voies aériennes qui laissent former une congestion muqueuse très-gluante.

Chez les enfans, on peut facilement croire que cet engorgement est formé par la surabondance des sucs lymphatiques ; plus les enfans sont faibles, plus ils sont exposés à cette espèce de toux ; car tout leur tissu cellulaire est abreuvé de lymphe, celui des poumons n'en est pas exempt, et souvent il est le plus considérablement affecté , parce qu'il est encore plus faible et plus lâche.

Cette lymphe qui, en obstruant les bronches , les irrite, produit une toux convulsive qui n'est que le symptôme de cet engorgement ; cette toux est cependant un effet salutaire de la nature qui tend à se débarrasser de cet empâtement, et à expulser des bronches ce *mucus* qui fatigue le *larynx* et le *pharynx*.

Pour aider cette expectoration à laquelle la nature tend :

Prenez Demi-lok blanc, dans lequel broyez
    Kermès minéral. . . un grain.
Administrez ce lok par cuillerée à café,
    d'heure en heure à peu près.

Pendant l'usage de ce lok, il faut donner le sein beaucoup moins fréquemment que de coutume, parce que ce remède nourrit l'enfant en même temps qu'il le soulage ; on le soutiendra avec quelques cuillerées de bouillon fait avec du bœuf et du mouton, on lui fera boire de temps à autres quelques cuillerées de vin sucré ;

(125)

lorsque ces moyens sont insuffisans, il faut
faire vomir l'enfant par

Une once de sirop d'ipécacuanha, ou plus,
suivant l'âge.

C'est le moyen le plus propre à faciliter l'expectoration qui, à elle seule,
peut opérer une crise salutaire, en débarrassant complettement le poumon et les
bronches dans lesquels il pourrait se former un catarrhe ; et pour opérer une dé-
rivation de cette surabondance de lymphe,
il faut établir à l'enfant un petit vésicatoire au bras.

*Différence de cette toux d'avec celle
qui est ordinaire aux enfans pendant
la dentition.*

La toux, occasionnée par l'empâtement
des bronches et du tissu muqueux du poumon, se distingue de celle qui accompagne presque toujours la dentition quand
elle est pénible, en ce que celle-ci *est
purement nerveuse*, et n'est accompagnée
d'aucune expectoration, parce qu'elle dé-

pend de l'irritation que produit la résis-
tance de l'écartement des alvéoles et de
l'inflammation des gencives; conséquemment il faut, autant que l'on peut, la calmer par l'usage du sirop de coquelicot
avec l'eau de tilleul, des bains de pieds
et même de tout l'individu, et par la liberté du ventre qu'il faut provoquer par
quelques verrées de lavemens de décoction
émolliente, pour éviter les convulsions
qui surviendraient par la constipation. .

L'autre espèce de toux, qui est ordinairement plus fréquente, provient communément d'une surcharge de viscosité
dans l'estomac, qui souvent est atteint d'une
débilité radicale. Cette toux (que l'on peut
nommer *stomacale* , pour la distinguer de
celle produite par l'empâtement des bronches, malgré l'opposition de quelques
médecins, qui ne veulent pas la reconnaître), est excitée par les mauvais levains,
par les sabures qui croupissent dans l'estomac. Cette toux est ordinairement sèche
et ressemble beaucoup à celle occasionnée par la présence des vers dans l'esto-

mac ; mais cependant elle a ceci de particulier, qu'elle est plus fréquente après
que l'enfant a tété, ou pris quelques nourritures , tandis que celle produite par les
vers, tourmente plus l'enfant avant le repas qu'après ; en outre, l'enfant a l'haleine
aigre et *fétide*, tandis que la présence
des vers la produit *aigre fade ;* il a de
fréquentes nausées, envies de vomir, ou
soulèvemens d'estomac, et cette région
est souvent gonflée.

A quelque âge que soit l'enfant qui est
affecté de la *toux stomacale*, il faut commencer par débarrasser ce viscère des
mauvais levains qu'il contient ; on y parvient *par le sirop d'épicacuanha ,* dont la
dose doit être proportionnée à l'âge de
l'enfant, après quoi on fortifiera le viscère
digérant par les amers ou le vin antiscorbutique, et on lui fera boire, de temps
à autres, quelques cuillerées de vin sucré. Si on ne veut pas prolonger cette
toux , *il ne faut donner aucun relâchant,* ni *béchique,* ni *adoucissant,* qui
sont si nécessaires et si avantageux dans

les toux que nous avons décrites avant celle-ci.

Le foie offre encore une grande différence dans son état après la naissance de l'enfant, et entre la circulation du sang chez le *fœtus*, et celle qui s'opère après sa naissance.

Il ne circule, dans le foie du *fœtus*, qu'une très-petite portion de sang rapportée par les veines des parties inférieures, parce qu'alors la nature tient ouvert un canal par lequel l'abondance du sang se porte au cœur en traversant la veine-porte, attendu que ce viscère ne prend toute son activité qu'après la naissance, par le mouvement que lui communique la respiration.

Lorsque la veine ombilicale, qui portait tout son produit dans le canal dont nous venons de parler, ne reçoit plus rien, ce qui a lieu après la section du cordon ombilical, ce canal se ferme, et tout le sang de la veine-porte circule dans le foie.

Quand on connaît ce jeu du corps humain, et le labyrinthe de sa circulation, on est étonné que le monde soit encore si peuplé ; *car le plus léger obstacle aux cours de ces deux fluides peut produire une convulsion mortelle.*

Il a fallu de très-vigoureuses constitutions primordiales, pour résister aux pernicieuses manières d'habiller les enfans dans les siècles précédens, et pour résister à toutes les bandes et compressions de tous genres qu'on leur a fait supporter ; aussi tous, tant que nous sommes, qui avons résisté à ces mauvais procédés, avions-nous reçu une constitution éminemment forte : mais en même temps, combien de faibles ont succombé pour un qui a résisté !

Quand je pense que nos mères mettaient au monde dix-huit à vingt-six enfans, et qu'à peine il en parvenait le tiers à âge d'homme, je me trouve très-heureux d'être du nombre de ceux qui ont survécu ; car je connais des familles où il n'est resté que deux enfans de vingt-six, auxquels la mère avait donné le jour.

Que l'on fasse attention à tout ce que nous venons de dire, *l'on ne sera plus*

étonné qu'un si grand nombre d'enfans
périsse dans les convulsions. Ces accès
sont généralement attribués à des causes
internes contre lesquelles on cherche des
remèdes. *Mais quand ces causes internes*
sont l'étroitesse du calibre des vaisseaux
dont on a arrêté le développement par
des compressions, aucun calmant ne peut
y apporter soulagement, quand le sang
devient plus abondant, ou qu'il prend
plus de consistance ; au contraire, les
calmans provoquent plutôt l'engorgement
qui devient mortel.

Quand un régime âcre et irritant est
le principe des convulsions, nous pouvons y apporter différens remèdes, dont
le premier est la cessation de ce mauvais
régime, et ensuite les émolliens qui deviennent calmans.

SECTION VIII.

Remèdes contre les premières convul-sions.

Lorsque les convulsions sont produites par une irritation de l'estomac, et qu'on en a reconnu la cause, on est en état de décider la nature du remède qu'il faut employer pour les faire cesser.

Les substances dont on nourrit les enfans pendant les premiers mois de la vie, tournant facilement à l'*aigre* ou à l'*alcalescence*, amassent dans l'estomac de ces faibles créatures, des sabures visqueuses chargées d'acide, qui l'irritent et occasionnent les convulsions. Dans ce cas, sitôt que l'on est parvenu à calmer l'accès, et que l'enfant a repris un peu de sommeil, il faut le faire vomir, en lui faisant boire suivant son âge :

Une once, ou plus, de sirop de fleurs de pêchers, dans une cuillerée d'eau pour le rendre plus facile à avaler.

Si cet enfant a près de deux ans, il faudra *deux onces* de ce sirop, ou *une once et demie de celui d'ipécacuanha*, qui étant plus actif, se donne à une moindre dose, et devient, par-là, plus facile à administrer, ou *on emploiera l'eau émétisée*, comme elle est prescrite à la fin du Discours préliminaire de ce volume. *Voyez* pag. 19.

Si ce vomitif n'a fait aucun effet par bas, on administrera, le lendemain, le purgatif ci-après.

Délayez *une once et demie de sirop de chicorée composé de rhubarbe* dans deux ou trois cuillerées d'eau, pour donner en une fois, ou à plusieurs reprises si rapprochées les unes des autres, qu'elles puissent produire leur effet ; et quelques heures après, faites boire un peu d'eau miellée. Ce purgatif est tonique ; il fortifie les viscères en même temps qu'il les débarrasse des viscosités qui occasionnent les convulsions.

Si, au contraire, le sirop de fleurs de pêchers, ou celui d'ipécacuanha, n'a produit d'effet que par bas, ce que nous avons vu quelquefois, on s'en tiendra à cet effet, et on ne fatiguera pas l'enfant par d'autre purgatif.

SECTION IX.

Autre cause des convulsions, et autres moyens d'y remédier.

Si les convulsions sont la suite d'une constipation naturelle, ou occasionnée par la quantité des poudres absorbantes, qu'on est assez dans l'usage de prodiguer pour faire cesser les aigreurs quand l'enfant est déjà un peu grand, il faut, après avoir donné des délayans, tels que le *petit lait nitré*, et des lavemens avec la décoction d'herbes émollientes ou de graine de lin, évacuer l'enfant avec le laxatif suivant.

Prenez Une demi-verrée de jus de pruneaux. Fondez manne calabre . . une once.

Faites boire en une ou plusieurs fois, mais le plus successivement possible ; car à des intervalles trop éloignés, ce doux laxatif pourrait ne rien produire.

On peut encore donner à cet enfant :

Une demi-once de pulpe de casse.

Quand on peut la lui faire manger comme confiture, et lui faire boire par dessus quelques cuillerées d'eau miellée ; ou mieux encore, donnez à cet enfant,

Une once d'huile de *palma Christi*, avec une once de sirop de fleurs d'oranges.

Le mélange suivant est très-efficace pour empêcher que la constipation ne se renouvelle, et ne produise de nouvelles convulsions.

<pre>
Prenez Pulpe de casse . . . . demi-once.
        Manne en larmes. . . . . . . une once.
        Huile d'amandes douces . . demi-once.
        Sirop de fleurs d'oranges. . une ou deux
                                  . . . cuillerées.
</pre>

Faites du tout, au bain-marie, une espèce de marmelade, dont vous donnerez, chaque jour à jeun, une cuillerée à café.

Cette marmelade peut purger votre enfant, si vous lui faites prendre cette dose
en une seule matinée, et que vous lui fas-
siez boire un peu d'eau sucrée de temps
à'autre ; mais tout purgatif où il entrerait
du *séné* ou de la *rhubarbe* pourrait renouveler la constipation, maladie très-
grave dans le bas âge, puisqu'elle s'oppose
à la régulière distribution des fluides nutritifs, et qu'elle *peut déterminer des con-*
vulsions mortelles.

Dans d'autres cas convulsifs, tels qu'une
dentition très-laborieuse, les bains tièdes
et les juleps antispasmodiques conviennent seuls. S'il n'y a point de dévoiement,
on composera le julep comme suit.

> **Prenez** Trente graines de concombres, dé-
> pouillées de leurs coques, faites
> un lait dans une once d'eau de
> camomille romaine.
> Sel de nitre. . . . . . . six grains.
> Sirop de coquelicot . . une once.

Si l'enfant a près de deux ans, on pourra
substituer au sirop de coquelicot, *un*
gros de celui de diacode.

S'il y a dévoiement, et que l'on puisse soupçonner que l'âcreté des humeurs alvines soit la cause des convulsions, on se gardera de donner le julep précédent, auquel on substituera le suivant.

> Prenez Sucre de lait. . . . . deux gros.
> Gomme arabique . . 24 grains.
> Sirop de coquelicot . deux onces.

Le tout fondu dans deux onces d'eau de tilleul, à faire boire par cuillerée à bouche, d'heure en heure.

Dans tous les cas de convulsions, il ne faut pas oublier que le premier soin est de détacher tout ce qui entoure l'enfant, pour le mettre complettement en liberté, et qu'il est essentiel de lui faire respirer un air extérieur, sans cependant le laisser nu à l'air froid qui pourrait devenir une autre cause de convulsions.

CHAPITRE VI.

Des hydropisies de la tête.

La tête des enfans , comme celle des hommes, est sujette à trois différentes espèces d'hydropisie qui , jusqu'à présent , ont toutes la même dénomination , et que nous avons, dans un ouvrage antérieur , *la Gérocomie* * , distinguées par un nom particulier à chacune, qui indique les différentes parties de la tête qu'elles occupent.

L'une de ces trois maladies est celle, où l'eau amassée dans le tissu cellulaire qui attache le cuir chevelu aux os du crâne, a son siége entre ce crâne et ces tégumens, et que , à cause de sa situation , nous avons nommée *hydro-céphalo-cutanée.*

La seconde espèce est celle dont la collection des eaux se fait à l'inverse de la

---

* Qui se trouve chez *Buisson* , libraire , rue Gît-le-Cœur.

précédente, c'est-à-dire, dans la boîte osseuse même, entre les os qui la composent, et les membranes qui les tapissent intérieurement, et que nous avons nommée *hydro-céphalo-membraneuse.*

La troisième espèce est celle où l'eau qui la forme s'est épanchée dans l'un des lobes du cerveau, et quelquefois dans la *glande pinéale*, et à laquelle nous avons donné la dénomination d'*hydro-céphalo-cervicale.*

Différence dans ces trois espèces.

Quoique les auteurs aient jusqu'à présent confondu ces trois maladies sous la même dénomination de *hydrocéphalie*, il y a cependant une grande différence, non-seulement par le local qu'elles occupent, mais par la gravité des symptômes qu'elles présentent, et leur mode de traitement, puisque la première est facile à guérir, et qu'il n'y a pas encore d'exemple, dans les fastes de la médecine, de la guérison des deux autres.

Les enfans sont plus fréquemment sujcts à l'*hydro-céphalo cutanée*, qu'à l'*hy-dro - céphalo – cervicale*, tandis que les adultes sont plus sujets à cette dernière qu'à la première.

Symptômes de cette maladie.

Cette première est une tumeur aqueuse, ou un épanchement d'eau sous les tégu-mens de la tête, qui la rend quelquefois monstrueuse et à demi-transparente. Une contusion, un accouchement laborieux après lequel on n'a pas lavé cette tête avec l'*eau-de-vie*, peuvent être la source de ce genre d'hydrocéphalie ; ce qui se recon-naît quand cet accident se déclare les pre-miers jours après la naissance ; mais par la suite elle peut avoir pour cause déter-minante des *convulsions*, et quelquefois *une dentition très-orageuse.*

*Traitement de l'*hydro-céphalo-cutanée.

Il faut, le plus tôt possible, donner issue aux eaux épanchées sous le cuir chevelu, en établissant un *séton*, ou en faisant des scarifications sur la nuque du cou, ou en y appliquant un vésicatoire, et ayant soin de coiffer l'enfant d'un bonnet de laine imbibé d'eau-de-vie, que l'on renouvellera chaque fois que ce bonnet sera sec.

Si la cause de ce genre d'hydropisie n'est qu'externe, les moyens que nous indiquons suffisent pour le guérir en peu de temps ; mais lorsque cette maladie survient après quelques mois de naissance, il est à craindre qu'elle ne prenne sa source dans la faiblesse de la constitution individuelle, et dans le défaut de ressort de son système artériel et veineux. C'est ici le cas de faire agir la nourrice, comme source médicamenteuse, *en la mettant à l'usage gradué du vin antiscorbutique qu'on lui fera commencer par une once, pour passer gradativement jusqu'à quatre ;* et si après un mois on ne s'apercevait pas d'un mieux marqué, il faudrait donner à l'enfant une cuillerée à café du *sirop antiscorbutique,* en continuant l'usage du bonnet de laine imbibé d'eau-de-vie, et l'exutoire établi à la nuque du cou.

~~~~~~

CHAPITRE VII.

De la tympanite.

Quoique la tympanite soit très-rare chez les enfans, elle ne laisse cependant pas d'en attaquer quelques-uns.

Cette maladie est communément le résultat de nourriture visqueuse, indigeste, qui tourne à la fermentation acide dans l'estomac et le tube intestinal, lorsque ces viscères sont naturellement faibles, ou qu'ils ont perdu leur ressort.

Symptômes de cette maladie.

Elle se reconnaît lorsque l'air qui s'échappe des alimens par la fermentation, s'amasse et distend le canal alimentaire, au point qu'il météorise tout le bas-ventre et forme une tumeur élastique, et qui retentit comme un tambour quand on frappe dessus.
~~~~~~

Remèdes.

Les différentes préparations d'*opium* conviennent dans cette maladie, ainsi que l'*éther*, les *amers*, telles que la *teinture de quinquina*, dans laquelle on ajoute *quelques grains de muscade*, dont les doses doivent être proportionnées à l'âge du malade.

La thériaque appliquée à grande dose sur l'estomac et sur le ventre, après y avoir fait une ambrocation avec le mélange d'huile de macis et d'un peu de musc, ou d'ambre gris, est encore d'un grand secours pour rendre le ressort à toute cette région.

On fera boire au malade la potion suivante :

> Dans une once d'eau de camomille romaine versez,
> Dix gouttes de *laudanum* de Sydenham,
> Dix gouttes d'éther,
> Demi-gros de teinture de quinquina.

Pour donner par cuillerées, d'heure en heure.

CHAPITRE VIII.

Des aphtes, ou du muguet.

La bouche des enfans nouveaux nés est assez fréquemment attaquée d'aphtes blancs très-petits, que les nourrices appellent *muguet!* ces aphtes sont de petits ulcères ronds ressemblans à des points de lait caillé, qui garnissent la *langue*, l'*intérieur de la bouche*, le *gosier*, *souvent l'estomac et les entrailles*, comme l'autopsie l'a souvent prouvé : l'abondance de ces ulcères est souvent la suite des mauvaises dispositions et d'une lymphe devenue âcre et visqueuse.

Dans ces cas il faut commencer par s'assurer de la qualité du lait de la nourrice, et lorsqu'il est encore bon, il est essentiel de rechercher par quelle cause l'enfant le digère mal, et de reconnaître s'il n'y a pas insalubrité dans l'air qu'il respire chez sa nourrice, ou malpropreté individuelle sur elle, ou sur son nourrisson, et particulièrement dans son lit, qui souvent exhale une odeur méphytique par le trop long séjour des balles d'avoine imbibées d'urine, qui devient alcalescente : alors il faut se servir *d'oreiller de crin* pour coucher l'enfant, à cause des raisons déjà déduites en faveur de ce moyen que nous regardons comme très-salutaire.

SECTION PREMIÈRE.

Remèdes contre cette maladie.

Quand on aura certitude que cette maladie provient de l'âcreté du lait de la nourrice, parce que cette femme mange trop salé ou trop épicé, il faudra la mettre au régime, *la priver de café même au lait*, de *vin*, de *ragoûts*, et la faire vivre, suivant la saison, *avec plus de légumes que de viande*, lui donner pour boisson une bière légère.

Si le lait de cette femme est trop épais, il faut lui faire boire une tisane d'orge *mondé*, de *capillaire*, et d'un peu de *racine de réglisse*.

On aura grand soin de bassiner, d'heure en heure, les lèvres et toute la bouche de l'enfant avec la lotion suivante :

Prenez Demi-setier de décoction d'aigremoine,
dans laquelle vous dissolverez,
Deux onces de miel rosat.

On se servira, pour promener ce détersif sur toutes les parties malades, d'un pinceau fait avec la toile effilée.

S'il est reconnu que l'enfant fait habituellement de mauvaises digestions, il est évident que cette maladie en est le résultat ; *il faut commencer par le faire vomir avec le sirop d'ipécacuanha*, dont la dose doit être proportionnée à son âge, comme suit :

A 6 mois . . . . une once.
A un an. . . . . deux onces.
A 18, 20, et même 25 mois . deux onces.
Dans lesquelles il faut ajouter deux douzièmes d'eau émétisée *.

* On fait cette eau émétisée, *avec un grain de*

Après ce vomitif qui souvent n'opère rien par les voies inférieures, on purgera l'enfant comme suit :

> Fondez une once de manne dans une once d'eau.
> Coulez et ajoutez,
> Sirop de chicorée composé de rhubarbe,
> Une once.
> Faites boire à l'enfant en une ou plusieurs doses, mais les plus rapprochées possibles.

Quand le sirop d'ipécacuanha, composé comme nous le disons, a fait un grand effet par haut et par bas, il est prudent de ne pas donner de purgatif.

On donnera à cet enfant pour boisson habituelle, pendant quelques jours, *l'eau d'orge avec le sirop de mûres*, ou le petit lait avec *le sirop de violette*. La même tisane convient aussi à la nourrice pour alléger son lait.

Si les aphtes sont bénins, ces moyens

tartre stibié, fondu dans douze cuillerées d'eau, dont on mettra deux cuillerées dans les deux onces de sirop.

suffiront pour mettre fin à la maladie ;
mais quelquefois il y a de la malignité ;
alors les enfans courent de grands dangers.

SECTION II.

Symptômes du muguet accompagné de malignité.

On reconnaît que cette maladie est accompagnée de malignité, lorsque, malgré les remèdes ci-dessus, la fièvre augmente, et que les aphtes se multiplient au point de ne faire qu'une croûte, et que de blancs qu'ils étaient, ils deviennent jaunes et restent gris ; alors la bouche devient brûlante, l'enfant ne tète plus que difficilement, les mamelons de la nourrice s'enflamment, deviennent douloureux et s'excorient. Pour remédier à cet accident, il faut les bassiner souvent avec la décoction d'aigremoine et de miel rosat, dont on se servait pour la bouche de l'enfant à qui ce détersif n'est plus suffisant, et auquel il faut substituer celui-ci :

Prenez Kina concassé . . . . . . deux gros.
    Aigremoine . . . · . . . . une poignée.
    Infusez dans demi-setier d'eau,
    Coulez et ajoutez ,
    Sirop de limon . . . . . . deux onces.

Quand, pendant le cours de cette maladie, l'enfant est tourmenté de coliques, de dévoiement de matières vertes, qu'il est agité et ne dort plus, il faut lui administrer de temps à autre une petite dose du lavement ci-après :

Prenez Kina concassé . . . . deux gros.
    Faites bouillir dans chopine d'eau ,
    Fondez et dissolvez camphre.. 12 grains.
    Dans un jaune d'œuf que vous délayerez ensuite dans votre décoction de quinquina.

Cette dose doit vous fournir trois petits lavemens que vous donnerez de trois en trois heures, et que vous ferez rester le plus long-temps possible en tenant les fesses de l'enfant serrées.

La boisson habituelle sera alors du petit lait clarifié dans chopine duquel on mettra,

Sirop de quinquina. . . . quatre onces.

Il ne faut pas ici confondre les symptômes de cette maladie, (quoiqu'elle produise sur les mamelons de la nourrice, des accidens à peu près pareils à ceux d'une autre maladie qui exige un traitement différent et tout particulier). La maladie que nous entendons désigner ici, est produite par un *virus siphilitique ;* mais elle a ses caractères distinctifs, auxquels un praticien consommé dans l'art de guérir, sait les reconnaître. Nous allons de suite nous occuper de cette abominable maladie, pour en mieux faire connaître la différence.

CHAPITRE IX.

De la siphilis chez les nouveaux nés.

Quoiqu'il soit rare maintenant de rencontrer cette maladie chez des enfans nés dans l'ordre de la bonne société, on en trouve cependant encore quelques innocentes victimes, soit parce qu'un jeune homme est pressé par ses parens d'accomplir, pour une époque fixée, les engagemens qu'ils ont pris avec ceux de la future épouse , soit qu'il se croie très-sûr de sa santé , parce qu'un médecin trop complaisant * ayant satisfait son impatience, a fait disparaître promptement les symptômes délateurs de son imprudence ; soit encore parce que ce jeune homme ayant vécu dans une

---

* De pareils médecins oublient que *Celse*, *l'Hippocrate des Latins*, dit : « Il est très-fâcheux, et il y a ordinairement beaucoup de danger à guérir trop promptement. »

grande continence depuis sa maladie, a conservé dans ses vésicules séminaires, une portion de liqueur prolifique infectée du virus siphilitique : pour éviter ce malheur, il faut, après la guérison, vider les vésicules séminaires de la liqueur qu'elles contiennent. Sans cette précaution, après l'usage des remèdes qui ont fait disparaître tous les symptômes, il peut encore rester une portion de virus susceptible d'être communiqué par la fécondation, ou par l'allaitement, comme nous l'avons vu arriver plus d'une fois, ce qui doit rendre les jeunes gens bien circonspects, et leur faire éviter tout traitement rapide pour se marier ; la même cause doit encore faire trembler dans le choix d'une nourrice, qu'un chirurgien de campagne a traité *grosso modo*, ou trop précipitamment.

Tout le monde croit qu'en administrant à la mère, pendant sa grossesse, un traitement méthodique quelconque, on guérit et la mère et l'enfant ; mais tous, et des accoucheurs même, ignorent encore que tout traitement qui convient et qui réussit à la mère, n'est pas également avantageux à l'enfant dans le sein de cette mère. Nous avons nous-mêmes été dans cette erreur ; ce qui nous a confirmé, comme nous l'avons déjà dit, qu'en suivant la route tracée par nos prédécesseurs, on manque souvent son objet, si on n'a pas, par devers soi, des connaissances déjà acquises par ses réflexions et son expérience ; car nous avons vu naître des enfans avec des marques non équivoques de cette maladie, quoique les mères fussent radicalement guéries par le traitement qui leur avait été administré.

Mais depuis que nous avons reconnu, par toutes les expériences possibles, que l'enfant dans le sein de sa mère ne reçoit pas une goutte de sang, mais seulement des sucs *lymphatico-laiteux*, que l'enfant convertit lui-même en sang ; et depuis qu'il a été prouvé par les plus célèbres anatomistes de l'Europe savante, qu'aucune injection de mercure, quelque divisé qu'il soit, ne peut passer de la mère

(153)

à l'enfant*, nous nous sommes abstenus
d'administrer ce métal aux femmes grosses, ni par frictions, ni dans les masses
pillulaires.

La seule préparation mercurielle capable de guérir la mère et l'enfant pendant la gestation, *est celle qui ayant réduit ce métal en sel, le rend soluble
dans différens liquides, et par ce moyen
le rend susceptible d'être pompé par les
radicules du planta*, pour être, avec le
fluide *lymphatico-laiteux*, transmis à la
veine ombilicale qui le porte à l'embryon.

L'administration de ce remède exige
de très-grandes précautions en tout temps,
à plus forte raison pendant la grossesse :
c'est ici le cas de répéter, que *pour guérir sûrement, il faut guérir lentement*,
et bien graduer l'augmentation de ce
remède.

* Voyez, pour vous convaincre de ces vérités,
le chapitre III de la seconde partie de l'Art de procréer les sexes à volonté, quatrième édition, p. 158,
*de la Circulation chez le fœtus et de sa sangui-
fication.*

Lorsqu'une femme grosse est infectée du virus siphilitique, il faut, le plus tôt possible, lui faire commencer l'usage de la liqueur de *Van-Swieten*, à quelque terme de grossesse qu'elle soit ; et si ce terme ne donne pas l'espoir de finir le traitement avant l'accouchement, il faut absolument que cette femme allaite son enfant ; en conséquence on lui fera préparer ses seins pour cette fonction : pour peu qu'elle ait déjà pris de ce remède, il opérera et sur elle et sur son enfant, et la préservera des excoriations chancreuses aux mamelons, qui ordinairement deviennent un obstacle à la continuation de cet allaitement, et qui jettent dans un grand embarras pour administrer convenablement à l'enfant, le reste du remède qui lui est nécessaire.

D'après les différens traitemens que nous avons vu faire, et que nous avons administrés, il n'y en a pas qui réussisse aussi efficacement pour les deux individus. Par ce moyen nous sommes certains que l'*oxigène*, qui seul rend ce remède efficace, parvient, à la faveur de la matière *lymphatico-laiteuse*, jusqu'aux radicules du *placenta* qui le porte à l'enfant avec les sucs qui le développent, et le font croître dans le sein maternel. *Toute autre préparation peut guérir la mère , mais jamais l'enfant dans son sein*, qui cependant naît d'autant moins affecté de ce virus, qu'il a été plus tôt éteint chez sa mère par un traitement commencé peu après qu'elle a reçu la maladie.

SECTION PREMIÈRE.

Symptômes de la siphilis chez les nouveaux nés.

Il n'est pas toujours facile de reconnaître cette maladie chez les enfans qui viennent de naître, parce que, comme nous venons de le dire, les enfans dont les mères ont subi, promptement après l'établissement de la maladie, un traitement couronné de succès pour elles, n'en apportent souvent aucun symptôme extérieur, quoiqu'ils ne soient pas entièrement **exempts** de ce virus : il est donc important d'avoir une idée claire et précise des caractères sous lesquels cette maladie peut être déguisée ; car sa *dénaturalisation* occasionne d'autres maladies d'autant plus rebelles, qu'on n'en soupçonne pas toujours la cause.

Si cet enfant n'apporte point des symptômes extérieurs de cette maladie, il n'apporte pas non plus tous les signes certains d'une parfaite santé ; *son teint est communément livide, plombé ; ses yeux profondément logés au fond des orbites, sont entourés extérieurement d'un cercle bleuâtre, quelquefois tuméfié.* Cet enfant qui naît chétif, reste maigre, croît à peine ; il jette par le nez une humeur fluide comme dans le rhume du cerveau ; il tète et avale quelquefois difficilement, le lait lui revient souvent par les narines ; il ne *gigote* point comme les autres enfans, lors même qu'il est débarrassé de ses langes ; il se plaint et crie fréquemment, sur-tout pendant la nuit.

Lorsqu'on observe une partie de ces symptômes, on est autorisé à conjecturer que cet enfant est né de parens qui ont été infectés du virus siphilitique; *il ne sera pas nécessaire, pour commencer le remède convenable, d'attendre qu'il survienne au cou, sur la poitrine et sur le ventre, des plaques jaunes et rougeâtres, des gerçures ou crevasses aux pieds et aux mains, des boutons purulens dans les cheveux, au fondement et aux environs des parties naturelles, et souvent de petits ulcères blancs, dont la suppuration tache le linge en jaune.*

Lorsqu'un enfant naît d'une mère infectée de ce virus, et qu'il n'en apporte pas de symptômes évidens, il s'en déclare ordinairement quelques mois après, par des *aphtes rongeans*, à la bouche, qui se communiquent aux mamelons de la nourrice, et y forment des *chancres qui sont d'une nature différente de ceux* que les aphtes du *muguet malin* y occasionnent aussi.

Cependant il faut observer que tous les

ulcères qui surviennent à la bouche des
enfans ne sont pas toujours le produit du
virus vénérien, car quelques-uns sont *scor-*
butiques ; mais ceux qui sont le fruit de
la *siphilis* ont pour signes caractéristiques, les *bords durs* et *relevés* ; ces aphtes
ou ulcères se placent plus ordinairement
dans l'intérieur de la gorge, *sur les*
amygdales, ou *aux environs*, *qu'à tout*
autre endroit de la bouche. On peut
nous objecter qu'on a cependant vu des
ulcères purement scorbutiques occuper
les mêmes places, nous convenons de ce
fait ; mais leur aspect est différent des autres ; *ils sont d'une couleur livide et plom-*
bée, *ils sont baveux*, *plutôt saillans*
dans leur milieu, *que creux*, *comme le*
sont ceux que produit le virus siphili-
tique ; d'ailleurs il survient des engorgemens dans l'*aine*, des *excroissances aux*
parties génitales, que l'on qualifie de
poireaux ; quelquefois il en survient d'autres au fondement que l'on appelle *ra-*
gades. Les chancres sont plus ou moins
creux, souvent d'un rouge clair ; quelque-

(159)

fois ils ressemblent à des verrues qui rendent un pus blanchâtre, mais qui cependant tachent le linge en jaune. On ne dou-
tera plus de l'existence de la maladie si
les mamelons de la nourrice, après s'être
enflammés, deviennent *chancreux*, et si
son sein et les glandes des aisselles s'engorgent.

Remèdes nécessaires à la nourrice.

Enfin lorsque les symptômes de la siphilis ne sont plus équivoques, il faut aussitôt faire commencer, à la mère nourrice,
un régime médical qui puisse guérir et
la mère et l'enfant pendant l'allaitement;
mais il arrive ordinairement que les mamelons de cette femme s'enflamment et
s'ulcèrent tellement, qu'il est impossible
de laisser téter l'enfant. Dans ce cas il faut
prendre une nourrice qui, prévenue de
l'état de l'enfant, commencera les remèdes
nécessaires aussitôt qu'elle donnera son
sein à cet enfant, pour se préserver du
mal, en même temps qu'elle portera dans

le sang de cet enfant le remède qui doit le guérir.

Dans l'impossibilité de rencontrer une nourrice qui veuille se soumettre au régime et au remède nécessaires, il faut choisir une *chèvre*, qui ait mis bas depuis peu, ou, à son défaut, une *brebis*; on fera boire à cet animal, tous les matins, trois ou quatre heures avant qu'on ait besoin de son lait, la préparation suivante :

> Dans un litre ou pinte d'eau de racine de réglisse, délayez un demi-litron de farine d'orge tamisée bien fine; quand ce mélange sera fait, vous ajouterez une *cuillerée à bouche de dissolution de muriate oxigéné de mercure*; la dissolution faite en raison de 12 grains par pinte d'eau distillée *.

* Il est quelquefois nécessaire d'ajouter à la décoction de réglisse quelques onces de miel ordinaire pour masquer le goût métallique que porte cette liqueur, et qui pourrait empêcher l'animal de boire ce mélange.

Nota. Quand on fait usage de cette dissolution, il faut avoir grand soin de ne pas se servir de cuiller d'étain, ou étamée ; car tout ce qui est étamé décompose cette liqueur. Il faut, pour éviter tout inconvénient, se servir d'un vase de terre vernissée pour faire l'eau blanche, et prendre un petit gobelet de verre pour mesurer la liqueur : on marquera autour de ce gobelet le produit d'une cuillerée d'eau, ce qui est d'autant plus nécessaire, qu'il faut augmenter cette liqueur de 10 en 10 jours, de quelques gouttes, et de manière qu'après 30 jours on parvienne au double de la dose, par une gradation presque insensible. On restera à cette dose tout le temps du traitement, qui ne doit cesser que quinze jours après la disparution de tous les symptômes, d'abord en éloignant les prises, c'est-à-dire, en ne donnant plus à la bête la liqueur, que de deux jours l'un, et ensuite de trois en trois jours, puis de quatre en quatre, et ensuite plus du tout ; mais il faut lui continuer l'eau blanche encore pendant long-temps, pour qu'elle fournisse toujours du bon lait.

Mais comme ceci ne peut s'exécuter sans la surveillance d'un médecin, il aura soin de vous diriger, suivant les circonstances qui se présenteront ; car il arrive quelquefois qu'après 20 ou 25 jours il ne faut donner la liqueur que de deux jours l'un ; dans d'autres cas, on est forcé de la donner soir et matin dans le commencement ; tout dépend de la saison, de l'exercice que fait la *béte*, exercice qui lui est nécessaire, *comme aussi de la marche rétrograde des symptômes :* car il ne faut rien précipiter.

Nous avons connu des enfans de pères et de mères sains, avoir reçu, de leur nourrice, la maladie dont nous nous occupons ici, ou parce que ces femmes ignoraient elles-mêmes en être attaquées, ou parce qu'elles se croyaient bien guéries : ce malheur est plus fréquent qu'on ne le croit, puisqu'un prince français l'a éprouvé, malgré l'examen des médecins de son altesse père, auxquels la nourrice avait été soumise, selon l'usage d'alors.

Comme cette maladie se communique plus facilement chez l'enfant à la mamelle qu'à ceux qui sont sevrés, et, pendant l'enfance, plus facilement encore que dans l'âge adulte, elle se guérit aussi plus aisément ; mais elle est plus rebelle lorsqu'elle est héréditaire, que lorsqu'elle est communiquée par la nourrice.

Lorsque la nourrice est infectée *du vi-rus siphilitique*, et que c'est elle qui le communique à l'enfant, on trouve, en examinant la bouche de cet enfant, des boutons au fond de la gorge et aux amyg-dales qui se gonflent et se durcissent, parce que c'est par ces parties que cette mala-die commence à produire ses effets sur ces jeunes victimes ; et les mamelons de la nourrice sont encore intactes ; tandis, au contraire, lorsque l'enfant est le premier gâté, et qu'il communique cette maladie à sa nourrice, les mamelons de cette femme subissent une inflammation qui déter-mine l'*excoriation et les chancres*.

Si l'enfant est sevré et qu'on l'ait couché avec un individu gâté, la maladie s'annonce d'abord par des *vésicules*, des *gales*, des *pustules*, des *tumeurs* et des *abcès* ; et ce n'est que long-temps après qu'il sur-vient à la gorge des *ulcères* et des *chan-cres* ; on doit donc porter une grande attention sur les personnes avec lesquelles on fait coucher un jeune enfant ; comme aussi on ne doit pas le laisser boire après

des adolescens qui peuvent déjà être sus-
pects.

SECTION II.

*Traitement de l'enfant sevré, auquel
on reconnaît la siphilis, la gale, ou
des dartres siphilitiques.*

A cet âge, l'estomac est si faible, et les
enfans répugnent tellement à prendre des
médicamens, qu'il faut y renoncer ; mais
nous avons la ressource des bains, spécialement quand on a suivi notre méthode
pour les élever.

Dans ce cas, ce bain ne sera pas d'eau
froide et pure , comme quand il s'agit
de fortifier l'enfant , mais on le composera d'un remède qui , sans en paraître un
aux yeux du vulgaire, est cependant le
spécifique de toute maladie *psorique* * ,
provenant de la siphilis dégénérée ou mal
guérie.

En conséquence, on composera le bain,

______
* *Psorique* , maladie de peau.

comme il suit, d'après les principes de *M. Beaumé*, qui le premier l'a indiqué.

Prenez une solution de *muriate oxigéné de mercure*, qui, dans ce temps, était nommé *sublimé corrosif*, à la dose d'*un demi-grain* par pinte d'eau de rivière nécessaire pour baigner cet enfant jusqu'au cou.

. Ainsi donc, s'il vous faut douze pintes ou litres d'eau pour baigner votre enfant, il vous faudra une dissolution de *six grains de muriate oxigéné de mercure*, que vous jetterez dans les douze pintes d'eau ; laissez l'enfant se remuer et s'agiter dans ce bain, comme il le voudra, qu'il y reste au moins une demi-heure chaque jour * ; on augmentera, tous les trois jours, la force de la dissolution d'un quart de grain par pinte d'eau, en sorte qu'après douze jours, la dissolution sera d'*un grain et demi*, par pinte d'eau qui

---

* N'oubliez pas que tout ce qui est fer blanc ou cuivre étamé décompose cette dissolution ; conséquemment vous emploierez une petite baignoire de bois.

composeront le bain ; on continuera cette dose aussi long-temps qu'il sera nécessaire pour faire disparaître tout *chancre*, *gale* ou *dartre*.

Régime.

Pendant ce temps, on fera boire, le plus souvent possible, à l'enfant *un peu d'eau de chiendent avec la racine de réglisse* froide, même dans l'hiver ; on le tiendra à une nourriture légère et laiteuse si elle lui réussit bien ; on entretiendra le ventre libre.

Ce remède peut être employé à tous les âges, en proportionnant la force de la dissolution, à l'âge et à l'état du malade ; car nous avons vu de ces bains contenir plus de trente grains de cette dissolution.

Souvent on est obligé d'interrompre l'usage de ces bains pour purger le malade ; mais on le reprend quelques jours après au degré où ils étaient avant l'interruption, et on n'augmentera la force de la dissolution que de temps à autres :

ces bains réussissent parfaitement avec les enfans, mais il faut les faire prendre long - temps à petites doses, et faire boire les enfans le plus souvent que l'on pourra. Il est toujours sage de commencer ce traitement par un doux purgatif, et par un ou deux bains d'eau tiède pour dégraisser la peau et en déboucher les pores.

Si ce procédé ne pouvait avoir lieu, on y suppléerait en faisant prendre à l'enfant *un grain de mercure doux*, dans une cuillerée de sirop de fleurs d'oranges, tous les soirs en le mettant au lit. Vingt jours après on augmentera la dose *d'un demi-grain*; et si l'enfant n'éprouve pas de colique, trente jours après la dose d'un grain et demi, on augmentera d'un demi-grain, ou on en donnera un grain seulement le matin et autant le soir. Pendant tout ce temps on fera boire quelques verrées d'eau de réglisse dans le cours de la journée, et on évitera dans son régime tous les acides et les crudités.

~~~~~~

CHAPITRE X.

Traitement du scorbut des enfans.

Nous avons donné, dans le chapitre précédent, les signes caractéristiques des ulcères de la bouche, lorsqu'ils ne sont que *scorbutiques*, quoiqu'ils occupent souvent les mêmes places que ceux provenant de la *siphilis*.

Si l'enfant est encore au sein de sa nourrice, il y a lieu de croire que le principe de cette maladie tire son origine de cette nourrice, ou par son habitation malsaine, sa malpropreté individuelle, et celle qui existe autour de l'enfant, par les oreillers de balles d'avoine continuellement mouillés d'urine, ou parce qu'elle a en elle le germe de cette maladie, ce qu'on reconnaîtra par le mauvais état de ses dents, qu'il faut faire nettoyer, par la mauvaise couleur de ses gencives, à leur mollesse,
~~~~~~

et à la facilité avec laquelle on peut les faire saigner : dans ce cas, il n'y a pas à hésiter ; ou il faut changer de nourrice, ou il faut la transporter dans un local sain, bien aéré, et la mettre à un régime convenable pour remédier à cette maladie.

Régime nécessaire à la nourrice en pareil cas.

Il faut priver cette femme, de viande, spécialement de la salée, si elle est dans l'usage d'en manger ; lui donner, pour nourriture habituelle, des végétaux et du lait ; on lui donnera donc, pour déjeûner, une soupe au lait ; à dîner, encore une soupe au lait ou aux herbes, des légumes frais, ou des plantes potagères, telles que les *chicorées*, les *épinards*, les *choux*, *choux-fleurs*, *choux-raves*, le *céleri*, l'*oseille*, les *raves* et les *radis*, et *toutes les différentes préparations d'œufs avec le lait.*

La boisson la plus convenable à une nourrice, en pareil cas, est le *vin* trempé de trois quarts d'eau ; le *cidre* et le *poiré* ne lui conviennent point.

Le changement d'air et le régime végétal sont, sans contredit, de la plus haute importance, mais ils ne suffisent pas pour guérir, ils ne peuvent tout au plus qu'empêcher les progrès du mal ; il faut donc en venir à l'usage des médicamens *antiscorbutiques* qui sont de deux espèces, savoir : les âcres et les acides.

Les antiscorbutiques âcres sont : la racine de *raifort*, les feuilles de *cresson*, de *beccagunda*, de *cochléaria*, de *capucine*, d'*estragon*, de *roquette*, et les *graines de cette plante*, ainsi que celles de *moutarde*.

Les *antiscorbutiques* acides sont l'*oseille*, l'*alléluia*, les *fraises*, l'*épine-vinette*, les *baies de genièvre*, les *limons*, les *citrons*, les *oranges* et les *tamarins*.

Les antiscorbutiques âcres sont certainement les plus actifs, et conviennent mieux à une nourrice, que les acides ; mais tous les estomacs ne peuvent pas les supporter.

Si la nourrice est forte, robuste et un peu replette, il faut lui faire boire, chaque jour, entre son déjeûner et son dîner, *une once du vin composé comme suit :* on augmentera la dose de ce vin de cinq en cinq jours, *de deux gros* seulement, jusqu'à ce qu'on soit parvenu *à trois ou quatre onces* par jour, suivant le tempérament de cette femme et le degré où était la maladie lorsqu'on a commencé ce remède.

Prenez jeunes racines, ou écorce de vieilles racines,

De bardanne . . . . . . six onces.
De raifort coupées menu, et séchées . . . . six onces.
Graines de moutarde concassées . . . . trois onces.

Mettez le tout dans un vase qui ferme bien, versez dessus six pintes de bon vin blanc ; laissez infuser, pendant plusieurs jours au soleil, au bain-marie, ou sur les cendres chaudes, pendant soixante heures à peu près ; tirez à clair et ajoutez, dans la colature,

Sel ammoniac. . . . . . trois onces.

Mettez, dans des bouteilles que vous boucherez bien, pour vous en servir au besoin.

Si la nourrice est faible, on lui fera boire, au lieu de ce vin, après son dîner, *une cuillerée à bouche de sirop anti-scorbutique, selon le codex*, dans trois cuillerées d'eau. Ce remède, en facilitant les digestions de cette nourrice, mettra fin à sa maladie.

Pour soulager l'enfant, en attendant l'effet du remède et du régime de la nourrice, on touchera souvent les ulcères de sa bouche avec un pinceau de toile effilée que l'on trempera dans la composition qui suit :

Prenez Eau de cochléaria. . . une once.
     = de raifort. . . . . . une once.
Dans lesquelles vous dissolverez,
     Alun de roche . . . . . . six grains.

Si l'on peut présumer que ce genre de scorbut soit le résultat des mauvaises digestions de l'enfant, parce qu'on lui a donné une bouillie à la farine, ce qui est aisé d'expliquer, quand la nourrice a les dents et les gencives saines, qu'elle vit d'un régime réglé et salutaire, qu'elle jouit d'une bonne santé, que son lait a conservé toutes les qualités requises, il faudra faire boire à cet enfant, chaque jour, *une cuillerée à café de sirop antiscorbutique du codex*, avec deux fois autant d'eau; mais en faisant prendre à la nourrice le vin que nous indiquons, la guérison de l'enfant sera d'autant plus rapide, qu'il recevra le remède de deux manières, et que l'on substituera à la bouillie de farine celle de pain.

SECTION PREMIÈRE.

Traitement de l'enfant sevré.

Si l'enfant est hors du téton de sa nourrice, quand cette maladie se manifeste, il faudra donc en chercher la cause dans le lieu où il couche, qui, vraisemblablement, est humide, peu aéré, ou dans la malpropreté qui existe sur lui et autour de lui , s'il pisse encore au lit. S'il a trois ou quatre ans, il faut chercher à reconnaître s'il n'est pas trop tranquille, trop sédentaire; car cette maladie peut provenir de défaut d'amusemens et de jeux avec des enfans de son âge, comme aussi du défaut d'exercice en plein air, si nécessaire à la bonne santé. En attendant qu'on remédie à ces causes, on usera du même remède que ci-dessus pour toucher les aphtes ou chancres; et on lui fera boire, chaque jour, une cuillerée à bouche de sirop antiscorbutique, selon le codex de la faculté de Paris.

Comme il est toujours prudent de commencer l'usage long d'un remède par une petite dose que l'on augmente graduellement, on ne donnera d'abord que la cuillerée à bouche avec trois d'eau si l'enfant n'est âgé que de trois à quatre ans; on augmentera cette dose, de huit en huit jours, *de deux gros seulement*, jusqu'à ce qu'on soit parvenu à celle de deux onces, que l'on continuera jusqu'à parfaite guérison, et même par-delà; car s'il est bon de ne pas commencer un remède par la plus forte dose, il est nécessaire aussi de ne pas l'abandonner subitement quand il a bien opéré, mais d'en diminuer les doses par degrés.

Régime nécessaire à l'enfant scorbutique.

On changera de lieu cet enfant, on lui procurera un air pur et sec, et on le placera de manière qu'il puisse jouer, courir et se promener avec d'autres enfans de son âge, à peu près ; car la vie sédentaire est une des principales causes de cette maladie en bas âge, tandis que la *gaîté*, la *dissipation* et l'*exercice*, sont souvent les meilleurs remèdes des maladies des enfans.

On le nourrira habituellement de bon pain bien levé et suffisamment cuit, avec des légumes et herbes potagères, et spécialement avec du *lait de chèvre*, si le pays qu'il habite n'est point sablonneux ; mais s'il est un peu élevé et sablonneux, le *lait de vache* lui convient autant.

Cet aliment, préparation de la saine nature, contient un mélange des propriétés végétales animalisées, qui sont les plus propres de toutes, à rétablir une constitution délabrée, et à corriger l'acrimonie des humeurs qui produit ce genre de scorbut.

Il faudra faire boire, tous les matins, à cet enfant, une verrée de lait dans lequel on aura fait infuser un bouquet de persil.

La boisson habituelle, la plus convenable, est l'eau rougie, ou le poiré; on peut aussi lui faire boire, dans le cours de la journée, du petit lait sans être clarifié, et le faire goûter, de temps à autre, si il est à la campagne, avec du lait de beurre et du pain : les eaux ferrugineuses conviennent encore pour fortifier l'estomac de cet enfant; les fruits légèrement acides lui sont nécessaires. Ainsi, on lui donnera, suivant les saisons, des *fraises*, des *framboises*, des *cerises*, des *groseilles*, des *oranges* ou des *pommes*.

Moyens de prévenir le retour du scorbut.

Pour prévenir l'enfance du retour du

scorbut, il faut le tenir, aussi long-temps qu'on le pourra, au régime végétal, et lui faire faire un usage très-fréquent du lait; il faut lui continuer les boissons acidulées, et lui laisser manger des fruits d'été et d'automne; on ne doit jamais lui donner de soupes ou de bouillon à la viande, sans y ajouter des herbes où l'oseille dominera, et, à son défaut, un peu de jus de citron; et lorsque *Borée* nous prive des plantes potagères et des fruits, il faut mettre l'enfant à l'usage du sirop antiscorbutique, mais à petites doses.

Nous allons, maintenant, parler d'une maladie qui a quelque rapport avec celle contre laquelle nous avons donné tous les remèdes les plus efficaces, et dont nous cessons de nous occuper. Quoique cette maladie ne soit pas très-commune, elle ne laisse pas de se faire remarquer chez les enfans, comme chez les grandes personnes dont les gencives annoncent une disposition au scorbut. *Cette maladie est la fluxion scorbutique.* En voici les caractères, d'après M. *Leroy*, médecin de Montpellier.

SECTION II.

De la fluxion scorbutique.

CETTE maladie s'annonce par le gonflement des glandes salivaires, par une espèce de sanie qui recouvre les dents et les gencives qui sont aussi gonflées, douloureuses, et qui saignent dès qu'on les touche ; il y survient des aphtes ou petits ulcères, ainsi que sur la langue ; tout l'intérieur de la bouche est douloureux, et se remplit facilement d'une salivation gluante, telle que celle des gens qui ont été frictionnés de mercure, et leur haleine est aussi fétide. La fièvre et l'abondance de la salivation occasionnent une insomnie qui aggrave le mal, et le rend souvent très-considérable.

Régime.

Cette maladie se guérit plus par le régime que par les remèdes ; la diète est ici d'absolue nécessité ; on soutient les forces du malade avec des bouillons aux herbes où l'oseille doit dominer, et dans lesquels on fait bien cuire un peu de riz.

Pour boisson habituelle on donnera une légère limonade, froide ou chaude, suivant la saison et le goût du malade, ou le sirop de groseille avec de l'eau; s'il est possible, on fera gargariser l'enfant avec ce qui suit :

Prenez Feuilles de ronces. . . . . } de chaque
   Sommités d'aigremoine. . } une poignée.
Faites infuser dans chopine d'eau, coulez et ajoutez,
   Sirop de limon. . . . . . . quatre onces.

Lorsque les douleurs sont calmées, il faut faire vomir le malade *avec deux onces de sirop d'épicacuanha*, plus ou moins, suivant l'âge et la force, et le purger le lendemain, *avec une once de sirop de fleurs de pêchers*, et *une once de manne fondue dans une once d'eau*, et lui faire continuer, pendant quelques jours encore, la limonade et le régime végétal.

CHAPITRE XI.

Des dartres sans complication.

LES affections dartreuses sont tellement répandues, que peu de personnes en sont à l'abri, ou du moins, il semble qu'il est très-peu d'individus qui ne soient tôt ou tard dans la nécessité d'éprouver une éruption de cette espèce qui attaque l'un et l'autre sexe, et se manifeste de préférence à quelques époques de l'âge. Le riche et le pauvre y sont également sujets.

Les dartres qui ne dépendent, ni de la *siphilis*, ni du *scorbut*, sont un assemblage de petites pustules, ayant peu ou point d'élévation, et formant des plaques plus ou moins étendues sur le visage, les mains, les bras, les cuisses ou autres parties du corps, avec plus ou moins de démangeaisons : elles peuvent provenir des parens ou des nourrices qui les transmettent à leurs nourrissons, comme aussi elles peuvent avoir pour cause première des habitations humides, peu aérées, et la malpropreté individuelle.

SECTION PREMIÈRE.

Symptômes des dartres et leur différente nature.

LES dartres, présentant des symptômes de différente nature, ont été divisées en quatre espèces.

La première espèce, qu'on appelle *dartre volante*, est celle dont les pustules sont détachées les unes des autres, qui suppurent peu, se sèchent en très-peu de temps, et dont les démangeaisons sont de peu de durée.

La seconde espèce, *appelée farineuse*, est formée par des pustules presque imperceptibles, qui, par leur union, produisent des taches rouges qui se couvrent d'une espèce de farine écailleuse et blanchâtre; après la *dartre volante*, celle-ci est la moins rebelle, car les deux autres résistent souvent à beaucoup de remèdes.

La troisième espèce, qu'on appelle *miliaire* ou *croûteuse*, présente des petites pustules innombrables entassées les unes sur les autres, qui forment de larges plaques sur la *poitrine*, les *reins*, les *aines*, les *cuisses* et les *parties adjacentes*.

La démangeaison que procure cette espèce, est plus considérable que celle de la précédente, et donne quelque sérosité quand on la gratte ; elle se couvre ordinairement de légères croûtes, elle est difficile à guérir, car elle se renouvelle souvent au moment où on la croit éteinte.

La quatrième espèce, est la *dartre vive*, ainsi appelée, parce qu'elle produit une sanie âcre, brûlante, mordicante, qui détruit une partie de la peau, et forme des ulcères qui se couvrent de croûtes molles toujours humectées, et qui tombent facilement ; elle excite des démangeaisons considérables et même des cuissons ; elle laisse sur la peau, aux endroits qui en ont été le siége, des impressions de brûlure.

S E C T I O N I I.

Régime nécessaire aux enfans dartreux.

Si les dartres se manifestent pendant que l'enfant est à la mamelle, soit à celle de sa mère, soit à celle d'une étrangère, il faut l'en sevrer, et achever d'élever cet enfant avec le *lait d'ânesse ;* car le régime qu'on peut prescrire à la mère, ou à la nourrice, aurait un effet trop lent.

Si l'enfant est sevré, et que le lait lui réussisse, on le purgera pour le mettre à l'usage du lait *d'ânesse*, dont on lui fera prendre soir et matin une verrée ; on le nourrira avec des soupes au lait de vache et des plantes potagères douces.

S E C T I O N I I I.

Remèdes qu'on peut administrer aux enfans dartreux.

Les dartres volantes et farineuses se dissipent par le régime que nous venons de prescrire, et quelques légers purgatifs, suivant l'âge et les circonstances ; mais il n'en est pas de même des deux autres espèces, dont la dernière est la plus rebelle quand l'enfant en a reçu le principe de ses parens, mais guérissable quand il n'a été communiqué que par la nourrice.

Lorsqu'on est assuré que ces dartres ne tiennent à aucun levain de ces dangereuses maladies dont nous avons parlé dans les chapitres précédens, il faut baigner le petit malade dans une décoction de la seconde écorce de tilleul , chaude, suivant la saison où on se trouve, et on lui fera boire pendant le bain :

> Une once de suc épuré
>> de feuilles de scabieuse,
>> de cerfeuil musqué,
> Auquel on ajoutera,
>> Une once de sirop des cinq racines apéritives.

Huit ou dix jours après, on le purgera avec

> La manne en larmes, et
> Le sirop de chicorée composé de rhubarbe,
>> en proportion de son âge.

Ce traitement doit durer aussi long-temps que la maladie subsistera ; cependant on ne purgera pas de dix en dix jours, on éloignera chaque purgation de cinq jours de plus chaque fois ; en sorte que la seconde sera quinze jours après la première, et la troisième vingt jours après la seconde, ainsi de suite. On observera un mieux marqué après la troisième purgation.

Le nitre donné à grande dose réussit ordinairement dans le traitement de cette maladie ; conséquemment on peut en donner un demi-gros par jour dans une chopine de décoction de scabieuse à laquelle on ajoutera quatre cuillerées de sirop des cinq racines apéritives, si l'enfant est assez avancé en âge pour qu'on le fasse boire à volonté dans le cours de la journée.

Tout le monde sait que les remèdes extérieurs qui peuvent répercuter cette maladie, sont très-dangereux à employer avant qu'on ait établi un exutoire, pour faciliter la dépuration du sang, par l'écoulement de l'humeur morbifique qui, une fois refoulée, peut occasionner divers maux, spécialement les *obstructions*, les *maux d'estomac*, de *poitrine*, les *ulcères à la matrice*, des *squirres*, des *cancerts* et *la mort même*, suivant les parties sur lesquelles cette humeur se porte.

L'observation nous prouve que parmi le grand nombre d'accidens chroniques et d'infirmités de toute espèce qui affaiblissent les générations, l'*acre dartreux* joue communément un grand rôle ; et lorsque le principe vital n'est pas assez actif, assez fort pour le pousser au dehors, il affecte profondément les systêmes nerveux ; et ses qualités délétères influent souvent sur le moral.

CHAPITRE XII.

Du rachitis.

Les enfans ont en tout temps un grand besoin des soins de leurs mères, spécialement pendant les trois ou quatre premières années de la vie, parce qu'avec une exacte observation de leur état journalier, elles peuvent leur éviter quelques maladies, ou les empêcher d'augmenter, en y apportant remède dès qu'elles commencent.

Le rachitis est une maladie qui dégrade physiquement l'enfant le mieux conformé, et à laquelle on n'a pas encore apporté les précautions nécessaires pour en préserver l'enfance, seul âge où elle se déclare ; car elle n'a ordinairement lieu que depuis dix à douze mois jusqu'à deux ans *. En combattant cette maladie dans

* Le rachitis, ou la *noueure*, est une maladie

son principe, dès les premiers symptômes, on peut l'empêcher de s'établir ; mais pour parvenir à ce succès, il faut prêter une grande attention à ses premières annonces, et y opposer le remède le plus efficace.

Causes de cette maladie.

Les causes premières de cette maladie sont, en général, la mauvaise ou faible santé *du père* ou de *la mère*, et souvent de l'un et de l'autre.

Quand un seul ne jouissait pas d'une santé parfaite au moment de la fécondation, le rachitis devient moins grave et se déclare plus tard ; mais si les deux étaient faibles et valétudinaires au moment de la

originaire d'*Angleterre*, qui a passé en *Hollande*, en *Allemagne*, et delà en *France*, sur la fin du seizième siècle, et ensuite dans la plus grande partie de l'*Europe*. Le fait certain est que les enfans ne naissent point avec cette maladie ; mais qu'ils peuvent en apporter le germe, et qu'elle ne commence au plus tôt que de la première à la seconde année de la vie : souvent même elle ne se manifeste qu'à la pousse des grosses dents.

fécondation, ils ne peuvent espérer un enfant vigoureux *.

Une mère d'une constitution relâchée, vivant d'alimens séreux, et faisant peu d'exercice, mettra au monde un enfant très-gras, mais dont *le principe vital faible ne donne pas d'énergie à son systéme artériel :* si cette femme allaite son enfant sans se mettre *à l'usage du sirop anti-scorbutique pendant les cinq ou six premiers mois,* elle ne doit pas se flatter d'élever cet enfant, sans le voir sujet au *rachitis* ou aux *écrouelles.*

Toute maladie qui affaiblit la constitution primordiale, quoique donnée bonne par des parens sains et vigoureux, *peut aussi déterminer le rachitis.*

Un lait trop séreux qui entretient un dévoiement continuel ou très-fréquent, le défaut de soins de la part de la nour-

---

* C'est pour prévenir ce malheur, que nous avons donné, dans le Discours préliminaire du premier volume de cet Ouvrage , des préceptes que nous croyons bien essentiels à observer pour la saine génération. *Voy.* pag. 27 et suiv. du premier vol.

rice qui laisse un enfant trop long-temps couché, qui ne le change pas de linge, dès qu'il s'est gâté, ou qui est assez indolente pour ne pas faire changer d'air son nourrisson, en le portant hors de sa maison, sur une place où il puisse respirer un air nouveau, *peuvent occasionner le rachitis, comme le scorbut.*

Nous croyons l'avoir dit; mais on ne peut trop le répéter, il faut toujours tenir en mouvement un enfant bien portant, à moins qu'il ne dorme; il faut suivre ses mouvemens, et l'aider à se secouer dès qu'il manifeste ce desir; mais lorsqu'il est affaibli par un long dévoiement, comme dans sa dentition orageuse, il faut le porter au grand air toujours couché, ou le rouler dans un petit chariot, si on veut le préserver du rachitis.

Cause seconde du rachitis.

Le défaut d'exercice au grand air, dans les grandes villes, est une source de cette maladie et de beaucoup d'autres, des-

quelles les jeunes citadins sont fréquemment atteints. Cette cause est évidente,
car nous voyons presque toujours les enfans que l'on retient trop long-temps enfermés dans des fauteuils bas, tant pour
leur sûreté, que pour la commodité des
personnes qui sont chargées d'en avoir
soin, *être très-fréquemment exposés à
la chute du fondement*, qui annonce
déjà une faiblesse et un relâchement dans
la fibre musculaire, nous les voyons, dis-
je, *devenir rachitiques*, parce que le
poids de leur corps portant sur les *fémurs*
ou *os des cuisses*, les fait plier par degrés. Ces os encore faibles cèdent comme
de la cire, et se courbent de devant en
arrière par le poids des jambes ; souvent
aussi le reste du corps se déforme en raison des mouvemens gênés que les enfans
exercent dans cette position.

SECTION PREMIÈRE.

Premiers symptômes du rachitis.

LORSQU'UN enfant, avec le teint fleuri et les joues pleines, *perd de sa gaîté ordinaire*, que ses forces diminuent, que ses chairs deviennent molles, que le mouvement lui répugne, qu'il a une légère difficulté de respirer, et un peu de râlement pendant le sommeil, *craignez le rachitis*. En voilà les premières annonces ; car quand les nourrices disent que l'enfant se noue, le rachitis existe depuis long-temps ; mais, faute de connaître les premiers symptômes de cette maladie, on n'a pu l'arrêter au premier moment ; et on ne peut que s'opposer à ses progrès.

SECTION II.

Remèdes prophylactiques ou préservatifs contre le rachitis.

SI vous ne voulez pas voir grossir la tête et le ventre de votre enfant par delà l'ordre naturel, et les articulations des poignets, des genoux et des pieds prendre plus de volume qu'ils ne doivent en avoir, c'est-à-dire, si vous voulez empêcher la tête des os longs de s'amollir et de grossir, tandis que le corps de l'os cesse de croître et de se fortifier ; en un mot, si vous ne voulez pas voir votre enfant se déformer journellement quand il perd ses couleurs, ne tardez pas à le mettre au régime indiqué ci-après et à *l'usage du sirop antiscorbutique ;* et pour que les plus légères doses puissent lui fructifier promptement, commencez par vider les premières voies avec *le sirop d'ipécacuanha* et un léger purgatif, suivant l'âge de l'enfant.

Le lendemain de cette purgation, il faut commencer l'usage journalier *du sirop antiscorbutique dont vous ne donnerez, dans le premier moment, qu'une cuillerée à café, avec deux fois autant d'eau,* si l'enfant n'a encore que dix ou douze mois ; mais s'il a plus d'un an, vous commencerez cet usage par *une cuillerée à bouche avec deux fois autant d'eau.* Huit jours après vous augmenterez cette dose graduellement de cinq en cinq jours de quelques gouttes, de manière qu'en vingt jours vous parveniez à la seconde cuillerée. Ce remède peut seul arrêter la maladie quand il est commencé assez tôt, et qu'on y joint le régime convenable, plus nécessaire que la quantité des remèdes.

SECTION III.

Régime du rachitique.

ON doit ici se proposer pour fortifier les solides, de faciliter les digestions et de faire bien élaborer les sucs nutritifs ; on ne peut remplir ces indications importantes, que par des alimens sains et nourrissans, appropriés à l'âge et aux forces de l'enfant, par la propreté, par des bains froids, un exercice en bon air et proportionné à son âge et à sa force ; car l'inaction et la vie sédentaire sont nuisibles à cet état.

En conséquence, on nourrira l'enfant avec du bon pain bien levé, suffisamment cuit, et rassi ; le biscuit de mer est regardé comme meilleur que le pain dans cette circonstance, pour faire la soupe, ainsi que les potages au riz ; on lui fera manger un peu de viande de *bœuf*, de *mouton*, de *pigeon*, ou *toute autre viande noire*, le veau et la volaille blanche ne lui convenant point.

Pour boisson on lui donnera du vin de Bourgogne avec trois quarts d'eau. Dans le cours de la journée, on lui fera boire quelques verrées d'infusion de *camomille romaine*, ou de *véronique* avec le sirop d'écorce d'oranges.

Dans la bonne saison des fruits, on lui fera manger des *fraises*, des *framboises*, des *cerises*, des *groseilles* bien mûres ; ces mêmes fruits en confitures pendant les autres saisons lui conviennent encore, mais jamais de marmelade d'abricots, ni aucun fruit visqueux.

On aura soin de faire au malade, matin et soir, *des frictions avec un morceau de flanelle imprégnée de la vapeur de quelques aromates que l'on brûlera exprès, et à la fumée desquels on pourra lui faire exposer ses jambes et ses poignets;* on peut en imprégner les bas avant de le chausser. Le *thym*, la *lavande*, la *sauge*, le *romarin* et la *menthe* des jardins sont bons pour ces fumigations.

Le bain froid, pendant les grandes chaleurs, est d'absolue nécessité; car il faut le tenir fraîchement pendant les grandes chaleurs, et chaudement quand il fait froid et humide. Si l'enfant n'est pas habitué au bain froid, on peut le mettre dans une eau légèrement chaude, dans laquelle on aura fait infuser de la fougère; on occupera et on fera jouer cet enfant pour le faire rester dans le bain jusqu'à ce qu'il soit froid; alors on le sortira du bain, on l'essuiera avec du linge bien sec, mais pas chaud, et on le couchera sur une toile molle et douce, qui recouvrira les feuilles de fougère dont on aura pris les côtes pour faire le bain; on le couvrira sur cette espèce de lit pour lui laisser faire un sommeil aussi long qu'il sera possible.

S E C T I O N IV.

Remèdes contre le rachitis.

Sɪ, après quelques mois de ce régime sain et approprié aux circonstances, on s'aperçoit que la maladie n'est point détruite, il faudra encore augmenter la dose du sirop antiscorbutique, spécialement si on est à l'automne ou dans une saison humide, et porter graduellement la dose du sirop antiscorbutique jusqu'à trois cuillerées, mais plus rapidement cette fois que quand on est parvenu à la seconde cuillerée, et on aura soin de donner cette grande dose après le diner pour en faciliter la digestion, et donner aux sucs nutritifs qui en émaneront, assez d'énergie pour fortifier et réparer ceux qui sont viciés.

Peu après être parvenu à cette dose de sirop antiscorbutique, on donnera à jeun une forte cuillerée de vin de *quinquina,* ou une petite verrée d'eau de boule de mars, *spécialement si la mère, ou la nourrice était sujette aux fleurs blanches*, à plus forte raison, si l'une et l'autre en étaient incommodées.

Nous préférons ces remèdes à toutes les décoctions de *garance et de quinquina*, parce qu'ils remplissent plus promptement et plus efficacement le but auquel on doit tendre, et qu'ils sont d'un usage plus facile et plus certain, car les enfans n'aiment point à boire.

D'après les observations de M. *Lory* *, une des causes les plus fréquentes du *rachitis*, est la maladie vénérienne mal traitée chez les parens. Il n'y a pas de praticien un peu instruit qui ne convienne que ceux qui ont été mal guéris de cette maladie, ne peuvent procréer que des enfans qui échappent avec peine au *rachitis*, spécialement lorsque la mère a été sujette à des fleurs blanches rebelles.

Van Swieten dit expressément : *Les*

---

* Dans son ouvrage , *de Morbis cutaneis.*

enfans conçus d'une mère sujette à des fleurs blanches opiniâtres et acrimonieuses, sont ordinairement attaqués d'un rachitis malin, que l'on aura bien de la peine à guérir, parce que ces enfans sont imprégnés d'un *mucus* qui empêche le suc osseux de parvenir à une consistance solide, et que leurs os privés de force, ne pouvant soutenir le poids du corps, se courbent et prennent la figure informe qu'ils acquièrent dans cette maladie.

Si, dans la crainte de droguer votre enfant, vous n'employez pas les moyens que nous conseillons, attendez-vous au *rachitis complet* qui se manifeste par la *noueure et la courbure des os longs*, et celle de la *colonne dorsale*; et enfin vous verrez votre enfant se déformer complettement, et devenir tortu et bossu, et peut-être finir par en mourir.

Si, au contraire, vous avez commencé assez tôt le régime et les remèdes, vous aurez la satisfaction de l'avoir préservé de la défectuosité dont il était menacé.

Il n'est pas inutile de dire que si l'on croit que le père pouvait encore avoir dans le sang une portion de virus siphilitique au moment de la fécondation de cet enfant, soit parce qu'il n'aurait pas pris une suffisante quantité de remèdes pour combattre radicalement la maladie; soit parce qu'il se serait trop pressé de féconder son épouse, après un traitement méthodique qui aurait promptement fait disparaître les symptômes de la maladie, ce qui arrive très-fréquemment aux jeunes gens, parce qu'ils ignorent que la disparition de ces symptômes ne suffit pas pour assurer la cure radicale; soit encore parce qu'il aurait conservé une portion de liqueur séminale élaborée pendant la maladie, il faudrait commencer par établir à l'enfant un exutoire proportionnel à son âge, soit avec un vésicatoire, ou le saint-bois, et choisir dans les préparations mercurielles, la plus douce et la plus facile à administrer à cet âge.

Le mercure doux nous a réussi très-fréquemment dans ce cas.

Prenez Muriate oxigéné de mercure doux,
. . . . demi-gros.
Extrait de bourrache . . . deux gros.
Triturez le tout exactement pour bien diviser le mercure doux.

Faites de cette masse 60 pilules, dont on donnera chaque jour une à l'enfant.

Ce remède joint aux *antiscorbutiques*, est très-efficace dans la complication de ces maladies.

Si on ne pouvait parvenir à faire avaler ce remède dans de la panade ou autre potage, il faudrait le faire prendre dans de la confiture, ou de la pomme cuite ; et dans l'impossibilité de réussir par ce moyen, il faudrait en venir à l'usage du bain prescrit à la section seconde du chapitre IX, pag. 164.

Si on parvient à faire avaler la pilule, après la consommation de cette dose, on en fera préparer une seconde dose dans laquelle on mettra *un gros de mercure doux* dans la même quantité d'extrait de bourrache ; on divisera cette fois la totalité en 72 pilules. La troisième dose sera composée de même, mais divisée en 60 seulement.

CHAPITRE XIII.

Des différentes hernies des enfans.

Il y a, chez les enfans, deux espèces de hernies assez fréquentes ; elles tirent leur dénomination des différentes parties par lesquelles elles se manifestent. Toute hernie ou descente forme une tumeur ; celle qui survient à l'aine est nommée *inguinale*, l'autre est appelée *exomphale*, parce qu'elle s'annonce au nombril.

Indépendamment de ces hernies très-fréquentes, on en rencontre encore deux autres qui sont si rares, que pendant une pratique de plus de quarante années, je ne les ai jamais vues : l'une est la hernie de la vessie, et l'autre est l'inguinale avec laquelle l'enfant vient au monde.

Les parties qui forment les hernies inguinales, sont presque toujours renfermées dans une poche qui leur est particulière ; quelquefois aussi cette poche leur est commune avec le testicule qu'elles touchent immédiatement.

Peu d'auteurs ont connu cette disposition, dit *M. Sabatier dans sa Médecine opératoire.* Ceux qui l'ont observée ont cru qu'elle dépendait d'une rupture arrivée accidentellement au sac herniaire et à la tunique vaginale du testicule.

Telle était l'opinion générale en 1750, lorsque *Sharp* écrivait ses recherches sur l'état de la chirurgie ; mais les observations de *Jean Hunter* ne permettent plus de douter que ce genre de hernie ne soit formé, avant la naissance de l'enfant, par une portion de viscère qui s'est glissé dans la poche qui précède le testicule prêt à sortir du ventre, et qui a empêché cette poche de se fermer après que le testicule est descendu * : c'est ainsi qu'un enfant peut naître avec une *hernie inguinale*

---

* **Voyez** la dissertation de Loestein, de Denemann, *de Herniâ congenitâ.* Argent. , 1771 , § iv.

toute formée , dite *hernia congenita* , hernie congéniale.

SECTION PREMIÈRE.

De la hernie inguinale.

La hernie inguinale est une tumeur molle, flexible sous le doigt. Elle se manifeste à l'une ou à l'autre des aines , et quelquefois aux deux en même temps ; cette tumeur reste assez souvent pendant un long espace de temps au même état sans descendre dans le *scrotum ;* alors on l'appelle *bubonocèle ,* parce qu'il n'y a encore qu'une portion de l'*épiploon* * qui cherche à se faire passage ; par cette stagnation la nature donne le temps d'apporter obstacle à la hernie complette. Mais si on ne s'oppose pas à son progrès par l'application d'un bandage convenable ,

* On appelle *épiploon ,* chez les humains, cette membrane mince et transparente parsemée de filets très-graisseux, qui recouvre le foie et une partie des intestins , que l'on nomme coife dans le *veau ,* ou le *cochon.*

bientôt cette tumeur augmente, et se prolonge jusque dans le *scrotum* avec une portion d'intestin ; dès lors la hernie est complette, et le déplacement de cette portion d'intestin occasionne quelquefois de grands accidens, la mort même.

La hernie *exomphale* est celle qui, s'annonçant au nombril, y forme une tumeur, d'abord pas plus grosse qu'une noisette ; mais qui, lorsqu'elle est abandonnée à elle-même, dilate peu à peu l'anneau et la ligne blanche, et après avoir fourni passage à une portion d'*épiploon* assez considérable, entraîne une portion d'intestin.

Quand on craint que le bandage à pelotte, dont on fait usage pour les hernies accidentelles, ne puisse remédier à ce genre de hernie, il convient d'avoir recours au procédé que M. *Desault* a employé plusieurs fois avec succès. Ce procédé consiste à traverser la tumeur, (le plus près possible du ventre, après avoir fait rentrer les corps qui formaient cette descente,) par une aiguille enfilée de deux cordons avec lesquels on fait une ligature de chaque côté ; cette ligature forme une cicatrice ferme qui s'oppose à la hernie.

Les filles sont plus fréquemment incommodées de cette espèce de hernies, tandis que les garçons sont plus ordinairement atteints de l'inguinale.

SECTION II.

Causes des hernies, chez l'un et l'autre sexe.

Dans le premier âge, une constitution primordiale relâchée est la cause prédisposante à ces infirmités, ainsi que la faiblesse des muscles et tégumens qui doivent contenir les intestins dans le ventre ; mais on ne peut se dissimuler que l'augmentation des forces expulsives , telles que des *cris* , la *toux* , les *vomissemens* , spécialement ceux provoqués par la coqueluche, ne soit en dernier lieu la cause décisive ; mais plus communément *les cris habituels que des nourrices merce-*

naires laissent inhumainement jeter à leurs nourrissons.

Quand la bande de ventre, dont nous avons conseillé le long usage *, n'aurait d'autre avantage, pour l'enfant, que celui de le préserver de l'*exomphale*, il aurait toujours beaucoup gagné, spécialement les filles auxquelles cette rupture devient plus préjudiciable quand elles sont mariées ; car les grossesses produisent souvent des éventrations, quand celles qui sont affligées de cette hernie ne préviennent pas de cette infirmité.

Souvent les cris des enfans produisent des hernies, comme nous venons de le démontrer ; mais aussi les hernies occasionnent souvent des cris et des pleurs ; chez les garçons, les pleurs et les cris sont aussi quelquefois occasionnés par la compression du *scrotum* dans lequel il y a, dès le premier moment de la naissance, un testicule et quelquefois même les deux ; car leur arrivée dans le *scro-*

* Voyez section III, page 165 du chap. VI de la première partie de cet ouvrage.

tum n'a pas d'époque fixe , puisqu'on a vu naître , à sept mois de grossesse , des enfans avec les testicules dans le *scrotum.* Ce *scrotum* étant flasque et lâche , tombe entre les cuisses , et se trouve comprimé et froissé par les mouvemens de l'enfant ; il faut avoir grand soin , dans ce cas , de le laver fréquemment avec le vin composé , comme suit , et de le soutenir avec un linge approprié à cet usage ; c'est encore une des raisons pour lesquelles il faut mettre le petit garçon en liberté dès qu'il crie.

Vin aromatique pour l'usage ci-dessus.

Prenez Thym, romarin, lavande,
   de chaque . . . une poignée.
   Roses sèches de Provins . . 4 onces.
   Ecorce de deux grenades à fruit.

Mettez le tout avec quatre pintes de bon vin rouge ou blanc , dans un vase qui ferme bien ; laissez infuser pendant quelques jours , pour vous en servir.

SECTION III.

Procédés pour réduire, ou faire rentrer la hernie et l'empêcher de reparaître.

Dès que vous vous apercevrez que l'enfant a un côté de l'aine plus gros que l'autre, ou que les deux aines sont plus saillantes qu'elles ne doivent l'être, il faut le coucher sur le dos, les fesses plus élevées que les épaules, sans cependant laisser pendre la tête, comme le font souvent les nourrices, les genoux pliés et les pieds rapprochés des fesses. Si dans cette position la tumeur ne rentre pas d'elle-même, il faut légèrement, et par différens petits mouvemens, pousser cette tumeur de bas en haut dans le ventre; mais on ne doit opérer cette révulsion, qu'autant que l'enfant ne crie pas; car tant qu'il crie, tout ce qu'on pourrait faire serait plus nuisible qu'utile : pendant ce temps il faut seulement se borner à contenir cette tumeur avec la paume de la main, pour l'empêcher d'augmenter encore.

Lorsque pendant l'intervalle des cris on sera parvenu à faire rentrer la hernie, il faut appliquer dessus l'endroit d'où elle était sortie, un emplâtre agglutinatif connu chez les pharmaciens sous le nom d'*emplâtre contre les ruptures*, en attendant qu'on puisse se procurer le topique suivant ; car cet emplâtre n'a qu'un effet de peu de durée, encore faut-il le contenir avec une compresse et une bande.

Prenez Fleurs de *tan* *. . . . . . demi-once.
plus ou moins, suivant l'âge de l'enfant.

Enfermez ce *tan* dans un petit sac de toile douce, pour en faire un sachet applati et mollet ; trempez ce sachet dans le vin aromatique dont vous avez la composition ci-dessus ; appliquez-le à la place de l'emplâtre ; contenez ce sachet avec des bandes de toile molle suffisamment serrées pour le maintenir en place ; ayez soin de mouiller trois fois par jour ce

* Le *tan* est une substance légère qui s'échappe dans toutes les tanneries.

sachet qui peut servir pendant une huitaine sans renouveler le *tan.*

Par ce moyen un enfant de six mois
guérit ordinairement en six semaines ;
mais il faut plusieurs mois pour ceux qui
ont un an, et plus encore à ceux qui sont
plus âgés : il faut employer les mêmes
procédés et remèdes pour l'*exomphale.*
Après que vous aurez donné à ce remède
un temps suffisant pour qu'il puisse opérer son effet, si la hernie reparaît encore,
l'enfant ne peut guérir que par le long
usage d'un bandage élastique : alors ne
balancez pas à faire venir un chirurgien
herniaire ; car il faut s'opposer au progrès
que le mal pourrait encore faire.

SECTION IV.

Procédés pour faciliter la descente des testicules dans le scrotum.

QUOIQUE plusieurs personnes prétendent que les testicules ne descendent dans
le *scrotum* que par des cris, nous som-

mes certains du contraire, puisque plusieurs enfans viennent au monde avec les
deux dans le *scrotum*, tandis que d'autres
n'en ont encore qu'un de descendu * ;
mais il est vrai aussi que chez quelques
enfans les deux manquent souvent au moment de la naissance : dans ce cas, ils
arrivent tantôt plus tôt, tantôt plus tard ;
et alors le testicule se présentant à l'anneau, forme dans l'aine une petite tumeur
qui ressemble assez au *bubonocèle*.

On sent de quelle conséquence il est
de ne pas prendre le change dans cette
circonstance ; et pour éviter toute erreur,
on s'assurera si les testicules sont descendus, ou si celui du côté, où se présente
la tumeur, manque ; alors il sera plus
naturel de croire que c'est lui qui se présente à l'anneau, et on se gardera d'y appliquer ni emplâtre, ni bandage : on at-
tendra patiemment l'effet de la nature.

Cependant si on veut hâter la descente

* *J. F. Lobstein*, professeur à l'Ecole de Médecine de Strasbourg, dit les avoir trouvés tous deux
dans le scrotum de deux *fœtus* de sept mois.

de ce testicule, il faut le contenir avec
l'extrémité du pouce et de l'index, sans le
comprimer, faire ensuite crier l'enfant
en lui pinçant le nez, de manière à l'empêcher de respirer par lui ; et lorsque la
contraction des muscles du bas - ventre
aura lieu par les cris de l'enfant, on ap-
puiera avec l'extrémité du doigt indicateur de la main droite, autour du testicule
tenu entre le pouce et l'indicateur de la
main gauche, pour aider ce testicule à
franchir l'anneau : voilà le procédé que
j'ai vu employer par *Levret*, célèbre
praticien.

Ce procédé me paraît d'autant plus
inutile à employer, qu'il n'y a pas nécessité à hâter l'opération de la nature, et
qu'on court le danger de trop serrer ce
testicule, ce qui peut le désorganiser et
le rendre nul par la suite. Il me paraît
infiniment plus prudent de laisser agir la
nature seule, que de l'aider en·pareille
circonstance.

La seule chose que l'on puisse faire
sagement, c'est d'appliquer un cataplasme

émollient sur cette tumeur ; mais lorsque deux testicules sont dans le *scrotum*, et qu'il se présente à l'aine une légère tumeur, il faut examiner si ces deux testicules sont à peu près égaux. Si celui du côté où il se présente une tumeur, est beaucoup plus petit que celui du côté opposé, on sera autorisé à croire à la présence d'un troisième ; mais si les deux contenus dans le *scrotum* sont d'un volume presque égal, il est plus vraisemblable que la tumeur qui se présente est un *bubonocèle* qu'un testicule ; alors il vaut mieux s'opposer à l'accroissement de ce bubonocèle, que de laisser former une descente complette. D'ailleurs, un troisième testicule resté dans le ventre n'a aucun inconvénient ; et ce cas est si rare, qu'il ne faut pas s'en occuper.

Indépendamment de cet accident, il peut arriver au même local une autre infirmité, que l'on nomme HYDROCÈLE.

CHAPITRE XIV.

Des hydrocèles de l'enfance.

Des garçons naissent souvent avec du gonflement ou de la bouffissure au *scrotum*, tout le long de la verge, jusqu'à l'extrémité du prépuce *. Lorsqu'il s'est glissé un peu d'eau dans la tunique vaginale du testicule, qui a empêché cette tunique de se fermer, l'*hydrocèle* qui en est la suite est *congéniale*, ou formée avant la naissance ; souvent aussi cet accident n'arrive qu'après que l'enfant a beaucoup crié.

---

* On sait que le prépuce est la continuité du *scrotum* ; quelquefois ce prépuce étant trop long recouvre trop le gland de la verge, et empêché de la découvrir, ce qui force à une opération dans l'âge viril, sans laquelle l'homme n'est pas facilement apte à la fécondation ; cette opération n'est pas celle de la *circoncision* qui soustrait le trop de longueur de ce prépuce, mais seulement une incision qui découvre le gland.

Les nourrices croient ordinairement que c'est de l'air qui occasionne ce gonflement, et elles sucent l'extrémité de la verge et du prépuce; mais elles sont le plus souvent dans une grande erreur.

Cette bouffissure est ordinairement une infiltration séreuse produite par une faible constitution, que des cris fréquens et prolongés ont décidée : d'autres fois elle est produite par la corruption de l'humeur sébacée qui séjourne trop long-temps sous ce prépuce; car chez quelques enfans il est si étroit et si fermé, qu'il ne peut laisser apercevoir aucune portion du gland, pas même son ouverture : mais dans le premier âge, la bouffissure de ces parties est ordinairement produite par une infiltration séreuse dans le tissu cellulaire des membranes qui composent le *scrotum*, ou les bourses.

(217)

Moyens de reconnaître si la cause de cette infiltration dépend de la faiblesse du scrotum, *ou de la matière sébacée retenue entre le prépuce et le gland.*

Lorsque la corruption de la matière sébacée a pu produire la bouffissure dont il est question, elle a dû commencer par l'extrémité du prépuce, et n'a gagné les bourses que successivement ; alors il faut appeler un chirurgien qui remédiera à cet accident par une légère incision dans l'intérieur du prépuce : mais lorsque ce sont les cris continuels de l'enfant qui en sont cause, la bouffissure a dû commencer par l'aine, d'où elle s'est propagée jusqu'aux bourses, ensuite à la racine de la verge, et enfin jusqu'à l'extrémité du prépuce qui recouvre entièrement le gland.

Dans ce cas, on peut se dispenser de

l'opération ; le vin dont nous avons donné la composition, est un excellent remède dès le premier moment pour arrêter cette infiltration : si cependant elle résistait à ce moyen, il faudrait en venir à l'opération pour donner écoulement aux sérosités, et on s'opposerait à son retour par le mélange suivant :

Prenez Eau de chaux seconde. . . un poisson.
   Eau-de-vie. . . . . un poisson.

Mêlez et imbibez des compresses dont vous couvrirez toutes les parties malades ; renouvellez ces compresses toutes les fois qu'elles auront été mouillées par les urines.

Dans un âge plus avancé on trouve souvent une hydrocèle enkistée, ou contenue dans un sac particulier qui descend aussi dans le *scrotum*, et forme une espèce de hernie inguinale. Il est rare que la *ponction* et l'*application* du remède ci-dessus suffisent pour l'empêcher de se renouveler ; il faut souvent une opération plus

grave ; mais ce n'est jamais dans l'enfance.

On a aussi plusieurs fois reconnu une
hydrocèle au cordon spermatique , qui se
forme également par une infiltration du
tissu cellulaire ; la sérosité s'amassant dans
une cellu'e du tissu lâche qui lie les vaisseaux dont ce cordon est formé , pourrait faire croire à une hernie ; mais cc-
pendant il existe entre ces deux tumeurs
une différence qui doit empêcher de les
confondre.

Dans l'hydrocèle du cordon spermatique , la tumeur croît de bas en haut ,
c'est-à-dire, qu'elle commence par le bas ,
et par suite s'élève jusqu'à l'abdomen ou
ventre dans lequel elle rentre par l'anneau qui lui a fourni passage , tandis que
la hernie inguinale a commencé par cet
anneau pour se prolonger ensuite dans le
scrotum , ou les bourses.

M. *Sabatier* a observé que si dans l'hydrocèle du cordon spermatique , le fluide
est contenu dans plusieurs cellules, la fluctuation est difficile à reconnaître , et que

la tumeur est comme partagée par plusieurs espèces d'enfoncemens ; qu'au contraire , si l'épanchement n'est que dans
une seule cellule qui se dilate facilement ,
la tumeur est alongée , sa surface lisse ;
et que la fluctuation s'y fait sentir de sa
partie supérieure à l'inférieure.

CHAPITRE XV.

Des diverses espèces de vers auxquels les enfans sont sujets.

Après le sevrage, lorsque les enfans commencent à manger différens alimens, il se manifeste très-fréquemment des vers ; ces animaux sont de quatre espèces ; les plus ordinaires sont blancs, longs, et pointus aux deux extrémités, gros à peu près comme des plumes à écrire ; nous les appellons *lombrics*, ou *strongles*. Les seconds blancs aussi, plats et courts, qui approchent beaucoup de la forme des graines de courge, sont nommés *cucurbitains*. La troisième espèce est le *ténia*, ou le *solitaire*. La quatrième espèce ressemble beaucoup à ceux que l'on trouve communément dans la viande gâtée, ils sont fort peu alongés, mais ronds et plus rouges que blancs ; on les nomme *ascarides*.

On voit par divers passages d'*Hippocrate*, qu'il a connu tous ces genres de vers, puisqu'il a nommé *ténia*, le *solitaire*, parce que communément il occupe seul toute la longueur des intestins.

L'opinion d'*Hippocrate* a été adoptée par plusieurs médecins, entre autres par le célèbre *Landry*, qui a beaucoup écrit sur la génération des vers ; mais *Dionis* l'a réfuté *, parce qu'il a vu un homme, dans le dernier degré de marasme, rendre *deux ténia* enfermés chacun dans une enveloppe membraneuse particulière.

On lit encore dans la dissertation latine de *Van-Doëveren*, plusieurs observations qui prouvent que le *ténia* n'est pas toujours *solitaire*, et qu'on en trouve quelquefois plusieurs ensemble dans le corps humain **.

Ce singulier insecte a extrêmement exercé l'esprit des physiologistes et naturalistes ; quelques-uns ont cru que le *ténia*

* Voyez dissertation sur le *ténia*, ou ver plat, pag. 14 et suivantes.

** *Ibid.* pag. 21.

est moins un animal qu'une chaîne formée de cucurbitains ; ce qui favorise beaucoup ce sentiment, c'est qu'on a rendu
souvent par le fondement *plusieurs aunes
de ténia*, sans apercevoir ni tête, ni
queue, ni rien qui en approchât aux deux
extrémités ; en outre, la même personne
a rendu en différens temps des portions
de ce ver, sans en être entièrement dé-
barrassée, ce qui peut aisément s'expliquer, en supposant que le *ténia* ne soit
formé que de l'union et de l'enchaînement
de vers cucurbitains, et que chaque ver
qui se réunit au dernier forme les articulations de celui-ci ; en sorte que chaque
chaîne peut s'accroître immensément,
comme s'accourcir beaucoup, sans se détruire ; ce qui n'arriverait pas, si cet
animal n'était qu'un.

Hippocrate prétend que ce ver a la
même origine que l'homme, et que l'enfant l'apporte en naissant ; mais comme
divers animaux qui servent de nourriture
à l'homme sont sujets à renfermer cet
animal, tels que le *mouton*, le *bœuf*, le

veau, et certains *gros poissons*, il est plus raisonnable de croire qu'un œuf de *ténia* s'introduit dans le corps humain avec les substances nutritives, qu'il s'y développe et s'y accroît, puisqu'il est prouvé par les expériences de *Spallanzani*, que la coction et l'ébullition la plus forte ne font pas perdre la vie à certains animalcules ; et que *Roscen, premier médecin du roi de Suède*, fit voir à sept personnes qui dînaient avec lui, un *ténia vivant, dans un des poissons que l'on avait servi* *.

Raulin a vu tirer des intestins d'un agneau qui n'avait pas encore trois mois, une portion de *ténia* de vingt-six pieds de long. Cette observation est fortement en faveur de l'opinion d'*Hippocrate*, qui prétend que ce ver a la même origine que l'animal qui le renferme.

Il ne faut pas croire avec le public, que les vers auxquels les enfans sont sujets, proviennent des œufs de vers qui

* Voyez son *Annus medi-secundus*, p. 228.

attaquent les fruits ; car il s'ensuivrait que les enfans seraient plus attaqués par les vers, lorsque ces animaux sont plus abondans dans les fruits.

Les vers des enfans diffèrent essentiellement des vers que l'on trouve dans les fruits, ce ne sont donc pas les vers qui attaquent les fruits qui se développent dans l'estomac et les intestins des enfans ; nous ne pouvons pas plus croire que les vers des humains soient le produit des œufs déposés par les mouches sur les alimens dont ils font usage. Toutes ces espèces ne ressemblent point à ceux des humains. Ne pouvant pas en reconnaître l'origine, nous pouvons croire qu'ils s'engendrent, se nourrissent et se multiplient dans les sabures et viscosités des intestins ; puisque *Tison* a reconnu les deux sexes *dans les lombrics*, et qu'il a pu distinguer leurs œufs.

Quand même nous admettrions que les œufs des vers entrent dans le corps humain par les alimens, nous serions encore à deviner pourquoi ces animaux sont plus fréquens, et pourquoi ils se développent avec une plus grande abondance chez les enfans, que chez les adultes et autres plus avancés en âge ; puisque ces œufs seraient également portés dans l'estomac de tous : mais comme cette recherche est ici superflue, voyons les moyens de détruire ces animaux.

Quoique l'action directe de certains médicamens contre les vers soit contestée par quelques auteurs, en ce que plusieurs enfans qui paraissaient atteints d'affections vermineuses, n'en ont cependant point rendus après l'usage de ces *anthelmintiques* ou vermifuges, les observations ne permettent pas de douter que la plupart de ces substances introduites dans les voies de la digestion, ne désorganisent ces animaux en les jettant dans la stupeur qui les empêche de vivre aux dépens de l'enfant, et qu'ils tombent par la suite en dissolution ; car après l'usage de certains médicamens, on voit cesser les accidens, quoique l'enfant n'ait rendu aucune espèce de vers ; mais ces mêmes en-

fans rendent souvent une grande quantité
de *mucus*, qui souvent est le produit de
la dissolution de ces animaux.

Non-seulement chaque espèce de vers
demande un traitement particulier, mais
souvent le remède qui réussit contre une
espèce, chez un enfant, échoue contre la
même espèce, chez un autre enfant ; en
conséquence, on est souvent forcé d'employer
plusieurs remèdes pour le même
enfant.

SECTION PREMIÈRE.

Des lombrics ou strongles.

CES animaux habitent ordinairement
l'estomac ou *les intestins grêles qui le
suivent*, d'où ils remontent facilement
dans l'estomac pour s'y nourrir plus amplement ;
et souvent ils s'élèvent jusqu'au
gosier, et sortent par la bouche.

Quelquefois ce ver est seul, mais plus
communément il est en famille ; car *l'autopsie* *
des enfans de cinq, six et sept

* *Auptosie*, ouverture de cadavre.

ans , nous en a fait voir jusqu'à quinze , fort grands , et dont quelques-uns avaient percé les membranes de l'estomac.

On conçoit facilement que cette quantité n'est pas sans de grands dangers pour l'enfant. L'existence de ces vers est encore le résultat de mauvaises digestions dans lesquelles ces animaux ont vécu depuis le sevrage.

Swarmmerdam trouve ridicule l'opinion de ceux qui veulent que les vers de l'homme tirent leur origine des œufs *de vers de terre* qu'on avale , cette dernière espèce exigeant une nourriture bien différente ; mais il croit que les vers humains peuvent provenir des œufs d'insectes qui ont vécu eux-mêmes dans les intestins d'autres animaux.

On a trouvé dans différens animaux des vers ronds semblables en tout à ceux de l'homme ; le célèbre *Valisnieri* en a trouvé dans les intestins de jeunes veaux , de ceux même qui tétaient encore ; il les a disséqués avec toute la dextérité qui lui était connue : il s'est assuré par-là , que

leur conformation intérieure n'est pas la
même que celle *des vers de terre* ; et il
leur a trouvé, au rapport de *Leclerc* [*],
une prodigieuse quantité de véritables
œufs.

SECTION II.

Symptômes de la présence de ces vers.

L'EXISTENCE de ces animaux dans l'*estomac* se manifeste ordinairement par la
pâleur du visage, un œil creux, par une
fréquente démangeaison aux narines, qui
donne souvent de l'impatience à l'enfant
dont l'haleine a une odeur d'*aigre-doux*,
et dont l'appétit est si capricieux, que
souvent il mange avec voracité, tandis

---

[*] Nous citons ici *Leclerc*, parce qu'il a rassem-
blé dans son Histoire naturelle et médicale des vers,
les observations de *Valisnieri* et de *Rédi* sur cette
matière.

Dans les Transactions Philosophiques, on voit
que *Tyson* a disséqué aussi des vers ronds provenant de l'homme, qu'il a trouvés totalement différens des vers de terre.

que d'autres fois il refuse de manger, même ce qu'il aime le mieux ; l'urine est plus blanche que jaune.

D'autres symptômes sont quelquefois une joue plus rouge que l'autre, une salivation gluante , et un grincement de dents pendant le sommeil qui est accompagné de rêves effrayans , et souvent interrompu sans un réveil complet, et pendant lequel les yeux ne sont jamais entièrement fermés. On trouve souvent les enfans sujets à cette espèce de vers couchés sur l'estomac, et à leur réveil complet ils ont la bouche sèche , beaucoup d'altération dans la journée, plus de satisfaction à boire froid que chaud ; ils sont très-sujets à un mouvement de fièvre , et plus fréquemment encore incommodés de hoquet ; ils ont le pouls petit et concentré , et quelquefois de légères convulsions ; le ventre est presque constamment tendu, et il y a souvent constipation, mais plus souvent dévoiement et déjections de matières muqueuses , aigres et fétides. M. *Broussonet*, professeur à l'Ecole de médecine de Montpellier, a fait remarquer aux étudians qui suivent ses cours, deux symptômes particuliers dont aucun auteur n'avait parlé avant lui. Ces symptômes sont 1° une poussière grise dont l'intérieur des narines est couvert ; 2° un rouge à la pointe de la langue, ou une ligne rouge qui s'étend de la base de la langue à la pointe, tandis que les bords en sont blafards et muqueux.

Nous avons quelquefois vu ces vers produire des nausées et des vomissemens qui en faisaient rejeter quelques-uns, ainsi que la convulsion des fibres musculaires du gosier, de l'œsophage, de l'estomac et des intestins ; car ils sont assez mobiles, et se traînent partout où ils trouvent de la nourriture : conséquemment leurs mouvemens irritent souvent les fibres des parties que nous venons de nommer.

La même raison fait aisément comprendre pourquoi l'estomac de ceux qui sont tourmentés de ces vers, se gonfle d'abord après un repas médiocre : tous ces animaux assoupis se réveillent et se portent alors dans ce viscère, tandis que souvent ils étaient descendus dans le *duodenum.* C'est vraisemblablement ce qui a fait dire à *Hippocrate*, que ces vers se jettent sur le foie, quand le malade est à jeun *.

S E C T I O N   I I I.

Remèdes contre ce genre de ver.

LE premier de tous les remèdes, pour un enfant qui est encore à la mamelle, quoique rarement il soit attaqué de ver, est celui qui suit :

> Prenez Thériaque. . . . . une once.
> Liquéfiez avec suffisante quantité,
>   d'huile d'absinthe, ou de fiel de
>   bœuf.

Pour faire une espèce de pommade que l'on étend sur le creux de l'estomac et jusque sur le nombril, on recouvre avec un morceau de peau. Si on se sert d'huile, on peut laisser le tout pendant vingt-quatre

---

* *Vida de Morbis, lib.* iv, chap. 15.

(233)

heures, sans rien renouveler, et après les vingt-quatre heures, il faut frotter le creux de l'estomac avec une nouvelle huile d'absinthe et remuer l'emplâtre ; si on emploie le fiel de bœuf, il faut renouveler l'emplâtre plus souvent.

On peut encore employer celui qui suit :

Prenez Aloës commun pulvérisé. . une once.
Fiel de bœuf suffisante quantité.

Pour faire une pommade que vous étendrez depuis le creux de l'estomac jusqu'au-dessous du nombril ; lorsque cette espèce de cataplasme sera sèche, ce qui arrive facilement, il faudra l'humecter avec du fiel de bœuf, et le réappliquer, après avoir fait des frictions avec le fiel de bœuf, dans lequel on aura dissous demi-once d'*assa fœtida*. Quand l'enfant est plus avancé en âge, il faut plus d'aloës ; on contient l'emplâtre avec des compresses et une bande de ventre faite avec du linge mollet.

Si, après quelques jours de son usage, ce moyen ne fait pas rendre des vers, il

faut faire boire à l'enfant quelques cuillerées de lait préparé comme suit.

Prenez trois ou quatre gousses d'ail coupées assez menu, pour que l'enfant puisse
en avaler les morceaux ; mettez cet ail dans
une cuiller que vous remplirez d'eau ;
présentez-là sur quelques charbons ardens
jusqu'à ce que l'eau commence à frisson-
ner ; alors, versez dans la petite dose de
lait que vous croyez pouvoir faire boire
à votre enfant, après que vous l'aurez fait
jeûner pendant quelques heures ; conti-
nuez ce petit moyen pendant dix ou douze
jours.

Lorsque l'enfant n'est plus à la mamelle,
ce remède convient encore, en le donnant à plus grande dose à jeûn ; et quand
il ne réussit pas, il faut employer le
suivant :

Prenez le jus d'un, ou de deux citrons,
ou limons ;
autant d'huile d'olives ou
d'amandes douces, ajoutez
un peu de sucre en poudre.

Battez le tout ensemble pour en faire une espèce de marmelade que vous ferez prendre à jeûn pendant plusieurs jours consécutifs ; la dose est selon l'âge de l'enfant, car le jus d'un citron ou limon suffit pour un enfant de quinze ou dix-huit mois ; mais le jus des deux ne sera pas de trop, si l'enfant a deux ans.

Pendant l'usage de tous ces petits remèdes, il faut avoir soin de tenir le ventre libre par le moyen de quelques petits lavemens.

Si ces doux remèdes ne réussissent point encore, il faudra donner l'une des préparations de la *mousse de Corce*, car les pharmaciens en composent des *poudres*, des *sirops* et des *marmelades*, que l'on fait plus facilement prendre à la faible enfance, que les autres ; mais avant d'en commencer l'usage, il sera nécessaire de purger l'enfant avec ce qui suit :

Prenez Sirop de fleurs de pêchers . une once ou une once et demie, et même deux, suivant l'âge de l'enfant. Huile de palma Christi. . . demi-once.

Si cet enfant est plus disposé au dévoiement qu'à la constipation, on le purgera avec ce qui suit :

Prenez Sirop de chicorée composé de rhubarbe, une once, une once et demie, et même deux onces, suivant l'âge de l'enfant.
Sirop de gentiane . . . . une once.

Ajoutez une ou deux cuillerées d'eau pour rendre le tout facile à avaler.

Si, après l'une ou l'autre de ces purgations, l'appétit et la gaîté ne reviennent point encore, il faudra mettre cet enfant à l'usage de la potion suivante :

Prenez Huile de palma Christi. une once et demie.
Sirop de gentiane . . . deux onces.
Poudre de coraline de corce. 3o grains.

Mêlez le tout ensemble pour en donner à l'enfant une forte cuillerée à bouche tous les jours avant son déjeûner.

Pendant l'usage de tous ces remèdes, il faut faire boire à l'enfant quelques verrées de la tisane composée comme suit :

(237)

Prenez Racines de fougère mâle . . une once.
       Ecorce de citron concassée. un gros.
       Mercure crud. . . . . deux onces.

Que vous mettrez dans une toile serrée pour faire un nouet lâche que vous suspendrez dans le vase de terre ou de faïence dans lequel vous ferez bouillir ces drogues dans une chopine d'eau *.

Si l'enfant est assez avancé en âge pour qu'on puisse lui faire prendre quelques pilules dans une cuillerée de soupe, on emploiera les suivantes :

Prenez Extrait de gentiane. . . . deux gros.
       Rhubarbe en poudre . . . 24 grains.
       Aloës succotrin . . . . . . Idem.
       Mercure doux . . . . demi-gros.

Faites du tout soixante-douze pilules, dont vous commencerez l'usage par deux, et que vous augmenterez d'une tous les trois jours,

* Il ne faut jamais oublier que lorsqu'on emploie le mercure , ou toute préparation mercurielle , il faut que le vase soit de terre vernissée ou de faïence, car tout vase d'argent ou de métal étamé rend ce remède de nul effet.

jusqu'à ce que l'effet en soit marqué par quelques évacuations de plus que de coutume.

Mais comme tous les tempéramens ne sont pas plus égaux à cet âge, qu'à tout autre, si votre enfant éprouve des coliques pendant l'usage de ce remède, vous n'augmenterez plus la dose des pilules, et vous calmerez les coliques par le julep suivant :

Prenez Sirop de guimauve. . . . . demi-once.
—— de diacode . . . . . . demi-gros.
Eau de fleurs d'oranges . . . une once.

Mêlez le tout ensemble pour faire boire à l'enfant, en une seule dose, ou au plus en deux, à peu d'intervalle l'une de l'autre. Ce julep amortira la sensibilité des entrailles et ne détruira pas l'effet du remède : pendant l'usage de ces pilules, vous ferez boire la tisane composée seulement

D'une once de racines de fougère,
Et d'un gros d'écorce de citron.

Pour une chopine d'eau, le mercure est cette fois inutile.

(239)

On ne peut s'imaginer combien d'accidens les vers ronds occasionnent, même
aux personnes d'un âge fait.

Hippocrate dit que les femmes y sont
plus sujettes que les filles et les hommes;
nous avons cependant vu une extinction
de voix, accompagnée d'un dévoiement,
survenir à un jeune homme de seize ans
qui avait, depuis plusieurs jours, une
fièvre continue, mais bénigne; après dix
jours de cet état, ce malade vomit un ver
rond vivant; après ce vomissement, la
fièvre diminua sensiblement, et ce malade
guérit en très-peu de jours.

Une femme, âgée de trente-trois ans,
sujette, depuis long-temps, à de violentes
douleurs de bas-ventre, et souvent autour
de l'estomac, fut tout à coup attaquée,
pendant la douleur, de fortes convulsions
suivies d'un *tétanos général*, accompagné de palpitations de cœur très-violentes;
après plusieurs accès de ces convulsions,
la malade mourut. On fit l'ouverture du
cadavre; on trouva, dans le *duodenum*,
un grand nombre de vers ronds, dont

quelques-uns avaient quinze à seize pouces de longueur ; on trouva l'orifice de l'estomac rongé et sanguinolent.

Storck a vu pareillement, dans le cadavre d'une femme de vingt-cinq ans, deux vers ronds cachés entre les membranes du ventricule ; cette femme, après avoir rendu beaucoup de vers par haut et par bas, continua à être malade, et périt enfin dans le marasme : après sa mort, on trouva les intestins rongés en différens endroits, et les deux vers, dont chacun avait trois à quatre pouces de longueur *.

Diémerbroeck nous apprend qu'on a trouvé quelquefois des vers dans les poumons ; il dit avoir vu une femme qui rejeta, par un violent accès de toux, un ver vivant de la figure et du volume d'un gros ver à soie, mais d'une couleur rougeâtre.

Il n'est point étonnant que la toux soit occasionnée par un ver, s'il est possible qu'il ait son siége dans le poumon ; mais il est plus vraisemblable que cet animal

---

* Anatom. lib. II , cap. 13 , pag. 306.

était remonté de l'estomac dans l'œsophage, au moment de l'accès de toux qui le fit rendre, et que la présence de ces animaux, dans l'estomac, fasse tousser.

SECTION IV.

Des vers cucurbitains.

Les cucurbitains qui se tiennent plus communément dans les second et troisième intestins, y causent souvent des coliques; les signes de leur existence sont équivoques, et ces animaux sont très-difficiles à expulser, car ils résistent plus long-temps à l'effet des remèdes qui les atteignent d'autant plus difficilement, qu'ils sont logés plus profondément. Voici ce qui nous a le mieux réussi après les remèdes précédens :

Prenez Aloës soccotrin. . .
     Coloquinte . . . . .
     Rhubarbe. . . . . . } de chaque
     Mercure doux . . . demi-gros.
     Scammonée d'*Alep.*

Incorporez le tout, réduit en poudre im-
palpable, dans suffisante quantité de sirop d'absinthe pour faire soixante-douze
pilules, dont on commencera l'usage par
deux à jeûn; de temps à autre on augmentera d'une, suivant l'âge de l'enfant et
l'effet de ces pilules; car souvent trois
suffisent pour quelques-uns, tandis que
pour d'autres, quatre et cinq sont nécessaires.

Pendant l'usage de ces pilules, qu'il
faut cacher dans une cuillerée de soupe
ou de panade, on n'oubliera pas de faire
boire de la tisane avec la fougère et
l'écorce de citron seulement.

Après la consommation de la dose ci-
dessus, on purgera l'enfant, ou avec le
sirop de chicorée composé de rhubarbe,
ou avec la *manne*, suivant son âge, son
tempérament et sa disposition. Alors l'usage
du sirop de gentiane, si l'enfant n'est pas
faible, ou celui de quinquina et d'antiscorbutique, s'il est faible, sont les meilleurs
moyens pour lui rendre l'appétit et empêcher le renouvellement de ces animaux;

mais il faut en continuer l'usage pendant quelques mois.

SECTION V.

Du ténia, ou ver solitaire.

QUOIQUE les enfans de trois ou quatre ans, en faveur desquels nous écrivons, ne soient jamais tourmentés du *ténia*, on ne nous saura pas mauvais gré de nos recherches, et de donner ici les remèdes les plus efficacement employés contre cet animal, plus dangereux encore que les autres espèces.

Ce genre de ver étant moins mobile que les autres, reste plusieurs années sans occasionner de grands accidens; mais il épuise celui qui en est attaqué, parce qu'il consomme la majeure partie de son chyle.

Dès l'âge de sept ou huit ans, il fait connaître son existence par des symptômes plus graves et plus violens que ne le font les autres; mais quand on a eu occasion de soupçonner des vers à son enfant, sans se douter que ce puisse être celui-ci , et qu'on lui a fait prendre quelques-uns des remèdes ci-dessus indiqués , cet animal peut en être affaibli et ne présenter que des symptômes équivoques , ou appartenans aux autres espèces , tels que le teint plombé , les yeux caves , les démangeaisons au nez , l'appétit irrégulier et capricieux , etc.

Alors il faut que l'enfant rende quelque portion de ce ver , pour qu'on puisse être certain de son existence ; mais cependant , après avoir fait prendre les remèdes ci-dessus indiqués pour les autres espèces de ver , sans que l'enfant ait rendu ni lombrics , ni cucurbitains , il faut soupçonner la présence de celui-ci , spécialement lorsque l'enfant a souvent des défaillances jusqu'à perdre connaissance et la parole , et qu'après cet accès de *paralysie linguale* , il se plaint d'une douleur d'estomac qui le fait tousser et quelquefois vomir.

SECTION VI.

Remède contre le ténia.

Il faut commencer par faire vomir l'enfant avec

Dix grains d'ipécacuanha en poudre,
Dans une once de sirop de fleurs de pêcher.

Trois heures après, on lui fera avaler

Deux onces d'huile de *palma Christi,* dans laquelle on aura mêlé un demi-gros de fleurs de soufre.

Si l'huile peut absorber tout le soufre sans trop s'épaissir ; mais si on ne peut faire avaler le soufre avec l'huile, parce qu'elle se trouverait alors trop épaisse, il faut y ajouter le jus d'un ou de deux citrons, ou on donnerait le *demi-gros de fleurs de soufre* dans suffisante quantité de sirop de limon, avec un peu d'eau, pour en faciliter la déglutition ; et, une heure après, on donnerait l'*huile de palma Christi* seule.

Si cette dose ne procure à l'enfant que trois ou quatre selles, on lui en donnera autant le lendemain ; une heure après, on lui fera boire une petite verrée de la tisane de fougère avec l'écorce de citron, ainsi de suite, d'heure en heure, jusqu'à la consommation de la chopine.

Si ce genre de purgatif ne fatigue pas trop l'enfant, on le continuera pendant trois jours au moins sans interruption, après lesquels on lui fera commencer l'usage de l'électuaire suivant.

La fleur de soufre étant réputée anti-vermineuse, ainsi que les différentes préparations mercuriélles, nous donnons, dans l'intervalle des purgations ci-dessus, une cuillerée de l'électuaire composé avec

Fleurs de soufre . . . . une once.
Éthiops minéral . . . . demi-once.

Incorporez le tout dans suffisante quantité de sirop de limon, pour faire un électuaire facile à avaler ; on en fera prendre, tous les jours à jeûn, une cuillerée à bouche ; lorsque cette dose sera consommée, on purgera de nouveau l'enfant avec l'huile de *palma Christi*. Si on ne pouvait lui faire avaler cette huile, il faudrait le purger avec ce qui suit :

Jalap en poudre impalpable. . . 15 grains.
Mercure doux . . . . 2 grains.

Incorporez le tout dans une ou deux cuillerées de sirop d'écorce d'oranges, pour faire avaler facilement ; et, de demi en demi - heure, faites boire une petite verrée de la tisane de fougère avec l'écorce de citron.

En 1776, il fut publié, par ordre du souverain, un remède qui avait opéré plusieurs succès en *Suisse* et en *France*. Ce remède consiste dans la poudre de fougère mâle ; on peut en donner depuis *un gros* jusqu'à *trois* et même *quatre*, selon l'âge ; mais l'auteur veut que le malade prenne, la veille au soir, un lavement d'herbes émollientes avec plusieurs cuillerées d'huile, et qu'il ne soupe qu'avec une panade faite au beurre frais, sans addition d'œuf : son intention est vraisemblablement de lubréfier le canal, pour faire descendre plus facilement le ver après sa mort.

Pour un enfant de l'âge déjà supposé, *un gros* de cette poudre, est tout ce qu'on peut faire prendre chaque fois ; ainsi donc, vous donnerez dans suffisante quantité de sirop de limon pour tenir cette poudre en suspension, et en faciliter la déglutition, *un gros de poudre de fougère mâle;* vous ferez boire, par-dessus, une verrée de la tisane de fougère et d'écorce de citron; deux heures après, *vous lui donnerez deux ou trois cuillerées d'huile de palma Christi*, au lieu du bol purgatif prescrit dans la formule de l'auteur, parce que ce bol se trouve trop fort pour un enfant de huit ans ; mais cependant, pour être très-exact, et donner les remèdes qui entrent dans la composition du bol, on peut les réduire à moitié pour l'âge de huit ans à peu près : ainsi donc, on composera ce bol avec

Panacée mercurielle. . . . . . cinq grains.
Résine de scammonée. . . . . Idem.
Gomme gutte. . . . . deux grains.

Incorporez le tout dans suffisante quantité de *confection d'hyacinthe* pour faire un bol ; mais comme rien n'est si difficile à faire avaler, à l'âge où nous supposons l'enfant, qu'un bol, on sera obligé de le délayer dans une cuillerée de sirop d'écorce d'oranges.

L'auteur de ce spécifique prétend que quand le malade ne vomit rien, il rend le ver solitaire avant son dîner ; mais que si il vomit, il faut recommencer le remède. Nous ajoutons que si sans vomissement le remède n'opère pas ce que l'on desire, il ne faut pas se rebuter et recommencer dès le lendemain, attendu que l'enfant ne doit pas être fatigué, et que le ver, à force d'être tourmenté par les drogues qui lui sont contraires, succombera enfin.

Nous avons supposé un enfant de sept à huit ans, mais s'il en a *douze*, on ajoutera *deux grains* de plus à la panacée mercurielle, *autant* à la résine de scammonée, et *un grain* à la gomme gutte, en sorte que le bol se composera alors avec

Panacée mercurielle . . . . . sept grains.
Scammonée d'Alep . . . . . Idem.
Gomme gutte. . . . . trois grains.

Le tout dans suffisante quantité *de confection d'hyacinthe*, après lui avoir fait prendre, deux heures avant, *deux gros de poudre de racine de fougère* dans suffisante quantité de sirop de limon, et l'avoir préparé la veille par le lavement d'herbes émollientes, et souper seulement avec la panade au beurre.

Si le malade a quinze, seize ans et plus, on lui administrera le remède complet ; le lendemain de la préparation ci-dessus, on lui fera prendre au moins trois gros de la poudre de fougère ; deux heures après on lui donnera le bol purgatif dans toute sa force, qui sera alors composé de

Panacée mercurielle . . . . . . dix grains.
Scammonée d'Alep. . . . . . . Idem.
Gomme gutte. . . . . six grains.

Le tout incorporé dans suffisante quantité de confection d'hyacinthe.

'Au-delà de cet âge, *il faut donner jusqu'à quatre gros de la poudre de fougère*, puisque c'est dans cette poudre que gît le poison destructeur de cet animal, le purgatif ne devant que le faire évacuer après sa mort; on sera quelquefois obligé de faire prendre au malade quelques cuillerées d'huile de *palma Christi*, deux heures après le purgatif, comme cela nous est arrivé. Il ne faut pas oublier de faire boire de temps à autres la tisane de fougère avec l'écorce de citron *.

M. *Bourdier* fait prendre pendant trois jours consécutifs,

Une verrée de forte décoction de fougère mâle, dans laquelle il fait mettre *un gros d'éther*.

Et l'instant après il fait administrer un lavement de pareille décoction, dans laquelle on ajoute *deux gros d'éther*. Une heure après il fait boire *deux onces*

 - * Tous les auteurs qui ont écrit sur ce genre de ver , conviennent que la *fougère mâle* est le poison spécifique contre cet animal, et que lorsqu'il ne le tue pas, il le désorganise.

d'huile de palma Christi, dans une verrée de bouillon à la viande. MM. *Hallé* et *Alibert* disent avoir obtenu du succès de cette méthode ; M. *Alibert* a fait donner jusqu'à *deux gros d'éther* dans la boisson de fougère.

Lorsqu'enfin le malade aura rendu le *ténia*, il faudra le mettre à l'usage du *sirop antiscorbutique* que l'on commencera par *une*, *deux*, ou *trois onces*, suivant l'âge, et dont on diminuera la dose de semaine en semaine, de manière cependant à en continuer l'usage pendant un mois au moins.

Cependant comme ce médicament a la vertu de développer la puberté, qu'il ne faut jamais hâter, spécialement chez les garçons, si le sujet a plus de dix ans, on s'abstiendra de ce moyen, et on y substituera le *sirop de gentiane* que l'on donnera d'abord à la dose de quatre onces, et que l'on diminuera d'une cuillerée par huitaine, jusqu'à la réduction d'une once que l'on continuera pendant plusieurs mois, pour empêcher la régénération de cet animal ; *et on fera boire, pendant long-temps encore, la tisane de fougère et d'écorce de citron*, dont on mettra une ou deux cuillerées dans le sirop pour le rendre plus facile à avaler.

SECTION VII.

Des vers ascarides.

. Nous n'attaquerons pas ces animaux par des remèdes internes, comme les autres espèces, parce que ces insectes n'habitent que dans les replis du dernier des boyaux, près l'anus. Ces vers sont grêles, ronds, et pointus par les deux extrémités, de manière qu'on pourrait croire qu'ils sont des vers lombrics naissans ; mais ils ne quittent jamais ce local, et il s'en trouve quelquefois un nombre très-considérable à la marge de l'anus ; souvent plusieurs sortent avec les excrémens ; ils sont très-vivaces et dans un mouvement fréquent qui rend leur présence aussi incommode que manifeste, quand même l'enfant n'en rendrait aucun avec les matières fécales ; car ce mouvement occasionne une démangeaison presque insupportable à l'anus.

Selon *Rosen*, ces animaux causent un prurit et une ardeur aux petites filles lorsqu'ils parviennent à la vulve, et produisent un écoulement blanc : *Zimmermann* croit aussi que les fleurs blanches de cet âge proviennent des ascarides *.

Ceux qui en sont attaqués font encore aujourd'hui la même observation que l'on faisait du temps d'*Hippocrate*, et que cet homme précieux nous a transmise **, *que ces animaux tourmentent plus le soir, qu'à toute autre heure du jour.*

Bianchi raconte *** qu'un de ses amis a été tourmenté pendant plusieurs années, depuis neuf heures du soir jusqu'à dix, d'un chatouillement si vif, qu'il ne

---

* Voyez sa dissertation sur les fleurs blanches.

** Epidém. liv. II, section Ire, tom. III.

*** Hist. Epat. Tom. I, pag. 11, chap. VII, et pag. 166.

pouvait vaquer à aucune affaire pendant ce temps, et qu'après il était entièrement libre de cette incommodité à laquelle il était assujéti dans toutes les saisons de l'année.

Galien * avertit que les ascarides exigent des remèdes forts pour être chassés, et *Bianchi* avoue que cette espèce de vermine a résisté à tous les remèdes : nous le croyons facilement, car ils ne peuvent les atteindre quand on les fait passer par l'estomac ; aussi nous n'en employons aucun dans l'intérieur. Voici les moyens qui nous ont toujours réussi.

Moyens de détruire les ascarides.

Si l'enfant est encore en bas âge, et qu'il soit sujet à la chute du fondement qui a souvent lieu par l'espèce de *tenesme* ou les fréquentes envies d'aller sur le pot, sans rien rendre, qu'occasionne le chatouillement des ascarides, il faudra faire

---

* *Method. medicum*, lib. XIV.

une infusion d'herbes aromatiques comme suit :

> Prenez Lavande, thym, romarin,
> Sauge, et feuilles de tabac,
> de chaque. . . . demi-poignée.

Faites infuser dans une pinte d'eau, coulez et délayez,

> Aloës réduit en poudre. . . . . une once.

Ou si l'on veut employer le vin aromatique qui se trouve ordinairement préparé chez les apothicaires, on y fera ajouter *la dose ci-dessus d'aloës et de tabac* par pinte, et on lavera le fondement avec ce vin ; ensuite on le fera rentrer, comme il est dit ci-après au chap. XXII, *de la chute du fondement*, pour laquelle incommodité le vin aromatique des apothicaires est bon, mais que je crois insuffisant contre les vers ascarides, attendu qu'il ne contient ni *tabac*, ni *aloës*, qui sont les véritables poisons de ces animaux.

Si l'enfant n'est pas incommodé de la chute de son fondement, le moyen le plus

simple et le plus sûr pour le débarrasser
de ce genre de ver, est de lui introduire,
par l'*anus*, un suppositoire proportionnel à son âge, mais long de deux pouces,
fait avec un morceau de *lard non salé ;*
on le contient en place avec une compresse
et un linge relevé et attaché comme un
chauffoir ; on couche l'enfant pendant
deux ou trois heures, pendant lesquelles
les vers s'amassent dans ce lard, et le pé-
nètrent de manière qu'en le retirant on en
amène une grande quantité. Il faut renouveler ce suppositoire tant qu'on y trouve
des vers ; et lorsqu'on n'y en trouve plus,
on le garnit avec la poudre d'*aloës* dé-
layée dans un peu de fiel de bœuf en manière de pommade. Ce mélange qui, dans
cette circonstance, serait inutile sur le
nombril, puisque les ascarides ne dépas-
sent pas les plis du *rectum*, appliqué autour du suppositoire, détruit jusqu'aux
œufs de ces animaux.

Indépendamment de ces vers auxquels
les enfans et les adultes sont sujets, on en
connaît encore deux autres espèces ; la

17

première , nommée par les naturalistes *trichuride* , est très - peu connue parce qu'elle est fort rare. Leur forme est cylindrique , longue de deux pouces à peu près ; leur tête est filiforme, et leur extrémité postérieure est renflée en manière de petite bouteille oblongue arrondie par le bas , et ayant un col long , comme une espèce de cornue.

La seconde espèce est la *vésiculaire* ou *hydatide ;* cette espèce n'habitant pas les intestins, n'appartient pas plus aux enfans qu'aux adultes, mais elle appartient *aux filles mal réglées et aux femmes ; nous en avons parlé dans notre Supplément à tous les Traités d'accouchemens* *.

* Voyez le chapitre des Fausses Grossesses.

CHAPITRE XVI.

De l'épaississement du mucus dans les narines.

LES narines des enfans se bouchent souvent par un *mucus* qui, séjournant trop long-temps, s'épaissit au point de les empêcher de respirer librement par le nez, ce qui les force à tenir la bouche ouverte, et leur dessèche la langue et le palais; ce petit accident les empêche aussi de téter de suite et d'avaler sans quitter la mamelle; il faut donc y remédier promptement, ce qui est facile, quand cette incommodité n'est pas la suite d'un *rhume de cerveau.*

On introduit, dans les narines, un peu de beurre frais, au moment où on couche l'enfant; on met sur la racine du nez un peu de suif, et le lendemain, quand l'enfant est éveillé, on lui nettoie les narines avec un petit linge imbibé d'eau tiède, ou avec un pinceau de toile effilée.

Lorsque cet accident est le produit d'un rhume de cerveau, il faut exposer la tête de l'enfant à la vapeur d'une décoction émolliente encore un peu chaude; si cet accident résiste à tous ces petits moyens, on fera l'infusion suivante :

Prenez Feuilles de marjolaine. une demi-poignée.
———— de concombre sauvage. Idem.

Faites infuser dans demi-setier d'eau, coulez et fondez dans cette colature,

Vitriol blanc. . . . . un gros.

Vous tremperez des petits morceaux de linge dans cette infusion, et vous en mettrez un alternativement dans chaque narine ; vous les renouvellerez de temps à autre. Pour éviter le rhume de cerveau, il ne faut pas trop couvrir la tête de l'enfant , ni exposer son berceau dans le passage d'une chambre à une autre.

CHAPITRE XVII.

De la gourme.

LA gourme, cette maladie, suite d'une lymphe trop épaisse, est si commune, que nous sommes tentés de la regarder comme une maladie nécessaire, puisqu'elle est une dépuration des humeurs de l'enfance.

La cause de cette incommodité est ordinairement le produit d'un lait, ou de toute autre nourriture trop épaisse et donnée trop fréquemment, conséquemment le fruit des digestions incomplettes ; car toute nourriture prise avant que la précédente soit parfaitement digérée, quelque saine qu'elle soit par elle-même, occasionne des aigreurs qui épaississent la lymphe. Nous en avons pour preuve la tenacité et la fréquence de la gourme des enfans élevés avec la bouillie à la farine , tandis que ceux à qui on s'est abstenu de donner cette malfaisante nourriture , en sont pour la plupart exempts , ou n'en ont qu'une très-légère et seulement farineuse : cependant cette maladie peut aussi provenir des sucs âcres que la mère a fournis à son enfant pendant la gestation ; car cette incommodité se montre souvent dès les premiers mois de la vie.

Cette gourme s'empare ordinairement du dessus de la tête de l'enfant, la couvre d'une croûte que les nourrices appellent le chapeau ; alors elle est légère et farineuse , et paraît provenir plutôt des sucs *lymphatico-laiteux* âcres fournis par la mère, que du produit acide des mauvaises digestions de l'enfant : mais de quelque cause qu'elle provienne , il est essentiel de lui laisser un libre cours.

La brosse suffit alors pour enlever les portions les plus anciennes, et entretenir libres les pores de la peau par lesquels se fait cette dépuration ; souvent cette ncommodité en occasionne une autre qui est la démangeaison qui tourmente plus ou moins l'enfant, en raison de l'âcreté et de l'abondance de cette humeur.

Le soin le plus pressant est de calmer cette démangeaison ; pour y parvenir, il faut laver souvent cette croûte avec de l'eau de mauve tiède ; et si elle est très-épaisse, on y appliquera des feuilles de poirée ou de choux rouge graissées d'un peu de beurre frais. On évitera avec grand soin tout ce qui peut sécher, ou répercuter cette humeur dont l'éruption assure la santé, la vie même de l'enfant.

Il est nécessaire de faire tomber de temps à autre les croûtes les plus épaisses, pour que l'humeur qui est au-dessous puisse se faire jour. Cet état exige beaucoup de soins et de propreté, mais il ne devient dangereux qu'autant que l'on s'oppose à l'écoulement des humeurs.

Cette humeur se manifeste avec assez d'abondance dès la première dentition, et se renouvelle, ou augmente à chaque période de cet effort de la nature ; lorsqu'une fois elle a eu lieu, et qu'elle s'arrête , l'enfant devient triste et malade, les glandes du cou s'engorgent et pourraient produire les écrouelles. Il est donc bien intéressant de favoriser cette dépuration , en établissant un écoulement derrière les oreilles , ou en rappellant cette humeur sur la tête, par le moyen de quelques feuilles de choux ou de poirée graissées d'un peu de beurre frais ; ou mieux encore d'un cataplasme de mie de pain dans la décoction des herbes émollientes appliqué à nu sur la tête pendant trois ou quatre heures, en prenant la précaution d'envelopper ce cataplasme dans suffisante quantité de laine, pour qu'il ne se refroidisse pas.

Plus ces croûtes se développeront et augmenteront, plus les glandes se dégorgeront ; et à mesure que ce dégorgement aura lieu , vous verrez l'enfant reprendre sa gaîté , sa vivacité , se fortifier, et enfin se porter mieux : il n'est pas de crise plus intéressante et plus salutaire à la santé de l'enfance.

Pour soulager et guérir ces malheu-

reux enfans, il faut faire boire pendant
long-temps, à la nourrice, une pinte, en
vingt-quatre heures, de la tisane qui suit :

Prenez Orge mondé . . . . une poignée.
Menue pensée, feuilles, fleurs et tiges,
une forte poignée.

Faites bouillir dans un peu plus d'un
litre ou pinte d'eau, ajoutez réglisse effilée suffisante quantité pour rendre cette
boisson agréable. On peut boire cette tisane chaude ou froide, suivant le goût et
la saison.

CHAPITRE XVIII.

De la naissance inopinée des poux.

Ces insectes, desquels les enfans les mieux soignés et tenus le plus proprement possible sont quelquefois couverts, sont une maladie particulière à l'enfance ; elle provient fréquemment de l'exudation de la tête, spécialement chez ceux qui ont une gourme abondante ; mais nous en avons vu survenir, à l'âge de trois et quatre ans, à des enfans qui n'avaient jamais eu de gourme ; dans ces cas, l'irruption de ces insectes annonce une maladie de la lymphe, car alors les glandes du cou sont engorgées, et l'enfant est décoloré ; il faut craindre une tendance au scrophule, où au scorbut.

Il faut bien se garder d'employer aucune préparation *mercurielle* pour délivrer les enfans de ces animaux ; la propreté et les remèdes *antiscorbutiques* sont les seuls moyens qu'on doive employer pour leur destruction.

L'usage de couper les cheveux pour tenir la tête plus propre, est souvent préjudiciable à la santé de l'enfant, on peut seulement les accourcir ; car lorsqu'on les coupe entièrement, ou que l'on rase la tête, l'enfant devient sujet aux maux de yeux et d'oreilles ; car les cheveux sont les organes d'une sécrétion particulière.

Lorsque la tête des enfans est couverte de vermine, il se forme souvent des gales ; il faut porter alors une grande attention à l'odeur qu'exhale cette tête, afin de s'assurer si ces gales ne sont pas la naissance de la teigne ; car dans cette maladie une très-grande quantité de poux se nourrissent à la base de ces pustules.

On donnera chaque jour à l'enfant une cuillerée à café ou à bouche, suivant son âge, du sirop antiscorbutique.

CHAPITRE XIX.

De la teigne.

Nous reconnaissons trois sortes de teignes.

La première, dite *farineuse*, ressemble assez à la gourme en ce qu'elle s'écaille facilement comme elle, qu'elle se guérit par la propreté, et en établissant à la nourrice un régime doux et balsamique.

La seconde espèce de teigne diffère essentiellement de la gourme, en ce qu'elle approche beaucoup d'une dartre vive, et que sous les croûtes on observe des petits grains charnus assez vifs.

La troisième espèce diffère de cette seconde en ce qu'elle est corrosive, forme des ulcères accompagnés de fistules qui circulent sous le cuir chevelu qu'elle ronge et détruit ; elle pénètre jusqu'au crâne qui en est souvent carié : cette dernière espèce rend une sanie très-infecte. Les différens caractères de cette maladie se reconnaissent à l'inspection seule.

La cause éloignée de ces différentes espèces est toujours une âcreté dans le sang, plus ou moins forte, qui a corrompu la lymphe plus ou moins chargée de l'humeur dartreuse, et souvent compliquée d'un *virus siphilitique* dégénéré par un traitement incomplet, ou qui ne convenait point au tempérament du père auquel on l'a appliqué.

Les causes immédiates sont un air malsain, et communément le produit d'alimens grossiers et indigestes, *comme la bouillie à la farine* que les enfans faibles ne digèrent jamais sans avoir éprouvé des aigreurs, et encore du mauvais régime que la nourrice a tenu pendant son allaitement, soit en buvant trop de vin et des liqueurs fortes, soit en mangeant des râgoûts salés et trop épicés, ou en se livrant à des exercices violens et à des veilles immodérées, et en s'abandonnant à toutes ses passions : aussi avons-nous observé que cette maladie est plus fréquente parmi les enfans du peuple de la basse classe, que dans toute autre.

SECTION PREMIÈRE.

Remédes contre la teigne.

L'ENFANT à la mamelle n'est ordinairement attaqué que de la première espèce, et c'est par le lait de sa nourrice qu'il faut le guérir, en faisant suivre à cette femme un régime sain et balsamique, et en lui faisant prendre le lait d'*ânesse*, ou de *vache*, à grande dose, matin et soir. Si on croit que la nourrice puisse être la cause de cette maladie, il faudra lui administrer le remède suivant :

Mercure doux en poudre très-fine. un gros.
Antimoine diaphorétique . . . . demi-once.

Faites bouillir dans un vase de faïence avec chopine d'eau et quatre onces de sucre ordinaire, jusqu'à réduction d'un tiers ; versez dans une bouteille de verre.

Pour commencer l'usage de ce remède, on donnera une cuillerée à café de cette liqueur dans la verrée de lait ; dix ou douze jours après on augmentera d'une demi-cuillerée, et huit jours plus tard, on en donnera trois cuillerées à café, si elle n'a pas encore eu de coliques.

On aura soin de tenir le ventre de l'enfant libre, on lui rasera la tête, et on la lavera fréquemment avec une eau de savon que l'on fera de plus en plus forte ; on établira un exutoire au bras ; et quand cette tête paraîtra nettoyée, *on pourra se servir d'eau de chaux seconde*, en ayant soin de purger légèrement l'enfant tous les cinq ou huit jours, suivant sa force, son tempérament et son embonpoint.

Les enfans de cinq, six, sept ou huit ans, et par delà, sont plus sujets à la seconde et à la troisième espèce de teigne, pour lesquelles il faut bien d'autres remèdes.

Si l'enfant est très-sanguin et pléthorique, il faut commencer par lui faire tirer du sang, proportionnellement à son âge, à ses couleurs, et à la force des *sys-toles* que l'on observe en lui.

Le lendemain de cette saignée, on le purgera avec douze, ou quinze, ou dix-huit *grains de jalap* dans quelques cuille-rées d'eau bien sucrée ; et après la purga-tion qu'on est quelquefois obligé de répéter quelques jours plus tard, on le mettra à l'usage de la tisane composée avec

La scabieuse des bois . . . . . une poignée.
Et une once de racine de patience sauvage.

Le tout bouilli dans une pinte d'eau ré-duite à trois quarts ; quelques jours après on lui fera commencer les pilules dont la composition suit :

Prenez Scammonée d'Alep . . . . un gros.
Mercure doux . . . . Idem.
Antimoine diaphorétique . demi-once.

Incorporez le tout, réduit en poudre im-palpable et bien mêlée, dans suffisante quantité de miel, pour en faire des pilules du poids de six grains.

La dose est d'une pilule chaque jour

à 5 ans; de deux à 10 ou 12 ans; et de trois par - delà cet âge, et quelquefois d'une quatrième pour certains tempéramens.

Si l'enfant est faible, délicat, susceptible d'irritation, et spécialement si il n'est atteint que de la seconde espèce de teigne, on composera sa tisane avec une poignée de fleurs de tilleul et autant de fumeterre, et on ne donnera qu'une pilule en commençant, mais sept ou huit jours après on en donnera une seconde. Si l'on éprouvait quelques difficultés à faire avaler les pilules dans une cuillerée de soupe, on pourrait les faire faire du poids de trois grains; mais alors il faudrait en donner le double, et on augmenterait cette dose tous les huit jours d'une pilule seulement jusqu'à concurrence de six.

Si on ne pouvait parvenir à faire avaler les pilules, il faudrait user de la liqueur ci-dessus indiquée pour la nourrice, dont on commencerait l'usage par demi-cuillerée à café dans une petite verrée de lait d'*ânesse* ou de *vache*. On graduerait

l'usage de cette liqueur par une demi-cuil•
lerée à café, de dix en dix jours jusqu'à la
dose de trois, suivant l'âge de l'enfant et
l'effet du remède.

Si au contraire la teigne est à son troisième degré, on fera la tisane avec

Racine de bardane . . . . une once.
Salsepareille coupée menu. . . . Idem.
Squine concassée . . . . deux gros.

Le tout pour une pinte d'eau réduite à
trois quarts ; et après un mois de l'usage
des pilules et de cette tisane, on commencera celui de la pommade composée
comme suit :

Prenez Graines de genièvre et feuilles de lau-
rier pulvérisées et passées au tamis
de soie. . . . . demi-livre.
Graisse de porc, ou beurre sans sel.
. . . . une livre.
Cire jaune. . . . . demi-livre.

Mettez le tout dans un vase de terre
vernissée et qui se ferme bien, pour
éviter l'évaporation des aromates ; faites

bouillir pendant une petite demi-heure ;
retirez du feu ; lorsque le vase commencera à se refroidir, et que le contenu
ne fumera plus, remuez avec une spatule
de bois pour que les poudres soient bien
exactement mêlées.

Pour vous servir de cette pommade, il
faut, après avoir savonné la tête, étendre
une portion de cette pommade sur un
linge découpé en manière de croix de
Malte, assez grand pour en envelopper
toute la partie malade que vous recou-
vrirez d'une calotte faite avec une vessie
de cochon ou de veau. On doit renouveler cette pommade, matin et soir ; et
lorsqu'il n'y a plus que quelques boutons
plus blancs que rouges, il faut en couper
la pointe pour donner issue au pus qu'ils
contiennent. Peu de jours après on pourra
cesser l'usage de cette pommade pour y
substituer l'onguent rosat dans une once
duquel on aura mis un gros de sel marin
pulvérisé bien fin, et que l'on aura eu
soin de faire décrépiter avant la pulvéri-
sation ; mais communément la pommade

ci-dessus indiquée cicatrise parfaitement le cuir chevelu.

Pendant le reste du traitement on aura soin de purger le malade tous les sept ou huit jours en lui faisant prendre deux ou trois pilules de plus que de coutume; plus l'enfant avancera dans sa guérison, plus on éloignera les purgations, et l'on continuera encore les remèdes quinze jours après la dernière purgation.

~~~~~~

CHAPITRE XX.

De la chassie et de la rougeur des paupières.

Lorsque l'enfant ne jette pas sa gourme, ou qu'elle ne suit pas le cours qu'elle avait pris, les paupières et la conjonctive se chargent d'humeur; elles deviennent rouges, et il s'y détermine quelques points de suppuration, ce qui pourrait devenir dangereux pour les yeux de l'enfant, ou au moins lui rendre la figure désagréable, en lui détruisant les cils et en garnissant le bord des paupières de petites cicatrices, plus ou moins fortes, qui produisent ce qu'on appelle *éraillement.*

Comme cette incommodité est la suite d'une gourme dont le cours est interrompu, il faut commencer par détourner cette humeur de dessus les yeux, en appliquant
~~~~~~

un petit vésicatoire derrière l'oreille, et en entretenant l'écoulement avec du beurre et de la poirée, ou une pommade légèrement épipastique quand la poirée ne suffit pas.

Quant au traitement intérieur, il doit être, pour l'enfant à la mamelle, par le lait de sa nourrice, que l'on rendra aussi balsamique que possible par un régime doux, rafraîchissant, en lui faisant boire pendant long-temps la tisane prescrite au Chapitre de la *gourme*, suivant l'abondance de l'humeur et la gravité de l'inflammation.

Cette maladie provient souvent d'une nourriture âcre prise par la nourrice ; car celle qui ne vit que de légumes secs cuits au lard, ne peut fournir un lait aussi doux que celle qui mange souvent des légumes frais et du laitage.

Pour que le régime fructifie plus promptement, il faut purger la nourrice, et en même temps l'enfant, par le lait de cette femme ; en conséquence on lui fera prendre la potion qui suit :

Prenez Séné mondé . . , ... deux gros.
Sel de Glaubert . . . . . . Idem.
Manne calabre. . . . . . . deux onces
si la femme est faible , et trois onces
si elle est forte.

Le tout pour une seule verrée ; il y a dans l'une et l'autre composition une once de manne de plus qu'il ne faudrait, si la nourrice ne devait pas donner son sein à l'enfant , pour la première fois , un quart d'heure après qu'elle aura avalé cette portion purgative.

<hr>

CHAPITRE XXI.

De la croûte laiteuse.

LES enfans à la mamelle sont rarement exempts d'éruptions cutanées, d'une espèce ou d'une autre; mais après la teigne nous n'en connaissons pas d'une nature aussi conséquente, et qui demande autant d'attention que celle connue sous la dénomination de *croûte laiteuse*, maladie que l'on confond souvent avec la gourme, et à laquelle on porte ordinairement fort peu d'attention et de soins, à cause de sa ressemblance avec cette dernière; cependant elle diffère de la gourme *par sa nature, par ses conséquences, et par les différentes places qu'elle occupe.*

Maiscomme cette éruption complique quelquefois la gourme, une partie des médecins qui ont écrit quelque chose des maladies des enfans, n'en font nulle mention, conséquemment ne la font pas connaître par ses caractères distinctifs ; ils n'indiquent nullement le remède spécifique, soit qu'ils ne le connaissent pas, soit parce qu'étant très-commun et très-simple, ils ne croient point à son efficacité, et qu'ils aiment mieux conseiller des préparations chimiques.

Cette maladie diffère d'autant plus de la gourme, qu'elle est héréditaire et qu'elle se transmet par génération, quoique bien guérie. Nous sommes certains que toute mère qui en a été affectée dans son enfance, comme toute nourrice qui l'a eue, la transmettent, les unes à leurs enfans, et les autres à leurs enfans et à leurs nourrissons.

M. STRACK, dans une dissertation couronnée par l'académie de *Lyon*, dit : *Les mères qui ont eu la croûte laiteuse, la communiquent nécessairement à leurs enfans ; mais il est très-facile de la guérir par l'usage de la jacée ou pensée sauvage.*

Mais comme les botanistes diffèrent

d'opinion sur les vertus de *la jacée*, que quelques-uns appellent *ambrette sauvage*, et d'autres *violette sauvage à trois couleurs*, qu'ils lui accordent une vertu astringente, tandis qu'ils reconnaissent à *la pensée des jardins*, ou *violette à trois couleurs*, ou *herbe de la Trinité*, une vertu *sudorifique, détersive et vulnéraire;* nous la préférons, dans le traitement de la croûte laiteuse, à la jacée ou violette à trois couleurs des prés, qui, ayant *une vertu astringente*, ne remplirait pas notre intention, ni le vœu de la nature, qui porte à la peau toute humeur qui peut s'évacuer par ses pores, disposition que tout médecin prudent doit favoriser et soutenir.

Tant qu'on a traité cette maladie par *la jacée* ou *ambrette sauvage*, on a dû renfermer le germe, le principe de cette maladie, dans l'intérieur, puisque cette plante est astringente ; et c'est peut-être une des raisons pour laquelle elle se communique par la génération : il n'y a que le temps et l'expérience qui puissent prou-

(283)

ver *que la pensée des jardins* *, ou l'*herbe de la Trinité*, comme la nomment quelques botanistes, en détruit le principe, de manière que l'enfant femelle, qui en est guéri, ne la transmettra point à ses descendans ; mais en attendant ces preuves, nous pouvons certifier que *la pensée des jardins*, dite *violette à trois couleurs*, ou *herbe de la Trinité*, administrée comme nous allons l'indiquer, est le spécifique de la croûte laiteuse, et que nous l'avons toujours employé avec succès.

SECTION PREMIÈRE.

Symptômes de la croûte laiteuse, et sa différence d'avec la gourme.

Lorsqu'un enfant a le visage extrêmement gros et plein, les joues comme enflées, et rondes, si au lieu d'être de couleur rose, elles sont d'un rouge foncé depuis la pomette jusqu'à la mâchoire infé-

* *Viola hortensis repens.*

rieure, si la peau de ces joues est épaisse comme un cuir, si elle est dure et raboteuse au toucher, si, en la maniant on ne peut y faire un pli, si l'épiderme est comme écailleux, spécialement dans les endroits les plus colorés, si cet enfant se frotte presque continuellement les joues sur son oreiller, ou sur les hardes de sa nourrice quand elle le tient entre ses bras, vous pouvez être certain que cet enfant a le principe de *la croûte laiteuse*, qui ne tardera pas à se manifester.

Cette éruption occupe spécialement les *joues* et le *menton* sur lesquels s'élèvent des boutons quelquefois pointus, ou des pustules larges comme des lentilles, remplies d'une humeur limpide et gluante.

La première pustule qui crève, répand une eau gluante qui, par sa tenacité, s'arrête à la pellicule qui la contenait, et se colle à la peau, qui, de proche en proche, se couvre d'une croûte jaune et roussâtre : cette croûte devient plus épaisse que celle de la gourme, qui ordinairement ne dépasse pas le dessus de la tête, quand elle

est simple, raison pour laquelle les nourrices l'appellent *le chapeau.*

Chez les uns, les croûtes laiteuses se
fendent et laissent suinter une humeur qui,
en augmentant leur épaisseur, se borne
cependant aux joues et s'y fixe long-
temps ; chez d'autres, au contraire, elles
s'étendent par tout le visage et gagnent jusqu'aux oreilles ; elles forment un masque
sur toute la figure de l'enfant, dont les seules
paupières restent ordinairement intactes ;
il y en a d'autres chez lesquels ces croûtes
se répandent súr le *cou,* sur la *poitrine,*
sur le *ventre ,* sur les *bras* et sur les *fesses ;*
alors les glandes jugulaires sont engorgées,
et l'enfant est dans un grand danger, pour
peu qu'on tarde à employer le remède
spécial contre cette maladie, qui est une
de celles auxquelles il faut s'opposer le
plus promptement possible.

La croûte laiteuse est dangereuse quand
elle dure long-temps, parce que le chyle,
ne pouvant plus parvenir pur à la masse
du sang, le corrompt, et l'enfant tombe
dans un marasme qui le tue ; elle est encore

dangereuse lorsqu'elle ne pousse pas suffisamment au dehors ; car pour peu qu'il en reste dans le sang , elle se dépose dans les glandes mésentériques qu'elles engorgent, et produisent le *mésentérilis* *, ou la *tympanite* ** , deux maladies mortelles.

Quand la croûte laiteuse est légère et abandonnée à la nature, elle dure long-temps , et il n'y a pas d'espoir de la voir finir , *tant que l'enfant ne rendra pas des urines qui aient l'odeur de celle du chat ;* qui devient plus infecte et plus incommode par la chaleur du lit ; on sent combien il est intéressant alors de changer l'enfant de linge, d'oreiller, et de lui faire respirer un air nouveau et pur ; mais plus le malade rend de cette urine, plus il est près de sa guérison, et plus tôt on voit tomber les croûtes : si l'enfant est encore à la mamelle, on doit s'occuper de la nourrice, tâcher de savoir si elle a eu cette maladie dans son enfance ou dans sa jeunesse, ce qu'elle peut ignorer quelquefois, et ce qu'elle n'avoue pas

---

* *Mésentéritis* , inflammation du mésentère.
** *Tympanite*, hydropisie d'air.

volontiers, quand même elle le sait, mais ce qu'on peut reconnaître à la nature et qualité de la peau de ses joues, comme nous l'avons indiqué à la section première du chapitre XXI de la première partie de cet Ouvrage, tome premier.

Si on ne reconnaît point sur cette femme les symptômes qui indiquent qu'elle a eu cette maladie, il faut s'assurer si elle n'a pas quelque part une éruption dartreuse ; dans ce cas, comme dans l'autre, il faut priver l'enfant du lait de cette femme, car il ne pourrait guérir même en lui administrant le spécifique contre cette maladie, tant qu'il continuerait de la téter. On finira l'allaitement de cet enfant avec le lait de vache dans lequel on ferait infuser *la menue pensée, sèche ou fraîche*, en observant que, quand on emploie une plante fraîche, il en faut presque le double de la sèche, parce que la plante fraîche a encore son eau de végétation qui affaiblit sa vertu.

Si, au contraire, la nourrice n'a jamais eu la croûte laiteuse, qu'elle n'ait point de dartre ; en un mot, qu'elle soit saine, il est évident que la maladie de l'enfant ne provient pas d'elle ; alors il faut en tirer tout le parti possible en traitant l'enfant par son lait.

SECTION II.

Traitement de la croûte laiteuse, par le lait de la nourrice.

On commencera par purger cette femme de manière que son nourrisson, à qui elle donnera le sein, un quart d'heure après avoir pris la médecine, soit purgé ainsi qu'elle : pour ce, on fera mettre dans la médecine une once de manne de plus qu'il ne faudrait, si la nourrice ne devait pas se faire téter.

Le jour même de cette purgation, on fera commencer à la nourrice l'usage d'une infusion de la plante dite *pensée des jardins;* cette tisane lui tiendra lieu de bouillon aux herbes pendant l'effet du purgatif, elle en continuera l'usage chaque jour; plus elle en boira, plutôt elle soulagera son nourrisson : cependant une pinte dans le cours de la journée peut suffire, en observant de faire cette tisane de plus en plus forte, c'est-à-dire, en augmentant la dose de la plante de huit en huit jours : quoique cette tisane ne donne nul désagréable à boire, on peut cependant y ajouter de la racine de réglisse pour la sucrer.

On privera la nourrice de son café au lait, si elle y est habituée, et on lui donnera une soupe, *soit au bouillon de viande*, *soit aux herbes*, ou *au lait*, suivant la saison; on aura grand soin de lui faire tenir un régime doux, plus végétal qu'animal, on lui fera faire beaucoup d'exercice à pied et au grand air, en portant avec elle son nourrisson. Si l'abondante boisson incommodait cette femme, on lui ferait prendre la *pensée* réduite en poudre à la dose d'*un demi-gros* chaque fois dans une verrée de lait ou de bouillon ; cette plante n'ôte point au lait sa saveur douce et agréable, elle lui donne la consistance de crême.

SECTION III.

Traitement de la croûte laiteuse après le sevrage.

Lorsqu'un enfant atteint de la croûte laiteuse est sevré, on doit le mettre à un régime végétal et laiteux, et lui faire boire habituellement l'infusion de la pensée dans tout ce qu'il boit, et en mettre infuser une poignée dans le bouillon avec lequel on lui fait sa soupe ; on peut d'autant plus facilement en faire prendre de différentes manières, que cette plante est sans odeur, et presque sans saveur.

Si l'enfant est âgé de près de deux ans, on peut, en pilant cette plante fraîche, en extraire une once de suc que l'on fera chauffer dans une petite verrée de lait que l'enfant boira facilement à jeûn ; si la saison ne permet plus d'en trouver de fraîche, on fera infuser dans le lait que l'enfant peut boire, une dose proportion-nelle de cette plante, ou on se servira de la poudre de cette plante dont on fera infuser, matin et soir, *un demi-gros* dans un petit gobelet de lait que l'on passera, et auquel on ajoutera un peu de sucre pour décider l'enfant à boire, ou dans une suffisante quantité pour lui faire une soupe, car cette plante ne fait ni aigrir, ni tourner le lait; enfin on peut en faire un *sirop*, ou une *marmelade*, comme on en fait une de la mousse de corce.

Ce remède pousse à la peau le reste de l'humeur pendant les huit ou dix premiers jours qu'on en fait usage, conséquemment elle augmente quelquefois la laideur de l'enfant; mais bientôt elle donne aux urines l'odeur de celle d'un chat en chaleur, ce qui annonce la guérison prochaine : on doit continuer l'usage de ce remède jusqu'à ce que les croûtes soient tombées; et quand la peau reste blanche et nette, il faut commencer à diminuer les doses et n'en abandonner entièrement l'usage qu'un mois après la disparition du dernier bouton, si on ne veut pas voir reparaître cette maladie.

La *menue pensée* est de sa nature si douce et si peu désagréable à prendre, qu'il ne faut pas craindre d'en adminis—trer l'usage, quand même la croûte laiteuse ne serait pas manifestement déclarée, puisqu'elle pousse à la peau tout virus de ce genre, et qu'elle épure les sucs nutritifs de toutes les acidités qu'ils peuvent avoir acquis pendant l'allaitement.

CHAPITRE XXII.

De la toux occasionnée par des aigreurs.

Souvent une toux approchant assez de la coqueluche, en ce qu'elle fait vomir des glaires, tourmente les enfans ; il y a cette différence, que cette toux fait vomir des glaires aigres, tandis que dans la coqueluche l'haleine des enfans ne donne point d'odeur aigre.

Quand donc cette toux est entretenue par des aigres qui font vomir des glaires, la magnésie donnée à la dose de trente grains par jour, en trois prises, dans une cuillerée d'eau avec autant de sirop de fleurs d'oranges, une heure avant chaque repas, fait cesser les aigreurs et les accidens qui en sont la suite.

Il faut après trois jours de l'usage de

cette poudre, c'est-à-dire, après neuf prises de magnésie, purger l'enfant avec

> Une once ou une once et demie de manne calabre, fondue dans trois ou quatre cuillerées d'eau.

Si l'enfant est plus brun que blond, si les couleurs de ses joues sont foncées, la manne est le seul purgatif qui lui convienne ; si au contraire il est blond, décoloré, et naturellement plus disposé au relâchement qu'à la constipation, on le purgera avec ce qui suit :

> Prenez Une once et demie de sirop de chicorée composé de rhubarbe, et même
> Deux onces, s'il a plus d'un an, délayées dans trois cuillerées d'eau pour faire boire de suite à l'enfant.

Lorsque, dans cette toux occasionnée par les aigreurs, l'enfant a du dévoiement avec coliques, on pourra se dispenser de le purger, en lui faisant faire usage, pendant plusieurs jours, de la potion suivante :

Fondez savon amigdalin. . un gros
dans une once d'eau de fenouil,
Et autant de celle de fleurs d'oranges,
ou deux onces de l'une ou de l'autre,
si on ne peut avoir les deux.

Si l'enfant est encore à la mamelle, on lui fait avaler deux cuillerées à café de cette potion, une demi-heure avant de le mettre au téton ; s'il est plus avancé en âge et qu'il mange, on lui donnera deux cuillerées à bouche de cette potion demi-heure avant sa soupe : cette dose doit être consommée en douze heures à peu près par un enfant de deux ans, et en vingt-quatre heures par un enfant à la mamelle ; elle suffit ordinairement parce qu'elle est *laxative*, quoique *analeptique*, et souvent même elle fait cesser le dévoiement.

CHAPITRE XXIII.

Des vomissemens habituels à quelques enfans.

La délicatesse des enfans et la sensibilité de leur organe digérant sont souvent cause de fréquens vomissemens ; il est nécessaire de s'assurer de la cause originaire et primitive de cet état contre nature, pour y apporter un remède efficace ; car si ils sont produits par des embarras, des engorgemens, des obstructions au mésentère, au canal hépatique, on sent parfaitement que ce que nous avons conseillé pour ceux de la coqueluche, ou des aigres dans l'estomac ne peuvent suffire pour les arrêter, pas même pour les soulager ; il faut travailler à faire cesser la maladie qui les occasionne, ce que vous trouverez au Chapitre *des obstructions du mésentère et du canal hépatique* dont nous nous occuperons bientôt.

Le vomissement tient donc à plusieurs causes ; quand cette cause est reconnue, et qu'elle provient de la sensibilité extrême des houpes nerveuses de l'estomac, ou de l'irritation de la membrane muqueuse, il faut retrancher tout aliment solide pendant quelque temps, et soutenir l'enfant avec des *gruaux*, des *panades*, des *soupes* ; si au contraire la faiblesse de l'estomac est la source de ce désordre, il faut le fortifier avec *des gelées de viande un peu épicées par la canelle ou le girofle*, avec *des laits de poule aromatisés par une ou deux cuillerées d'eau de canelle orgée*, ou *au moins d'eau de fleurs d'oranges doubles*, suivant l'étendue du lait de poule, et dans lequel on peut faire tremper quelques mouillettes de pain, ou quelque échaudé, jusqu'à ce qu'on ait remonté et fortifié l'estomac. Pour y parvenir plus efficacement et plus promptement, on fera précéder chaque repas de deux ou trois cuillerées de julep analeptique composé comme suit :

(298)

Prenez Demi-once d'écorce du Pérou,
Demi-gros de rhubarbe, le tout
concassé.

Faites infuser dans un poisson d'eau de camomille romaine pendant trois heures sur cendres chaudes, coulez et ajoutez,

Sirop d'écorces d'oranges. . . . 4 onces.

Si mieux vous aimez, donnez à cet enfant,

Une demi-once de sirop de quinquina.

Si on éprouvait beaucoup de difficulté à faire boire ces drogues, il faudrait se servir de la poudre stomachique suivante :

Sel essentiel de quinquina . . . un gros.
Rhubarbe en poudre. . . . . . un scrupule.

Mêlez bien exactement, et divisez en huit prises égales ; vous ferez avaler chaque prise dans la première cuillerée de soupe, ou dans de la pomme cuite ou de la confiture.

Si, dans un âge plus avancé, ce vomissement est produit par la présence de quelque humeur *âcre, rance* et *putride,* ce qui se reconnaît par la bouche de l'enfant qui exhale une odeur d'œuf pourri, à laquelle sont assez sujets ceux à qui on laisse manger trop de viande ou de pâtisserie, il faut commencer par faire vomir avec quelques grains d'*ipécacuanha*, dont la dose dépend de l'âge de l'enfant et de sa force, jusqu'à *dix grains*, dans de l'eau sucrée, ou dans quelques cuillerées de bouillon ; ensuite il faut le purger avec *deux onces de manne*, si l'ipécacuanha n'a produit aucune évacuation alvine, ou *avec deux onces de sirop de chicorée composé de rhubarbe*, si les déjections alvines ont été abondantes, mais toujours selon l'âge et le tempérament de l'enfant.

Après ces évacuations on lui fera commencer l'usage du *sirop antiscorbutique*, *à la dose d'une cuillerée à bouche dans deux cuillerées pareilles d'eau.*

Le vomissement habituel peut aussi être occasionné par une humeur répercutée, ce que vous reconnaîtrez si l'enfant était sujet à un *écoulement* quelconque, ou à une *dartre* qui aurait disparu. Alors le premier de tous les soins est de rappeler l'humeur sur la partie où elle se portait ordinairement ; et si on ne peut y parvenir par un peu de poirée graissée de beurre frais, ou par un cataplasme émollient, il ne faudra pas hésiter à mettre au bras un petit vésicatoire pour appeler à la peau l'humeur qui, en disparaissant, s'est portée sur les membranes de l'estomac.

Si on répugne à appliquer un vésicatoire, ou un morceau de saint-bois au bras, il faut garnir la plante des pieds du cataplasme suivant :

Prenez Une dose suffisante d'ail, dépouillée de ses pellicules, et pilée dans un mortier de marbre,
avec suffisante quantité de miel pour en faire une pommade.

Vous laisserez ce cataplasme autant de temps que l'enfant pourra le supporter sans se plaindre ; si cependant il se desséchait avant les plaintes, il faudrait le renouveler.

SECTION PREMIÈRE.

Du hoquet.

LE vomissement, dont nous venons de parler, est souvent précédé et accompagné d'un hoquet qui, comme on le sait, est une affection spasmodique de l'estomac et du diaphragme produite par tout ce qui peut irriter les fibres nerveuses et musculaires de ces parties : si l'humeur répercutée s'est déposée sur ces organes, on pourra l'en détourner par un exutoire quelconque.

Lorsque le hoquet est occasionné par des humeurs pituiteuses devenues âcres, et qui surchargent l'estomac, un doux vomitif en est le premier remède ; il faut même que ce vomissement soit accompagné d'évacuations alvines ; quand il ne produit pas cet effet, il faut le lendemain donner un purgatif proportionnel à l'âge et au tempérament de l'enfant.

Lorsqu'il est produit par des flatuosités qui, en distendant l'estomac, l'irritent, ce

qui se reconnaît par des rots que l'enfant
rend de temps à autre, il faut lui administrer la potion suivante :

Prenez Eau de camomille romaine. . . une once.
       Eau de fleurs d'oranges. . . . . Idem.
       Sirop de diacode. . . . . un gros.
       Sirop d'écorce d'oranges . . . une once.

On donnera, suivant l'âge de l'enfant,
une ou plusieurs cuillerées à bouche chaque fois ; si il a plus de deux ans, on lui
fera boire la totalité en deux fois, à trois
heures d'intervalle l'une de l'autre, et on
ne lui donnera à manger que trois heures
après la dernière dose, si il ne dort pas.
On peut aussi en même temps lui appliquer sur la région moyenne épigastrique,
autrement dit, sur le creux de l'estomac,

Une once et demie de thériaque, qu'on
recouvrira d'un morceau de peau.

Quelques grains de musc, enveloppés
de quelques gouttes de sirop, conviennent encore dans ce cas, quand le hoquet
ne cède pas aux remèdes précédens.

CHAPITRE XXIV.

Du dévoiement, ou diarrhée.

Les enfans nouveaux nés sont rarement
sujets au dévoiement, quoiqu'ils aient
trois, quatre, et même *cinq déjections
alvines dans les vingt-quatre heures,*
jusqu'au moment où la nature s'occupe de
la formation des dents ; si le dévoiement
leur survient avant ce temps, il est occasionné par la faute des nourrices qui leur
donnent, ou du mauvais lait, ou du bon,
en trop grande quantité, mais plus ordinairement trop fréquemment, et qui par ce
procédé irréfléchi, en empêchant la parfaite digestion, en produit la perversion.

Cependant il peut survenir un dévoiement à un enfant qui n'a pas tété trop fréquemment, après des temps très-humides,
spécialement quand l'enfant est élevé par
l'allaitement artificiel d'une *vache,* ou
d'une *ânesse,* qui va à la prairie.

Si le temps est constamment pluvieux, il faut retenir la bête à l'étable, et lui faire manger du son de froment avec un peu de sel égrugé, lui donner du fourrage sec, et renouveler souvent sa litière, alors son lait sera moins séreux, et le dévoiement de l'enfant cessera quelques jours après qu'on aura mis la vache au régime.

Quand le dévoiement est produit par des matières *aigres*, *glaireuses*, *mêlées de verd*, de *jaune*, et de *grumeaux blancs*, il faut aider à l'évacuation de ces matières, pas le *sirop de chicorée composé de rhubarbe*, dont la dose doit être relative à l'âge de l'enfant.

Les nourrices exposent encore leurs nourrissons au dévoiement, en mettant sécher du linge mouillé dans la chambre où elles les tiennent, en les exposant à l'air humide du soir, ou en leur laissant des langes mouillés autour d'eux. Dans ce cas, les déjections alvines ne sont pas de mauvaise qualité, et le dévoiement n'a lieu que par faiblesse d'estomac et relâchement d'entrailles.

Une cuillerée à café de sirop anti-scorbutique, chaque jour, avec deux cuillerées d'eau, est le véritable antidote de ce dévoiement, et l'analeptique qui convient le mieux, parce qu'en procurant un peu de chaleur à l'estomac, et en donnant du ton aux autres viscères du bas-ventre, il leur donne la faculté de bien digérer ; on n'abandonnera l'usage journalier de ce sirop, que long-temps après la cessation du dévoiement, et que si l'enfant était menacé de constipation, sauf à y revenir dans une autre occasion, si le cas l'exige ; car la trop longue continuité du meilleur remède peut avoir ses inconvéniens.

SECTION PREMIÈRE.

Autre cause du dévoiement.

La répercussion des humeurs qui se portaient à la peau, car toute humeur psorique répercutée peut devenir un sujet de dévoiement accompagné de douleurs ;

il faut donc, pour faire cesser le mal ;
rappeler ces humeurs, en entretenir l'é-
coulement, et pendant ce temps calmer
les douleurs avec la potion suivante :

Prenez Douze grains de gomme adragante,
   Fondez-les dans quatre onces d'eau
   de canelle orgée ; quand la dissolution est parfaite, ajoutez,
   Sirop d'orgeat . . . . . . deux onces.

Mêlez le tout pour en donner d'heure
en heure une cuillerée à café ou à bouche,
suivant l'âge.

SECTION II.

De la lienterie.

INDÉPENDAMMENT des diverses causes
de dévoiement dont nous venons de parler, il en existe encore quelques autres
quand l'enfant est sevré ; telles sont celles
que nous appellons, *lienterie, flux céliaque.*

La lienterie et le flux céliaque proviennent d'une atonie des viscères digé-

rans qui laissent glisser, le long du tube intestinal, les alimens sans leur avoir fait éprouver un changement sensible, au point qu'on reconnaît dans les déjections presque toutes les différentes espèces d'alimens que l'enfant a mangés ; cet état est occasionné par le défaut de suffisante quantité de suc gastrique et pancréatique.

Symptômes de la lienterie.

La lienterie est une maladie très-grave, elle succède ordinairement à un long dévoiement auquel on n'a apporté aucun régime, ni remède ; l'enfant est dans une faiblesse et dans un accablement extrême par le défaut de renouvellement des sucs nutritifs ; souvent cette faiblesse est accompagnée de dégoût ; chez d'autres, au contraire, on ne peut satisfaire l'appétit, les urines sont en très - petite quantité , mais très-boueuses.

Remèdes contre la lienterie.

Il faut apporter un prompt remède à

cet état, en nettoyant les premières voies
par

> Le sirop d'ipécacuanha , dont la dose
> dépend de l'âge de l'enfant.

Ensuite on le purge avec

> Deux onces de sirop de chicorée composé
> de rhubarbe , auquel on ajoute trois
> cuillerées d'eau.

Après ces évacuans on fera boire à
l'enfant, pendant plusieurs jours de suite,
une eau de rhubarbe composée comme
suit :

> Fleurs de camomille romaine . douze
> Véronique mâle. . . . . demi-poignée.
> Rhubarbe concassée . . . . . . demi-gros.

Faites infuser dans chopine d'eau , dont
vous donnerez un huitième chaque jour
à jeûn , en y ajoutant une cuillerée de
sirop antiscorbutique.

Régime.

Dans ce cas, le régime est aussi nécessaire que le remède ; en conséquence on

(509)

donnera peu de nourriture chaque fois,
mais de quatre en quatre heures ; elle sera
légère, bien choisie et de facile digestion ;
on évitera la pâtisserie, on donnera fréquemment des potages, des laits de poule
aromatisés avec l'eau de fleurs d'orange,
et même *celle de canelle orgée.* Ces laits
de poule peuvent être divisés par moitié,
que l'on donnera matin et soir ; avec la
portion du matin on pourra donner quelques mouillettes de pain, mais on donnera celle du soir, seule, au moment où
on couchera l'enfant, ou *un gros de salep
avec trois ou quatre grains de safran,*
fait au bouillon de mouton, dans lequel
on mettra pour tout légume, de la carotte
et du poireau, avec un clou ou deux de
girofle.

Si ces moyens ne font pas cesser la lienterie, on fera prendre à l'enfant *un grain,*
ou au plus *deux* de la poudre d'une racine dite *colombo* *. On délaie cette poudre

* Cette racine porte le nom de la ville d'où elle
nous arrive ; car *Colombo* est une ville de l'île de
Ceylan ; mais cette racine provient d'un *cocculus*

(310)

dans une cuillerée de sirop d'écorce d'o-
ranges , et on fait boire par dessus deux
ou trois cuillerées d'eau avec une seule
de sirop de coing.

Il est quelquefois nécessaire d'en donner deux ou trois prises par jour, savoir,
la première à jeûn , la seconde une heure
avant le dîner , et la troisième une heure
avant le lait de poule, ou le potage de
salep ; mais il faut toujours commencer
par une seule dose, sauf à en donner une
seconde le troisième ou le quatrième, s'il
n'y a pas encore de mieux , et une troisième dose, le cinquième ou sixième jour,
suivant l'état du malade et sa constitution
primitive ; car s'il est d'un tempérament
bilioso - sanguin, une prise doit suffire
pendant plusieurs jours ; si au contraire
il est flegmatique (ce qui est très-vraisemblable quand la lienterie n'a pas cédé aux
remèdes antérieurs à celui-ci), il en fau-

indicus , qui croît au Bengale et à la côte de Co-
romandel , et plus abondamment encore en *Perse*.
Plusieurs pharmaciens de Paris qui la connaissent
en tiennent.

dra deux ou trois prises par jour, tant que la maladie subsistera, et faire boire une infusion de *menthe des jardins*, ou donner des pastilles de cette plante.

Si on a commencé par un seul grain, il faudra finir par en donner deux le matin, et quelques jours après deux avant le dîner, et progressivement jusqu'à ce que le mieux soit manifeste.

Si on ne peut se procurer cette racine, car elle n'est pas très-commune en France, on se servira, ou du *catholicum*, ou du *diascordium*; on fait prendre le premier de ces remèdes *à la dose d'un gros*, et le second *à celle de vingt-quatre grains*, ou *un scrupule*, et quelquefois *de demi-gros au plus*, à jeûn, dans une cuillerée d'eau.

Il est encore possible de suppléer à la racine de *colombo*, par la composition suivante :

Prenez Racines de fenouil. . . . . . un gros.
   Racines d'Iris de Florence. Idem.
   Canelle . . . . demi-gros
   Sucre candi. . . . . une once.

Mêlez le tout réduit en poudre, pour en faire des paquets de douze grains chaque, dont on peut donner trois fois le jour, dans une cuillerée de sirop de coing, selon l'âge et le tempérament du petit malade.

SECTION III.

Du flux céliaque.

LE flux céliaque est encore plus dangereux que la lienterie, parce qu'il dépend ordinairement de l'engorgement du mésentère, dont nous traiterons plus loin.

Lorsque le flux céliaque n'est occasionné que par une surabondance de mucosité qui obstrue les veines lactées dont les intestins sont parsemés, pour pomper le chyle, au fur et à mesure que la pâte alimentaire parcourt le tube intestinal, on peut facilement y remédier.

On commencera ce traitement par le vomitif et le purgatif ci-dessus indiqué, ensuite on mettra l'enfant à l'usage du *sirop antiscorbutique* , dont les doses seront proportionnées à son âge , et on lui fera boire, le plus souvent possible, une tisane faite avec

Racine de patience sauvage. . . . une once.
Feuilles de menthe des jardins . . sept ou huit.

Le tout pour une pinte d'eau édulcorée avec la racine de réglisse en suffisante quantité pour faire perdre à cette décoction son amertume.

CHAPITRE XXV.

Du flux hépatique.

Le flux hépatique est souvent pris pour la dyssenterie, avec laquelle il a assez de ressemblance par les déjections rouges qu'on prendrait pour de la lavure de sang, et par un léger ténesme qui le précède. Cette maladie est toujours accompagnée d'une fièvre lente, parce qu'elle est le produit de la faiblesse du foie, et souvent d'un abcès qui s'y est formé, comme le prouve l'autopsie des enfans qui en meurent : elle peut encore provenir de l'engorgement des veines mésaraïques.

SECTION PREMIÈRE.

Symptômes du flux hépatique.

La couleur de la peau est d'un jaune citronné, et souvent plus foncée, les urines sont très - colorées en jaune; les malades toussent et ont de la peine à respirer, il y en a qui rendent du sang par le nez.

Caractère distinctif de cette maladie.

Le flux hépatique fait moins souffrir que la dyssenterie : voilà le caractère distinctif de cette maladie ; mais il est plus difficile à guérir, en ce qu'il est le produit d'une affection très-grave du foie qui se termine communément par la cachexie et le marasme.

SECTION II.

Traitement du flux hépatique occasionné par l'inertie du foie.

On doit commencer le traitement de cette maladie par un vomitif doux, tel que celui produit par *deux ou trois onces de sirop de fleurs de pêchers*, ou par *une once, ou une once et demie de ce-*

lui d'ipécacuanha, selon l'âge et la force de l'enfant.

Le lendemain de ce vomitif on donnera ,

> Une once de sirop de chicorée composé de rhubarbe , dans deux cuillerées d'eau.

Ainsi de suite pendant plusieurs jours ; on peut même en donner deux fois le jour, si la première ne produit pas d'évacuation, ou donner *une once et demie* en une seule fois, suivant la force et l'âge du malade.

La tisane doit se composer avec

> Douze fleurs de camomille romaine.
> Quelques racines de pissenlit , et
> D'une forte pincée de sommités d'aigremoine.

Le tout pour une chopine d'eau ; on passera à travers un linge , et on ajoutera ,

> Sirop de quinquina. . . . . une once.

Cette boisson est d'autant mieux appropriée à cette maladie, qu'indépendamment de sa vertu tonique et détersive, elle est encore anti-septique, et que conséquemment elle s'oppose à la gangrène.

Nous avons quelquefois vu le lait réussir dans cette maladie ; si donc il passe
bien à l'enfant, on en fera usage.

Mais si la fièvre est forte, et la région
du foie chaude et brûlante, il faut d'autres remèdes ; on mettra le malade à l'usage
du petit lait, on lui fera des fomentations
sur la région du foie avec des flanelles
imbibées de décoction émolliente , dans
laquelle on aura fait entrer de grandes
feuilles de bouillon blanc, que l'on éta-
lera sur le ventre , et que l'on recouvrira
de la flanelle. Lorsqu'on aura obtenu un
peu de calme et de diminution dans la
fièvre , *on fera vomir le malade* avec l'un
ou l'autre des deux sirops indiqués ci-
dessus, et le lendemain on le *purgera ou
avec le sirop de chicorée composé de
rhubarbe , ou avec la casse et la rhubarbe ;* ensuite on le mettra à l'usage du
petit lait aiguisé d'abord par *deux onces
de sirop de limon pour chopine ,* pendant
les trois ou quatre premiers jours, puis
de *trois onces* pendant autant de temps .
et enfin d'*une quatrième once :* on don-

nera des lavemens avec l'eau de son et quelques cuillerées de vinaigre, suivant sa force. On le purgera de temps à autre *avec une once* de casse, dans laquelle on incorporera douze, dix-huit ou vingt-quatre grains de rhubarbe en poudre, selon l'âge et la force du malade.

Régime.

On soutiendra les forces de l'enfant avec des bouillons de veau ou de poulet, assaisonnés d'oseille ou de suc d'oranges ; les laits de poule, le lait de vache, et tous les œufs préparés au lait conviennent parfaitement, en ayant soin de ne rien laisser manger qui soit de difficile digestion.

SECTION III.

Symptômes d'un abcès au foie.

La couleur pâle et verdâtre des enfans qui en sont attaqués, couleur qui ne se fait pas remarquer dans les autres maladies, est presque le seul caractère distinctif de cet état dangereux.

C'est à ce symptôme, dit M. *Lieutaud*, qu'on distingue principalement l'inflammation du foie qui précède l'abcès ; les symptômes les plus aggravans sont : une *fièvre continue*, une *soif excessive*, un *hoquet*, le *vomissement de matières noires*, les *défaillances*, les *sueurs froides*, et le *délire*.

L'enfant est dans le plus grand danger lorsque cette maladie se termine par une suppuration qui ne peut se faire jour au dehors ; et son dernier moment s'annonce par la cessation subite de toutes les douleurs, cessation produite par la gangrène.

CHAPITRE XXVI.

Du flux mésentérique.

Le flux mésentérique peut être considéré comme une hémorragie des vaisseaux du mésentère ; aussi les déjections sont-elles plus sanglantes que dans le flux hépatique, et même dans le dyssentérique dont nous parlerons ci-après ; car il arrive souvent que le sang est *très-abondant, rouge, vermeil* et *sans odeur :* mais souvent aussi il est *noir* et *fétide,* selon que la source d'où il coule est plus ou moins éloignée du fondement.

Traitement du flux mésentérique.

Lieutaud dit : « On doit se proposer de vider, par des lavemens émolliens, le sang qui, en séjournant long-temps dans le tube intestinal, peut par sa corruption exciter les accidens les plus graves. »

(321)

Ces lavemens seront donc composés
de

> Décoction d'herbes émollientes,
> De camomille,
> De demi-once d'écorce du Pérou,
> Pour une pinte d'eau, à laquelle on ajoutera,
> Eau de Rabel. . . . . . . demi-once.

Pour faire trois ou quatre lavemens, suivant la dose que l'enfant peut en recevoir.

On lui donnera pour boisson habituelle,

> Une infusion de camomille romaine,
> avec le sirop de limon, ou
> Dix gouttes d'essence de rabel dans chaque
> verrée.

Régime.

La nourriture sera de bouillons de veau
ou de poulet, et de fécule de pomme de
terre, ou de ses différentes préparations
dans ces bouillons qui seront aiguisés de
jus de citron, ou au moins d'oseille,
jusqu'à ce que la plaie soit bien conso-
lidée.

CHAPITRE XXVII.

De la dyssenterie ou du flux dyssentérique.

CETTE maladie est très-fréquente au printemps dans des pays marécageux et des lieux humides ; elle a pour cause, dans cette saison, tout ce qui a pu arrêter la transpiration pendant l'hiver ; cette suspension surcharge le corps d'humeurs qui se corrompent facilement ; les mauvais alimens en sont aussi des causes éloignées : elle est souvent épidémique à l'automne, après un été chaud, dans des pays assez abondans en fruits, comme en Dauphiné et en Provence, par l'abus de ces mêmes fruits.

Symptômes.

Elle s'annonce, dans les premiers jours, par ce qu'on appelle *ténesme*, qui consiste

en de fréquentes envies d'aller à la garderobe, et qui ne produisent rien, ou très-
peu de matières ; ensuite l'enfant rend des
glaires ensanglantées, puis du sang plus
ou moins abondamment, selon son âge et
son tempérament. Cet état est toujours
accompagné de fièvre plus ou moins forte,
et les évacuations sont toujours précédées
de douleurs plus ou moins vives dans
toute la région abdominale, ce qui distingue cette maladie du *flux hépatique*,
avec lequel elle a beaucoup d'analogie.
Souvent les déjections sont vertes, noires,
et striées de filamens sanguins ; elles ont
une odeur fétide et quelquefois cadavé-
reuse.

Régime.

Nous pourrions nous dispenser d'aver-
tir ici, qu'il faut cesser toute nourriture
solide, et soutenir le malade avec des
bouillons de veau ou de poulet avec des
navets et une poignée d'oseille.

Quand les vomissemens et le hoquet se
mettent de la partie, la maladie devient

si dangereuse, qu'elle peut se terminer par la mort, parce qu'ils annoncent inflammation dans l'estomac.

Traitement.

Un des points capitaux, dans cette maladie, est de ne point laisser séjourner les matières fécales dans la chambre du malade, d'y faire circuler souvent un air nouveau, et de répandre fréquemment du vinaigre sur le plancher.

Le premier de tous les remèdes, dès que le ténesme se fait sentir, est l'usage des lavemens émolliens et d'huile, ou de bouillon d'une fraise de veau, ou d'une décoction de graine de lin, qu'on laisse bouillir jusqu'à ce que l'eau soit un peu gluante ; il faut donner une demi-dose de ces lavemens, chaque fois, pour que le malade puisse les garder plus long-temps ; mais il faut les répéter au moins quatre fois en vingt-quatre heures : le troisième ou le quatrième jour on y ajoutera *une tête de pavot* par chopine de décoction.

La boisson habituelle doit être celle qui suit :

> Petit lait clarifié , une pinte , dans laquelle on fera infuser ,
> Camomille romaine , 12 fleurs ; on y fondra ,
> Gomme arabique . . . . une once ; coulez et ajoutez ,
> Eau de fleurs d'oranges. . une once.

Il serait mieux de faire la tisane suivante , si on pouvait la faire boire à l'enfant.

> Prenez Tamarin . . . . deux onces.
> Orge perlé . . . . . . une once.

Faites bouillir l'orge dans trois chopines d'eau pour réduire à pinte, ajoutez le tamarin divisé par petits morceaux , remettez le vase (qui doit être de faïence ou de terre vernissée *) au feu ; et dès que le tout mêlé aura jeté quelques bouillons , retirez

* Il est essentiel de ne pas faire cette décoction dans un vase de fer blanc ou tout autre étamé, à cause de l'acide du tamarin, qui, en procurant *une chaux de plomb* , donnerait d'autres coliques à l'enfant.

du feu et laissez infuser pendant une heure, coulez et faites boire au malade une petite dose chaque heure.

Il est très-nécessaire, dans cette maladie, de débarrasser les premières voies des crudités aigres dont elles sont farcies ; on profitera donc du premier moment de calme opéré par les lavemens pour donner à l'enfant,

> Deux ou trois onces de sirop de fleurs de pêcher, suivant son âge et sa force.

Le lendemain on le purgera avec la décoction,

> D'une once de tamarin, dans une verrée d'eau, réduite à moitié, dans laquelle on ajoutera,
> Une once de manne, et sirop de chicorée composé de rhubarbe,
> Une ou deux onces, suivant l'âge et la force.

Après l'effet de ce purgatif, on fera boire au malade quelques verrées d'une infusion de camomille romaine, parce que cette plante est anti-septique, et qu'elle fortifie l'estomac ; il faudra renouveler le purgatif deux ou trois fois, en laissant chaque fois quelques jours d'intervalle; on soutiendra les forces du malade par des bouillons, des gelées de viande faites avec le *veau*, le *poulet* et *la corne de cerf.*

Régime de la convalescence.

Quelques jours après, on lui donnera quelques cuillerées de semoule fondue dans un bouillon gélatineux, des pommes cuites au lait, et successivement des œufs au lait, etc.

Lieutaud dit avoir vu plusieurs adolescens qui, après avoir fait usage des remèdes que nous venons de prescrire, ont terminé cette maladie par l'usage de l'eau ordinaire pour toute boisson, pendant quelques jours; il est évident qu'il ne faut point donner de vin aux enfans pendant leur convalescence de cette maladie. La boisson d'eau pure convient parfaitement à la généralité des enfans, et encore mieux aux adolescens, qui ont déjà le sang très-chaud; mais on peut leur donner, pour boisson habituelle, une légère orangeade, ou une décoction de pomme de rainette.

Comme nous avons vu cette maladie se renouveler après peu d'intervalle, faute d'un régime convenable, *nous conseillons de tenir, long-temps après la guérison, les enfans à un régime végétal, doux et rafraîchissant, et de ne leur donner ni viande, ni poisson pendant le premier mois qui suivra leur guérison;* il faut les gouverner pendant tout ce temps, comme s'ils n'étaient encore qu'en convalescence : on leur laissera manger quelques fruits acides, mais bien mûrs, comme *fraises, cerises, groseilles,* si c'est la saison; mais point d'abricots, ni de prunes : la pêche cuite à l'eau, comme un œuf à la coque, ou la poire de beurré, conviennent encore à quelque repas.

Le lait, quand les enfans le digèrent sans aigreur, les laits de poule aromatisés seulement avec l'eau de fleurs d'oranges, doivent souvent faire leur souper, et on aura grand soin de leur faire faire un peu d'exercice en plein air.

~~~~~~

CHAPITRE XXVIII.

Du Cholera morbus.

L<span></span>E *cholera morbus* est une évacuation excessive par haut et par bas, d'une bile âcre et putrescente.

HIPPOCRATE en a reconnu deux espèces; l'une humide, et l'autre sèche.

Causes de cette maladie.

Ces causes sont une surabondance de ile acrimonieuse produite dans le pre-mier âge par un lait trop chargé de partie butireuse, qui a souvent tourné à l'alcalescence.

Le refroidissement et les fortes douleurs d'une dentition pénible peuvent aussi la produire ; dans ce cas, le docteur *Leroi*, de Montpellier, appelait cette maladie, *une fièvre bilieuse très-aiguë, qui fait crise par le vomissement et le cours de*
~~~~~~

ventre. Il prétendait qu'elle n'est pas aussi dangereuse que lorsqu'elle a pour cause une bile putréfiée.

Tissot dit : « Malgré les symptômes formidables qui accompagnent cette maladie, il est rare que les malades en meurent. »

Symptômes du Cholera morbus *humide*.

Le *cholera morbus* est ordinairement précédé d'une cardialgie, ou chaleur excessive vers la région de l'estomac, et y cause une vive douleur, aussi bien qu'aux entrailles. Le malade rend beaucoup de vents par la bouche qui répandent une odeur aigre ; ensuite survient le vomissement très-abondant, suivi d'un dévoiement de bile de toutes couleurs, précédé de tranchées très-considérables. Le malade est tourmenté d'une soif ardente, et d'une douleur très-aiguë vers le nombril ; son pouls est très-petit, concentré, mais très-vite et inégal.

Lorsqu'il survient des crampes, que les doigts se courbent, que les ongles devien-

nent livides, et le visage plombé, le malade
éprouve des vertiges, sa voix s'éteint ; les
convulsions et l'étouffement mettent ordinairement fin à cet état.

Symptômes du Cholera morbus *sec*.

Cette espèce est infiniment plus rare
que l'autre. SYDERHAM dit ne l'avoir ren-
contrée qu'une fois. Voici ce qui le distingue de l'autre : le malade ne vomit
point, et n'a nulle évacuation stercorale :
son ventre reste dur, et raisonne comme
un tambour, quand on frappe dessus ; il
ressemble beaucoup par ce symptôme à la
tympanite.

Quoique le *cholera morbus* ait beaucoup d'affinité avec la diarrhée bilieuse
et la dyssenterie, il en diffère cependant ;

1° En ce qu'il attaque subitement le
malade, et que ses progrès sont excessivement rapides ; ce qui lui a fait donner
l'épithète de *trousse galant*.

2° En ce que les déjections ne deviennent sanguinolentes, que quand la maladie

est à son plus haut période ; tandis que dans la dyssenterie, les évacuations sont teintes de sang dès le début de la maladie.

3° Et parce que le vomissement qui est rare dans la dyssenterie, accompagne toujours le *cholera morbus* ; qu'il est de l'essence de cette maladie et un des principaux symptômes.

4° La dyssenterie est contagieuse ; le *cholera morbus* ne l'est pas.

Traitement du cholera morbus.

Il est urgent, dans ce cas, comme dans beaucoup d'autres, de suivre les indications de la nature qui cherche à se débarrasser de l'humeur morbifique, par haut et par bas. Il faut donc entretenir et faciliter le vomissement pendant plusieurs heures, après lesquelles on travaillera à le modérer en augmentant les déjections alvines.

Pour modérer le vomissement, on donnera, d'heure en heure, une demi-verrée d'eau de Vichy, dans laquelle on aura fondu demi-once de sel de glauber,

Après la consommation de cette pinte, qui aura augmenté les évacuations alvines, si le vomissement subsiste encore , au lieu de sel de glauber , on mettra , dans une pinte d'eau de Vichy, *demi-once de sirop de diacode ,* que l'on fera boire en cinq ou six verrées, à une heure d'intervalle l'une de l'autre, et on provoquera les garde-robes par des lavemens de décoction émolliente, ou de fraise de veau.

Si le vomissement ne cède pas à l'usage de l'eau de Vichy avec le sirop de diacode, il faudra employer *la décoction de tamarin, faite avec six onces* pour une pinte d'eau. Il faut, pendant tout ce temps, tenir le malade aussi chaudement que possible , lui mettre des briques chaudes aux pieds, et entretenir des flanelles imbibées de décoction d'herbes émollientes sur tout l'*abdomen.*

Tissot dit : « La décoction de tamarin et un bain d'eau tiède ont parfaitement réussi ; mais il est rare qu'on puisse faire usage du bain , tant que le vomissement subsiste. »

Régime du convalescent.

Après cette crise qui a beaucoup affaibli les organes digérans, le régime, pendant la convalescence, est un des points capitaux pour conduire à la guérison complette.

On aura soin de faire boire une tisane composée *d'une once seulement de tamarin, et de deux gros de gentiane sèche.*

On donnera au malade une cuillerée de vin de *quinquina,* demi-heure avant le repas, pendant une quinzaine de jours.

Les bouillons seront de poulet, et on y ajoutera *demi-once de corne de cerf rapée,* par pinte, après que la viande sera retirée.

Les alimens consisteront d'abord en potages, mais en petite quantité chaque fois, ensuite en œufs, et enfin en un peu de maigre de volaille.

~~~~~~

CHAPITRE XXIX.

De la chute du fondement.

Après l'une ou l'autre des maladies dont nous venons de parler, il n'est pas rare de trouver des enfans affligés de la chute du fondement : cette incommodité est formée par la dernière portion du gros boyau, ou *rectum*, dont les muscles releveurs sont relâchés.

Pour y remédier, il faut donc donner du ton et du ressort à ces muscles ; on y parvient en lavant cette portion d'intestin sortie, avec un vin composé comme suit :

Prenez Thym. . . . . ⎱ de chaque
     Romarin . . . . ⎰
     Lavande . . . . une poignée.
     Roses de Provin sèches. deux onces.
     Ecorce de pin concassée. quatre onces.

Versez dessus quatre pintes ou litres de vin blanc ou rouge ; laissez infuser sur
~~~~~~

cendres chaudes , pendant vingt-quatre heures , après lesquelles on pourra commencer à se servir de ce vin , dont on imbibera à froid un linge mollet, avec lequel on lavera tous les plis et replis de la portion d'intestin sortie. Après l'avoir bien nettoyée et bassinée à plusieurs reprises , on couchera l'enfant sur le côté ou sur le ventre ; on lui recommandera de ne pas pousser , tandis qu'on repoussera cette masse avec le linge mouillé de ce vin , en s'y prenant par la portion la plus basse : une fois rentrée , on la soutiendra avec une compresse de plusieurs doubles de linge, et d'un autre linge que l'on aura attaché autour du corps de l'enfant, et qu'on relèvera comme une espèce de chauffoir. On laissera cette compresse tant qu'elle sera humide ; et , pour qu'elle opère mieux son effet, on fera rester l'enfant couché.

Moyen prophylactique de cette incommodité.

Pour éviter la fréquente rechute de ce fondement , il est nécessaire, lorsque l'enfant veut pousser sa selle, de le mettre sur un vase assez élevé pour que ses pieds ne touchent pas terre : cette position seule empêche la chute du *rectum*.

Si dans les *ténesmes*, les *dévoiemens* et les *dyssenteries* des enfans, on prenait cette précaution, la chute du fondement serait bien moins fréquente ; mais comme il est moins assujétissant de les mettre sur un vase très-bas, parce qu'on est dispensé de les tenir et de les garder, on emploie cette méthode qui, à elle seule, peut provoquer ce renversement du *rectum*.

Pour peu que l'on y fasse attention, on concevra cette vérité : plus on est plié pour pousser sa selle, plus on sent le poids des matières stercorales se précipiter vers l'*anus*; et lorsque ce *sphincter* est lâche, il laisse passer la dernière portion du *rectum*.

CHAPITRE XXX.

De l'incontinence des urines.

Quoique cette incontinence ne soit pas plus une maladie que la chute du fondement, elle est une infirmité très-désagréable ; nous n'entendons point parler ici de cette incontinence générale aux enfans des deux sexes, jusqu'à l'âge de deux ans à peu près, mais de celle qui se continue dans un âge assez avancé, pour que ces malheureux enfans en sentent tout l'odieux et tout le désagrément.

Cette infirmité peut provenir de deux causes très-opposées, ce qui produit deux espèces d'incontinence, dont l'une existe le jour et la nuit, tandis que l'autre n'a lieu que pendant la nuit.

(539)

De l'incontinence d'urine qui a lieu pendant le jour et la nuit.

CETTE incontinence provient d'une trop grande sensibilité de la membrane interne de la vessie qui n'est point assez muqueuse pour résister au stimulant de l'urine, et en même temps de la trop grande âcreté des urines, qui force les fibres de ce viscère à se contracter presque aussitôt que l'urine y parvient ; car, dans ce genre d'incontinence, l'enfant rend ses urines très-fréquemment, mais presque goutte à goutte.

Régime.

Dans cette circonstance le régime suffit.

Il faut priver l'enfant de toute espèce de vin, lui donner pour boisson habituelle le *cidre*, qui est un incrassant, lui faire souvent manger des soupes au lait, lui faire boire, dans le cours de la journée, quelques verrées d'eau de graine de lin avec le sirop de gomme, et lui donner souvent de la pâte de jujube ; il faut éviter tout ce qui est salé, à plus forte raison ce qui est épicé, et lui faire prendre fréquemment des demi-bains d'eau froide, pour, en fortifiant de plus en plus le sphincter de la vessie, lui donner la force nécessaire pour résister aux contractions des fibres musculaires de ce viscère.

SECTION II.

De l'incontinence nocturne des urines.

CETTE seconde espèce qui a lieu seulement pendant le sommeil, subsiste souvent jusqu'à la puberté ; cependant on a vu de jeunes filles qui en étaient guéries, en être de nouveau affectées lorsque la nubilité a voulu s'établir.

Nous connaissons une jeune femme qui, pendant une partie de sa jeunesse, a été la victime de l'ignorance et de l'insouciance d'un médecin et d'un accoucheur consultés sur cette infirmité, en ce qu'ils l'ont, comme la mère, attribuée à la mauvaise volonté de cette jeune fille que l'on a flagellée sans pitié pendant plus d'une année.

Il est inconcevable que des êtres qui devaient avoir au moins de la réflexion, si ils n'avaient pas la science de remédier à cette infirmité, n'aient pas senti qu'une fille de 13 à 14 ans, au moment de devenir nubile, avait assez d'amour-propre pour faire tout ce qui dépendait d'elle, si le moyen d'être propre eût été en son pouvoir. Tous les châtimens et les divers genres de mortifications n'ont fait qu'aigrir le caractère de cette victime de l'ignorance, sans remédier au défaut d'organisation qui existait chez elle.

Mères tendres et affectueuses ! gardez-vous de tomber dans l'erreur de cette marâtre ; prenez votre enfant par la douceur et le raisonnement, plaignez-le dès qu'il sent tout le désagrément de son incommodité, engagez-le par tous les moyens possibles à se surveiller ; et si, malgré son desir et ses efforts, il ne peut parvenir à la propreté desirable, méfiez-vous de la nature qui ne l'a pas organisé assez fortement pour retenir ses urines pendant un sommeil profond, auquel la jeunesse est très-sujette; car son infirmité provient de ce que le canal de l'*urètre*, s'il est garçon, ou le *méat urinaire*, si c'est une fille, n'a point assez de sensibilité pour l'éveiller, et de ce que le *sphincter* de la vessie n'est pas assez fort pour résister à la présence de l'urine.

Régime.

Dans cette circonstance, toute différente de la première, car l'enfant rend des flots d'urine pendant son sommeil, il faut éveiller la sensibilité locale, en évitant tout ce qui est visqueux, adoucissant et relâchant; en conséquence, on le privera de soupe, de panade et de toute préparation au lait.

On donnera donc à cet enfant du vin, au lieu de cidre, des boissons acidulées avec le jus de citron ou le vinaigre : on

en mettra dans les sauces des ragoûts épicés dont on lui fera faire un fréquent
usage. On ne lui laissera jamais boire de
l'eau ordinaire qu'elle ne soit acidulée ,
ne fût-ce qu'avec un peu de vinaigre. Le
poiré ou la piquette lui conviennent.

Remèdes.

Si le régime ne suffit pas, vous ferez
faire un usage habituel à cet enfant, des
eaux ferrugineuses , comme celles de
Passi-les-Paris où de forges; on lui fera
boire à jeûn , celles de Bourbonne, de
Barrèges ou de Balaruc ; et on lui fera des
injections dans la vessie avec l'une ou
l'autre de ces eaux, ou avec une infusion
de vulnéraires ; enfin, vous l'enverrez, s'il
le faut, aux eaux du Mont-d'Or , ou aux
Boues de Saint-Amant, pour y être baigné
jusqu'au nombril.

CHAPITRE XXXI.

De la rougeole.

La rougeole , de même que la petite vérole *, est une maladie contagieuse. Si elle avait des conséquences aussi graves que cette dernière, il serait très-avantageux de l'inoculer dans l'enfance ; mais quoiqu'elle soit fréquemment d'une nature très-bénigne, les exemples de malignité qu'elle offre quelquefois, et qui nous paraissent provenir de l'état où se trouvent les humeurs au moment de l'invasion de cette maladie, devraient décider à cette inoculation, parce qu'au moyen des prépara-

* Nous ne parlerons point de la petite vérole, parce que tous les parens réfléchis et sans prévention doivent avoir mis leurs enfans à l'abri de cette hideuse maladie, *par la vaccination*, dont les nombreux succès, dans différens climats, démontrent manifestement les heureux avantages et résultats chez les diverses nations.

tions, on éviterait le danger de la complication des humeurs putrides ; et pour les
jeunes personnes du sexe, celle de l'évacuation menstruelle qui la traverse presque
toujours, quand cette maladie n'arrive pas
avant les dix ou douze premières années
de la vie.

On a tenté, en différens pays, ce moyen
de se rendre maître du temps et des circonstances qui accompagnent cette maladie. Les praticiens conviennent que ceux
qui l'ont reçue par inoculation, n'ont eu
qu'une maladie bénigne ; mais il y en a peu
d'exemples : nous devons donc desirer que
cette pratique devienne générale.

Comme cette maladie est rarement fatale, et très-facile à traiter, on ne s'est
point encore occupé de lui trouver un pré-
servatif. Nous espérons qu'on lui en trou-
vera un ; mais, en l'attendant, nous allons
mettre les bonnes mères en état de secourir
efficacement leurs enfans, et d'éviter les
dépôts qu'une certaine espèce occasionne
quelquefois, en raison de la difficulté de
l'éruption chez certains sujets.

Cette maladie est plus fréquente au printemps et en automne qu'en été et en hiver ; cependant elle a été très-fréquente pendant l'hiver de 1807, qui a été excessivement doux et pluvieux.

Des diverses espèces de cette maladie.

Les praticiens reconnaissent deux espèces de rougeole ; l'une *bénigne*, et l'autre *maligne*. Autant la première est facile à guérir, autant l'autre est dangereuse, et difficile à bien terminer : elle présente des symptômes d'une gravité majeure, et ses suites sont souvent funestes. Il faut donc apporter un soin extrême à distinguer l'une de l'autre dès son début, afin d'en bien commencer le traitement ; car, dans cette maladie, comme dans beaucoup d'autres, le succès dépend de son commencement, parce qu'on peut, dès ce moment, l'atténuer, et l'empêcher de parvenir à son plus haut période.

Symptômes de cette maladie.

La rougeole s'annonce par des sensations alternatives de froid et de chaud, comme la plupart des fièvres qui ont leur principe dans la fibre musculaire.

L'enfant est inquiet et chagrin ; il ne se trouve bien nulle part, parce qu'il éprouve un genre de courbature, un mal-aise général ; souvent il a la tête pesante et il est assoupi ; ses yeux sont rouges et chargés d'une sensibilité telle, qu'ils ne peuvent supporter la lumière sans éprouver de douleur : ils deviennent larmoyans ; les paupières se gonflent quelquefois au point de rester fermées ; souvent il se fait par le nez un écoulement âcre ; une toux courte, mais sonore et fréquente, se fait entendre.

Quand le mal de cœur et le vomissement surviennent, il faut suivre l'indication de la nature, et faire vomir le malade avec une dose suffisante de

> Sirop d'ipécacuanha . . . . une once,
> ou une once et demie ; et même deux
> onces, relativement à l'âge.

(348)

Dans la rougeole bénigne, l'éruption qui a lieu ordinairement vers le quatrième jour, est très-fréquemment précédée d'une hémorragie du nez. L'éruption commence toujours par le front; ensuite elle se propage sur les joues, puis sur la poitrine, et enfin sur les extrémités, par des taches si petites d'abord, qu'on les prendrait volontiers pour des piqûres de *puces*.

Dans la *rougeole maligne*, l'éruption qui n'a pas de terme fixe (car souvent elle devance, comme elle retarde de plusieurs jours), commence par les épaules et les autres parties du corps avant de se manifester au visage, et tous les symptômes sont plus violens à l'exception de la fièvre; car dans cette espèce, le pouls est très-petit et fort lent, les urines sont pâles, et la dyspnée, ou difficulté de respirer, est forte : il y a du spasme et des soubresauts dans les tendons; ces soubresauts sont les précurseurs d'un délire, et souvent il s'établit un dévoiement excessif, qui, loin de faciliter la respiration, en augmente encore la difficulté, autre précurseur de la mort, si on n'a point encore appliqué deux vésicatoires aux jambes, dès qu'on s'est aperçu de la marche irrégulière de cette espèce de rougeole, si différente de l'autre : mais on est certain de ne pas voir arriver ces derniers accidens, si les vésicatoires ont précédé le délire, ou été appliqués au premier mot qui ait pu le faire craindre.

L'autopsie de ceux qui meurent de cette maladie, fait connaître que son foyer s'est porté dans la poitrine, au lieu d'avoir fait son éruption à la peau.

Régime nécessaire dans cette maladie.

Autant le régime rafraîchissant est nécessaire aux tempéramens sanguins et bilieux, autant il faut le mitiger pour les flegmatiques.

On donnera pour boisson habituelle aux premiers,

L'eau de bourrache avec le sirop de guimauve, ou le petit lait clarifié, ou une décoction d'orge avec le sirop de gomme.

(350)

Le sirop d'orgeat est nécessaire à ceux qui ont une toux courte et sonore.

Lorsqu'il y a mal de gorge, sécheresse et grande difficulté de respirer, on fera faire le mélange suivant.

Prenez Beurre de cacaos . . . . . . une once.
Sucre candi bien pulvérisé . une once.

Broyez et incorporez le tout ensemble pour en faire des boulettes, dont on donnera une, de temps en temps, pour adoucir le chatouillement qui fait tousser, ou on lui donnera, d'heure en heure, une cuillerée du *lok blanc*, selon le Codex, et dans lequel on aura mis *un grain de kermès minéral* pour chaque quatre onces de ce lok. Quand il y a agitation et insomnie, on ajoute :

Un gros de sirop de diacode, ou au plus deux, si le malade est dans l'adolescence.

Mais il faut bien faire attention que ce calmant ne convient qu'aux tempéramens *sanguins*, ou *bilioso-sanguins*, et que si on l'emploie pour d'autres, on arrêtera l'éruption, qu'il faut toujours favoriser pour empêcher la métastase dans l'intérieur.

Aux tempéramens pituiteux et flegmatiques, il faut, au contraire, donner pour boisson l'eau de lentilles, ou de scorsonère, avec le chardon bénit, la racine de réglisse et le sirop capillaire, et faire un bouillon plus nourrissant que pour le tempérament sanguin, ou bilieux, à qui il ne faut qu'un bouillon de veau ou de poulet.

Il y a des tempéramens auxquels il faut une boisson échauffante, telle que la *camomille romaine*, et la *menthe des jardins*, avec le *sirop de fleurs d'oranges*; et pour portion cordiale, de temps à autre, une cuillerée de *vin de Rota*, *de Malaga*, *d'Alicante*, ou de *vieux Bourgogne sucré*.

SECTION PREMIÈRE.

Traitement de la rougeole bénigne.

LE but qu'on doit se proposer dans cette maladie, est d'aider la nature à chasser au dehors l'humeur morbifique, qui est du genre des inflammatoires ; conséquemment il faut des délayans et des rafraîchissans, mais proportionnés aux différens tempéramens et aux constitutions primitives : car il ne faut pas rafraîchir autant le flegmatique et le pituiteux que le sanguin et le bilioso-sanguin, comme nous venons de le dire ; souvent même il faut les échauffer par des cordiaux, pour donner à la nature la fièvre suffisante pour pousser à la peau ce virus, sans quoi la métastase aurait lieu, et provoquerait la rougeole maligne : mais si on échauffe le tempérament *sanguin et le bilioso-sanguin*, on aura tous les accidens et les résultats de l'inflammation la plus complète : il est donc bien intéressant de faire la plus grande attention aux différens tempéramens.

SECTION II.

Traitement de la rougeole maligne.

En général, les acides ne conviennent point dans cette maladie ; mais lorsqu'il se manifeste des taches pourprées ou noires, il faut aciduler la boisson habituelle, et la composer comme suit.

Prenez Quinquina concassé . . . demi-once.

Faites bouillir dans un litre ou pinte d'eau, pendant environ un quart d'heure ; retirez du feu, et ajoutez :

Camomille romaine . . . . . . douze têtes.
Canelle concassée . . . . , . un demi-gros.

Laissez infuser le tout pendant une heure, coulez et ajoutez :

Sirop de limon. . . . . . . , quatre onces.

S'il est difficile de faire boire une pinte de cette tisane dans les vingt-quatre heures, faites préparer la mixture suivante.

Prenez Quinquina en poudre impalpable,
. . . . deux gros.
Eau de canelle simple . une once.
Sirop antiscorbutique. . deux onces.
Eau commune . . . . . . trois onces.

Acidulez cette mixture jusqu'à agréable acidité, avec quelques gouttes d'esprit acide de soufre ; remuez la bouteille pour en donner, à chaque heure, une cuillerée à café, ou à bouche, suivant l'âge du malade ; et, demi-heure après, quelques cuillerées d'eau de camomille romaine acidulée par le sirop de limon.

Si les taches pétéchiales disparaissent subitement, il n'y a pas de temps à perdre, il faut très-promptement appliquer deux vésicatoires aux jambes.

Lorsqu'au contraire tous les accidens auront disparu lentement et progressivement par l'effet des remèdes ci-dessus indiqués, on donnera du bouillon, dans lequel on aura fait cuire de l'oseille, et, pour premier aliment, des cerises en compote, ou en confiture, ou de la gelée de groseilles, ou enfin des pommes cuites, suivant la saison où on se trouve.

Si, sur la fin de cette maladie, il s'établissait un dévoiement abondant, après l'avoir laissé aller pendant quelques jours, on purgerait l'enfant avec *le sirop de chicorée composé de rhubarbe, en dose proportionnelle à son âge.* Si, après cette purgation, le dévoiement subsiste encore, on l'arrêterait en faisant prendre à cet enfant, à jeûn, dans une cuillerée de sirop, *six grains de rhubarbe torréfiée*, et le soir un julep composé comme suit.

Prenez Sirop de diacode . . . . . . un gros.
   Sirop de coing . . . . deux onces.
   Eau de camomille romaine. 4 cuillerées.

Régime pendant la convalescence.

S'il reste au malade une légère toux, et encore un peu de gêne dans la respiration, il faut le mettre à l'usage *d'une dose de lait d'ânesse*, proportionnée à son âge, tous les matins à jeûn, pendant un mois ou six semaines.

La nourriture sera légère et analogue au tempérament, c'est-à-dire, douce et relâchante pour le sanguin, et légèrement chaude et fortifiante pour le flegmatique.

Pour les tempéramens sanguins et bilieux, le meilleur purgatif est la manne fondue dans une infusion de camomille romaine.

Pour les flegmatiques et pituiteux, il faut employer le sirop de chicorée composé de rhubarbe.

Si les uns et les autres restent faibles, le meilleur analeptique est le sirop antiscorbutique, avec cette différence, qu'on n'en donnera qu'une cuillerée au sanguin avec quatre cuillerées d'eau, et deux cuillerées au flegmatique avec la même dose d'eau.

CHAPITRE XXXII.

De la scarlatine ou fièvre rouge.

CETTE fièvre, qui tire son nom de la couleur qu'elle porte à la peau, a presque les mêmes symptômes que la rougeole ; car, comme elle, elle s'annonce par des sensations alternatives de froid et de chaud ; mais les taches rouges sont plus grandes, plus foncées, et moins uniformes que dans la rougeole.

Nous reconnaissons aussi deux espèces de cette fièvre, la *bénigne* et la *maligne* ; la *bénigne*, communément si légère qu'on n'a pas besoin de médecin, ne dure que deux ou trois jours, pendant lesquels il faut tenir l'enfant au lit, et lui faire boire fréquemment du petit lait, ou l'équivalent par la composition suivante.

Prenez Sucre de lait. . . . . demi-once.
   Gomme arabique . . deux gros.
   Sel de nitre . . . . . 20 grains.
   Sucre ordinaire . . . trois onces.

Fondez le tout dans une pinte d'eau chaude.

Régime.

La nourriture consistera en deux potages, et un bouillon dans l'intervalle de chaque potage, et quelques pommes cuites pour entretenir la liberté du ventre.

Le cinquième, ou le sixième jour, au plus tard, l'épiderme se lève par écailles si petites, que la peau n'est que farineuse. On termine cette maladie par une ou deux purgations relatives à l'âge et au tempérament de l'enfant ; et si on ne peut parvenir à le purger, il faut au moins lui lâcher le ventre avec quelques lavemens dans lesquels on mettra *deux onces de miel mercurial.*

SECTION PREMIÈRE.

De la scarlatine maligne.

La fièvre scarlatine maligne se fait distinguer de la précédente par la gravité des symptômes qu'elle présente ; car indépendamment des sensations de froid et de chaud , et du mal-aise général , elle produit abattement, une difficulté très-considérable de respirer; ensuite il survient augmentation de chaleur, nausées , vomissemens, et mal de gorge ; les amygdales s'enflamment et s'ulcèrent quelquefois ; le pouls est précipité , mais profond ; la langue est couverte d'un *mucus* blanc : tous ces symptômes , loin de diminuer au moment de l'éruption , augmentent , et le délire survient.

Cette espèce , si différente de l'autre , demande un traitement tout opposé ; car quand on la regarde purement comme une maladie inflammatoire , et qu'en conséquence de cette opinion, on la traite par des saignées et des rafraîchissans, on la rend plus dangereuse encore ; son traitement est plus lent, et la convalescence infiniment plus longue quand le malade en guérit.

Il faut regarder cette maladie comme une *fièvre putride maligne ,* et la traiter conséquemment aux principes de l'art ; dans ces cas.

Traitement de la scarlatine maligne.

Si l'on veut voir promptement cesser les symptômes les plus alarmans, comme le *délire* et le *mal de gorge*, il faut appliquer un emplâtre de vésicatoire à chaque jambe, après un pédiluve d'une demi-heure.

Dans le courant de l'automne de 1706, je fus appelé dans une pension de jeunes demoiselles, dont le plus grand nombre fut successivement attaqué de la scarlatine bénigne ; une seule d'entre elles, âgée de dix à onze ans, qui n'avait pas encore paru plus malade que les autres, crut tout à coup voir, au pied de son lit, un homme qui l'observait ; elle fit à sa garde des reproches sur ce qu'elle laissait tomber des épingles dans la tasse avec laquelle on lui donnait à boire. La garde soutenait, *sottement*, qu'il n'y avait personne au pied du lit, et qu'il n'y avait pas d'épingles dans la tasse ; cette discussion eut lieu plusieurs fois, ce qui agitait beaucoup cette jeune personne et lui faisait grand mal. J'arrivai dans un moment d'une discussion très-vive ; la malade était dans une espèce de désespoir de la contrariété qu'on lui faisait éprouver.

Je mis fin à cette discussion, en disant à la jeune personne que l'homme qu'elle voyait au pied de son lit, était un envoyé de la part de ses parens, pour aller, pendant qu'elle dormirait, leur donner de ses nouvelles ; que les épingles qu'elle voyait dans la tasse, n'étaient point des épingles ordinaires, et qu'elle pouvait les avaler sans qu'elles lui fissent aucun mal ; qu'elles étaient d'une composition qui donnait plus de vertu à sa tisane : enfin, je la calmai au point qu'elle se crut heureuse.

Je fis préparer un bain de jambes, pendant lequel j'envoyai chercher *deux emplâtres de vésicatoire.* Je prescrivis une tisane avec

Serpentaire de Virginie. . . . . . deux gros.
Kina concassé. . . . . Idem.

Je filai *un grain de tartre stibié*, fondu dans douze cuillerées d'eau , dont on mettait une , dans chaque verrée de tisane. Le délire subsista le reste de la journée et une partie de la nuit : la malade s'endormit sur le matin , et quand j'arrivai elle était calme ; les vésicatoires avaient fait leur effet. Je fis continuer l'émétique de la même manière pendant trois jours : il produisit , dès le second , des évacuations alvines qui diminuèrent la fièvre ; et quand les plaies des jambes furent en pleine suppuration , j'abandonnai l'épipastique pour ne les panser qu'avec le beurre et la poirée , ce qui dura quelques jours seulement ; et , en peu de temps , la malade fut en pleine convalescence.

CHAPITRE XXXIII.

De la gale des enfans.

Pendant que nous en sommes aux affections cutanées, nous croyons convenable d'indiquer le traitement de la *gale*, maladie à laquelle on n'apporte jamais assez d'attention, et que l'on croit guérir en faisant sécher et disparaître les boutons, mais dont on rejette le contenu dans la masse des humeurs, au lieu de la guérir; et qui, dénaturée, tourmente pendant long-temps sous différens symptômes, jusqu'à ce qu'on l'ait fait reparaître pour la traiter méthodiquement.

Nous conseillons donc aux parens de faire plus d'attention à cette maladie, et de ne pas croire qu'en frottant son enfant avec une pommade, on extirpe la cause, le germe de cette maladie; par ce procédé, on ne fait que l'empêcher de se manifester plus long-temps.

Cette maladie n'est nullement dangereuse, quand on ne l'a pas gardée long-
temps ; mais, par une longue existence,
elle peut vicier les fluides, et répercutée,
elle produit la *fièvre*, la *dyspnée*, ou
l'*oppression*, la *toux*, la *pulmonie*, l'*épilepsie*, l'*apoplexie* même, selon le viscère où elle se dépose.

Symptômes de la gale.

La gale se manifeste ordinairement par
des petites pustules ou boutons qui contiennent une sérosité claire, mais acrimonieuse, qui cause de très-grandes démangeaisons. Ces boutons ou pustules se mon-
trent d'abord aux poignets, dans l'inter-
stice des doigts, puis dans le pli des bras,
aux jarrets, sur les jambes et les cuisses ;
mais elle n'attaque nullement la physionomie : les démangeaisons que cette maladie occasionne augmentent par la chaleur.

D'autres fois, cette maladie forme des
plaques plus ou moins larges qui font
croûtes, qui, se levant par écailles, laissent

couler une espèce de pus ; d'autres fois ; elle n'est qu'une éruption farineuse.

Nous croyons que ces trois variétés tiennent plus à l'espèce, à son ancienneté et à la manière dont on l'a reçue, qu'à la qualité de la peau, quoi qu'en aient dit quelques auteurs.

Il est nécessaire de *reconnaître trois espèces de gale*, en raison de la variété avec laquelle cette maladie s'établit.

Celle qui commence par des boutons pointus, est *la gale boutonneuse ;* celle qui se montre par plaques avec des gerçures qui laissent suinter une humeur, est la *gale humide,* et celle qui ne se manifeste que par points farineux, est la *gale sèche,* vulgairement appelée gratelle, ou *gale de chien ;* elle est plus longue et plus difficile à guérir.

L'une et l'autre de ces espèces sont dangereuses à conserver, et plus encore à faire passer sans avoir purifié la masse du sang et des autres fluides ; car quoiqu'elles n'attaquent que la peau, elles n'en sont pas moins la suite d'un vice lymphatique qui peut devenir une espèce de lèpre, spécialement celle qui a pour origine une humeur dartreuse communiquée par les auteurs des jours de l'enfant.

SECTION PREMIÈRE.

Régime du malade lorsque la gale est communiquée par attouchement seulement.

LORSQUE cette maladie n'est communiquée que par le contact d'une personne qui en est en possession depuis peu, elle est infiniment plus facile à guérir si on ne la garde pas long-temps.

On commencera le traitement de ces différentes espèces, par faire porter à la peau tout le virus qui peut être dans l'intérieur ; pour y parvenir on fera boire abondamment la décoction de *scabieuse* et de *fumeterre ;* on baignera à l'eau tiède, et on donnera une nourriture plus végétale qu'animale, afin d'éviter tout ce qui est âcre et salé. On en continuera l'usage plus ou moins long-temps, en raison de

celui qui s'est écoulé depuis l'apparition
de la maladie, et aussi en raison de la
manière dont elle a été communiquée ;
car celle qui est survenue par le contact de
quelque galeux sans cohabitation, n'exige
pas un traitement si long, spécialement
lorsqu'on cherche à s'en guérir peu après
son apparition.

SECTION II.

Traitement de la gale héréditaire.

D'APRÈS nos principes, on sent que
ceux qui ont reçu le germe de cette maladie par la fécondation, ou par une nour-
-rice, doivent être plus long-temps dans
les remèdes.

Si l'enfant est encore à la mamelle, la
nourrice doit devenir la source des remèdes qui lui sont nécessaires ; en consé-
-quence on lui fera boire la tisane ci-dessus prescrite, long-temps même après
qu'il ne poussera plus de boutons ; on la
mettra au régime laiteux, doux et balsa-

mique ; et en même temps on lui fera
faire usage de l'opiat suivant :

Prenez Thériaque . . . . une once.
Crême de tartre soluble . demi-once.
Fleurs de soufre. . . . . . une once.

Incorporez le tout dans suffisante quantité de miel de Narbonne.

On donnera à la nourrice, chaque matin, un gros de cet opiat, en deux ou trois bols, et autant le soir; on lui fera faire beaucoup d'exercice.

Si la nourrice éprouvait une difficulté à avaler cet opiat dans du pain enchanté, on le liquéfierait avec du sirop capillaire, de manière qu'elle pût avaler la dose en deux ou trois cuillerées, par dessus lesquelles on lui ferait boire une demi-verrée d'eau sucrée.

Si l'enfant est sevré, on lui fera boire le plus que l'on pourra de la tisane de scabieuse et de fumeterre, et on lui délaiera *un scrupule* de l'opiat ci-dessus dans le sirop de fleurs d'oranges, soir et matin, ce qui composerait chaque fois

une cuillerée ; on augmentera graduellement la dose de l'opiat jusqu'à trois à
quatre cuillerées chaque fois.

Pendant l'usage de ce remède on aura
soin de baigner l'enfant à l'eau tiède ou
chaude, suivant la saison ; si l'opiat n'entretenait pas la liberté du ventre, on administrerait, de temps à autre, quelques
lavemens avec la décoction des herbes
émollientes ; on purgera deux fois pendant le cours de ce traitement. Le genre de
purgation sera relatif à l'âge et au tempérament d'alors.

Lorsque les boutons seront éteints, on
frottera (un jour une partie, un jour
l'autre, mais jamais toutes les parties affectées ensemble, dans la crainte d'arrêter
trop promptement le reste de l'éruption)
avec la pommade ci-après, dont on ne
commencera l'usage que quand les démangeaisons seront passées.

Prenez Sain-doux de préférence au beurre.
. . . . deux onces.
      Sel ammoniac en poudre très-fine.
. . . . deux gros.
      Fleurs de soufre. . . . . . . une ouce.

(370)

Incorporez les poudres dans le sain-doux ;
triturez pour que la division soit bien
faite ; ajoutez ,

Essence de citron. . . . . . . Demi-gros *.

S E C T I O N   I I I.

Traitement de la gale résultante de la siphilis.

Lorsqu'on a lieu de croire que la *si-philis* dégénérée peut être la cause de
cette maladie , ou qu'elle la complique,
il est encore plus intéressant de faire porter à la peau tout le virus ; en conséquence
on commencera par vider les premières
voies , et on mettra l'enfant à l'usage d'une
tisane faite *avec la scabieuse et la racine
de bardanne ;* on lui donnera des nourritures légères , telles que des végétaux et
du laitage. Après quelques jours de ce

---

* Cette pommade est celle qu'on appelle onguent
citrin , et dont les malades abusent et s'en servent
sans préparation préalable, ce qui leur occasionne
différentes autres maladies.

régime et de la boisson ci-dessus indiquée, on lui fera faire usage de l'opiat que l'on composera comme suit :

Prenez Fleurs de soufre . . . . une once.
Mercure doux. . . . . . . un gros.

Faites opiat avec suffisante quantité de miel de Narbonne, dont le malade prendra,

Dix-huit grains par jour, s'il est adulte.

Si, au contraire, l'enfant est encore trop jeune pour avaler des bols, il faudra liquéfier,

Douze grains de cet opiat, avec suffisante quantité de sirop de fleurs d'oranges, pour lui en faciliter la déglutition : on continuera ainsi jusqu'à la consommation complète, qui ordinairement manifeste la guérison par l'absence des boutons; mais comme tous les tempéramens ne sont jamais les mêmes quoiqu'au même âge, souvent il en faut une seconde dose : elle doit toujours être double pour un adulte, triple et quelquefois quadruple pour un viril ; après quoi, on emploiera la pommade ci-dessus ; en proportion de l'âge et du besoin. Lorsqu'il ne sortira plus de boutons, on fera boire, le plus que l'on pourra, la tisane faite avec l'écorce de racines *de bardanne et la squine.*

CHAPITRE XXXIV.

Des érysipèles , ou de l'inflammation de la peau.

Comme les érysipèles ont différentes causes, il y en a de différentes espèces : nous ne vous entretiendrons ni des variétés, ni des diverses dénominations de cette maladie, parce qu'en général la majeure partie de ces espèces (n'étant que le fruit d'un régime trop actif, et de la violence des passions), n'attaque que les personnes d'un âge fait ; mais, pour être exact à notre promesse, nous allons donner les moyens de guérir celles qui attaquent les enfans, et faire distinguer l'espèce que l'on confond avec *la rougeole ;* car il y a beaucoup d'affinité entre ces deux maladies.

Il y a deux espèces d'érysipèles qui, selon *Lieutaud,* attaquent les enfans comme les jeunes gens ; l'une est *locale*, et l'autre est *générale*.

La générale est celle qui est répandue sur toute la périphérie du corps. La marque la plus distinctive de cette maladie, d'avec toutes les autres de la peau, et dont nous avons parlé ci-devant, est celle-ci : en appuyant le bout du doigt sur une partie très-enflammée, la place qu'occupait le doigt reste blanche pendant quelques secondes après qu'il est retiré, ensuite elle redevient aussi rouge qu'avant cette épreuve, ce qui n'arrive pas dans toutes les maladies dont nous avons parlé précédemment.

Symptômes de cette maladie.

Cette maladie se manifeste les premiers jours de son invasion, par le *frisson* auquel succèdent une *forte fièvre*, et en même temps *la soif, le mal de tête ;* une douleur au cou, comme ce qu'on appelle *un torticolis*, tourmente le malade, la prostration des forces s'ensuit, souvent même, le vomissement et le délire.

Environ le troisième jour, il apparaît des petits boutons, ou pustules différentes de celles de la rougeole, en ce que les bases s'étendent et se réunissent pour couvrir tout le corps ; cette éruption dure communément huit jours, et commence à disparaître le neuvième, elle laisse la peau couverte d'écailles.

Comme cette maladie attaque très-rarement les enfans avant la troisième, ou la quatrième année, plusieurs auteurs l'attribuent à un froid survenu après une chaleur excessive, et par un sommeil pris sur terre, dans un endroit frais.

Le fait est certain, les enfans abandonnés à eux-mêmes dans leurs jeux, ne se modèrent pas ; et souvent, après avoir épuisé leurs forces et s'être mis en sueur, ils vont se reposer à l'ombre où ils s'endorment : la fraîcheur du lieu et l'inaction arrêtent la sueur, qui, retenue dans les pores de la peau pendant un certain temps, se pervertit et donne lieu à l'inflammation : trop heureux quand ils en sont quittes pour une érysipèle ; car il peut résulter de plus grands maux de cette conduite.

Si le vent souffle fort, et qu'il soit froid, il y aura répercussion à l'intérieur et métastase sur la poitrine, ou sur quelque viscère du bas-ventre ; si elle se porte sur un membre, il peut survenir paralysie, ou au moins une douleur locale dont on se ressent toute la vie.

Régime et traitement de l'érysipèle générale.

D'après les symptômes que présente cette maladie, il est évident que les humeurs sont parvenues à un très-haut point d'âcreté, que les urines et les autres sécrétions se font mal, que la chaleur du sang est trop forte ; en un mot, tout nous indique la nécessité d'un régime doux, délayant, mais cependant modérément rafraîchissant ; car trop de frais est aussi dangereux que trop de chaleur. Le soin capital est de détruire l'acrimonie des humeurs, de tempérer la chaleur du sang, et de faire cesser l'état spasmodique qui empêche les sécrétions :

on parviendra à remplir toutes ces indications en donnant, pour boisson habituelle,

Le petit lait clarifié, ou
La décoction de pomme de rainette, ou
Celle de gruau d'avoine, ou d'orge,
Acidulée avec le suc d'oranges, ou
Le sirop de groseille, suivant la saison.

On peut encore faire une tisane avec

Tamarin. . . . . une once.
Raisin sec . . . . deux onces.
Figues grasses. . . . . trois ou quatre.

On coupera chaque grain de raisin en
deux parties, et les figues en trois ou
quatre : on fera bouillir le tout dans trois
chopines d'eau à peu près pour réduire
à pinte, qu'il faut faire boire chaudement
et abondamment, pour aider la nature à
expulser la matière morbifique par les
différens émonctoires.

La diète doit être légère et humectante ;
ainsi, on donnera du bouillon au veau et
au poulet, et avec lequel on fera des po--

tages à la *semoule*, au *vermicelle*, ou au *gruau*.

Si le pouls s'affaisse et devient profond, si la rougeur diminue sensiblement avant le neuvième jour, on relèvera les forces et le ton du système vasculaire par un peu de vin de *Rota*, de *Malaga* ou de *vieux Bourgogne sucré*; on fera *du bouillon dans lequel on mettra du mouton et du bœuf*, au lieu de veau et de poulet, et on en donnera, toutes les trois heures, une dose proportionnelle à l'âge du malade.

Il faut, autant qu'on le pourra, défendre les parties affectées de l'impression de l'air, en laissant dans le lit toutes celles qui peuvent y rester, et en couvrant la physionomie avec de la mousseline, car cette éruption est facile à répercuter, et la métastase de cette humeur est très-dangereuse.

Après la cessation de la maladie, il faudra purger le convalescent, une ou deux fois, selon son âge et son tempérament, et on lui continuera un régime doux et humectant; on lui fera faire assez d'exercice, pour entretenir libres toutes les sécrétions.

De l'érysipèle locale.

L'érysipèle locale est celle qui attaque seulement une seule partie; cette maladie est encore un genre de fièvre éruptive qui se borne souvent à la physionomie ou au cou, elle s'annonce par un frisson suivi d'une fièvre très-forte, puis d'un gonflement de la physionomie et quelquefois de toute la tête, accompagné d'une rougeur très-vive avec des petites vessies pleines d'une eau claire; ce gonflement s'empare souvent des paupières au point de les tenir fermées.

Le malade est communément tourmenté de nausées et de vomissemens bilieux qui le soulagent; cette marche de la nature nous indique celle que nous devons tenir; car les vomitifs, avant l'éruption complette, la facilitent et atténuent les accidens : on fera donc vomir le petit malade, suivant son âge et son tempérament.

S'il est sanguin et bilieux, comme l'annonce le vomissement, on emploiera,

Le sirop de fleurs de pêcher, à la dose
d'une once et demie, et deux onces,
relativement à son âge.

S'il est pituiteux, ce qui sera connu par
les matières glaireuses qu'il aura rendues
par les vomissemens naturels, on fera
usage du vomitif suivant :

Sirop d'ipécacuanha, une once et demie,
et même deux onces, s'il a plus de deux
ans.

Le second, ou le troisième jour au plus
tard, il survient une rougeur sur le nez,
avec enflure luisante qui s'étend ensuite sur
la physionomie et sur une partie du cou,
sur les oreilles et quelquefois sur la tête,
sous les cheveux même ; cette enflure
s'étend et parvient à son plus haut période, en trois ou quatre jours, après lesquels la fièvre et les douleurs commencent
à diminuer : enfin, cette espèce, qui est
ordinairement bénigne, se dissipe entièrement, et l'épiderme des parties affectées
tombe par écailles.

On gouvernera cette maladie à peu près

comme l'autre espèce , cependant avec
moins de rigueur , puisqu'elle n'est pas
aussi grave ; mais il n'en faudra pas moins
purger le petit malade. Dans ce cas, on
peut se servir de l'électuaire ou marmelade ci-après,

Prenez Pulpe de casse . . . . une once et demie.
　　　Manne en larmes . . Idem.
　　　Huile de palma christi une once.
　　　——— d'amandes douces , tirée sans feu ,
　　　suffisante quantité.

Pour liquéfier ce mélange , de manière à
en faciliter la déglutition.

On fera prendre la moitié , en un jour,
et l'autre moitié le lendemain , et on donnera chaque jour un peu de bouillon coupé , toutes les heures , et un petit lavement si ce remède n'opère pas deux ou
trois garderobes.

Si ce purgatif se trouvait insuffisant, relativement à l'âge et à la force de l'enfant,
il faudrait en dernier lieu lui administrer
le suivant,

Prenez Follicules de séné . . . un gros.

Faites infuser dans une demi-verrée de jus de petits pruneaux, coulez cette infusion, et ajoutez,

> Sirop de chicorée composé de rhubarbe, une once et demie, et même deux onces, si l'enfant a plus de deux ans.

On peut aussi donner à cet enfant une once d'huile de *palma Christi*, dans du sirop de fleurs d'oranges, s'il n'a que deux ans.

~~~~~~

CHAPITRE XXXV.

Des écrouelles, scrophules ou humeurs froides.

CETTE maladie a ordinairement son siège *dans les glandes du cou*, mais il n'est pas rare de la rencontrer dans les *glandes des aines;* nous l'avons reconnue chez des jeunes filles dont l'*âge*, la *bonne éducation* et l'*innocence* les mettaient à l'abri de tout soupçon de libertinage; et nous avons, une seule fois, trouvé une de ces glandes dans le milieu du bras.

Les enfans élevés dans les pays marécageux, et dans des rez-de-chaussées humides, et que les nourrices ont laissé croupir dans leurs ordures pendant des demi-journées et des nuits entières : enfin, ceux qui ont eu le malheur d'être remis entre les mains de ces femmes qui ne changent leurs enfans que trois fois ou
~~~~~~

vingt-quatre heures, y sont plus promptement exposés que les autres, c'est-à-dire,
que cette maladie se développe plus tôt
chez eux, que parmi ceux qui sont bien
soignés ; car cette maladie est communément héréditaire, ou transmise par le lait
de la nourrice.

On sait que cette humeur scrophuleuse
est froide de sa nature, et lente dans son
développement ; aussi le tempérament des
enfans qui en sont affectés, prend ce caractère et devient flegmatique : cette constitution morbifique est presque toujours
l'effet d'une cause très-simple, ancienne
et dégénérée.

Les enfans nés d'un père ou d'une mère
qui sont affectés d'une maladie chronique *
ne peuvent l'éviter ; cependant elle peut
survenir à un enfant né de parens sains et
allaité par sa mère, *parce qu'une dentition très-orageuse, une petite vérole,
une rougeole, ou toute autre maladie*

---

* *Par maladie chronique*, nous entendons toute
maladie qui, ayant commencé dès l'enfance, n'a pas
été guérie à la puberté ou à la nubilité.

cutanée dont l'éruption complette n'a pas eu lieu, ou lorsqu'on a fait quelque faute dans le traitement, peuvent la produire ; en un mot, tout ce qui peut vicier les sucs nutritifs, comme la *cacochylie*, qui occasionne la dégradation des forces naturelles, la rentrée d'une humeur, ou la suppression d'un écoulement chez les enfans, peuvent engendrer cette maladie qui reste plus ou moins long-temps cachée, suivant la force et la bonté de la constitution primordiale.

SETION PREMIÈRE.

Symptôme particulier de cette maladie.

UN symptôme particulier à cette maladie, est le gonflement de la lèvre supérieure et du nez, qui existe souvent plusieurs années avant son complément et son développement, qui par conséquent laisse le temps de la combattre avantageusement : on peut encore prévoir cette maladie lorsque les glandes s'engorgent, et avant qu'elles ne deviennent douloureuses ; car alors l'enfant a toujours le ventre fort gros et très-dur.

Lorsque la maladie est complette, sa manifestation commence par des glandes sous le menton ; elles sont d'abord roulantes sous le doigt et insensibles, puis elles augmentent peu à peu, et se multiplient en raison du peu de soin qu'on apporte à s'opposer à leurs progrès ; car les *glandes salivaires* et les *tyroïdes* en deviennent quelquefois le siége, et finissent par former une tumeur dure qui s'étend presque jusqu'aux oreilles.

Les tumeurs scrophuleuses qui semblent tenir le milieu entre le *phlegmon* et le *squirre*, présentent des inégalités ; elles paraissent entrelacées et former un chapelet autour du cou, spécialement sous la mâchoire. Dans le commencement, la peau ne souffre aucune altération ; car ces tumeurs s'enflamment et suppurent très-difficilement ; mais les ulcères qui en résultent quand elles sont entamées, sont d'un mauvais caractère et deviennent fistuleux.

(387)

Cette maladie se manifeste encore quelquefois par des gonflemens peu douloureux et sans inflammation sur les doigts des mains et des pieds, ils diffèrent des *engelures*, en ce que celles-ci sont toujours précédées d'une inflammation et d'une démangeaison très-incommode ; et lorsque ces tumeurs scrophuleuses viennent à s'ouvrir, elles forment des ulcères opiniâtres et très-difficiles à guérir.

Il est très-nécessaire de rechercher la cause primitive de cette maladie, pour y opposer le remède convenable ; car les traitemens doivent varier en raison des différentes causes qui peuvent la produire : il faut donc s'informer des maladies que le père ou la mère peuvent avoir eues séparément, ou depuis leur réunion, et du traitement qui leur a été fait ; et savoir si la nourrice n'a pas eu elle-même une nourrice ou une mère affectée de ce que le peuple appelle *humeurs froides*, ce qui est la même chose que les écrouelles.

Les écrouelles ne se déclarent pas souvent avant la quatrième année *. Si on prend soin de fortifier le principe vital par un *bon régime*, *l'exercice* et *l'usage du vin antiscorbutique*, une crise septenaire chasse ordinairement les humeurs froides et épaisses qui circulent difficilement. Si, à cet âge, la nature n'a pas encore assez d'énergie pour opérer cette crise, et qu'on veuille abandonner cette maladie à la seule nature, elle se prolonge jusqu'à la puberté, qui ordinairement amène la crise favorable pour la guérison de cette maladie; mais lorsqu'on la combat par le régime et par les remèdes appropriés à leur cause primitive, les enfans en guérissent plus tôt.

* Cependant M. *Lalouette*, dans son Traité des Ecrouelles, observe trois périodes où cette maladie se manifeste ; la première comprend l'espace entre la naissance et la première dentition, et par-delà ; la seconde s'étend depuis la première dentition jusqu'à l'âge de sept ou huit ans. La troisième, de la seconde dentition, jusqu'à la nubilité et au-delà. Ce docteur a raison d'admettre au-delà de la nubilité, car j'ai soigné une demoiselle qui en fut affectée environ sa dix-huitième année, quoiqu'elle fût nubile depuis trois ans.

On peut attaquer avec succès les *tumeurs molles, mobiles, indolentes*, et celles qui ne sont acquises que par contagion, comme pour avoir fait coucher un enfant sain avec un scrophuleux; elles cèdent facilement aux remèdes, et les plaies qui en résultent se cicatrisent promptement; mais celles qui sont *fixes, douloureuses* et *invétérées*, soit parce qu'elles sont héréditaires ou communiquées par le lait d'une nourrice qui avait le germe de cette maladie, sont très-difficiles à guérir.

SECTION II.

Régime qu'il faut prescrire aux écrouelleux.

PLUS une maladie est difficile à guérir, plus on doit apporter de soins au régime, sans lequel les remèdes ont souvent un effet contraire à celui qu'on se propose.

Le virus scrophuleux étant un composé d'humeurs crues et sans énergie, produit toujours faiblesse chez ceux qui en sont affectés; en conséquence, il leur faut des *alimens légers et d'une facile digestion*, et *un peu chauds*, mais nourrissans et analeptiques.

Pour remplir ces indications, on aura soin que le pain *soit de froment*, que la pâte en ait été *salée* et *bien levée*, qu'il soit suffisamment cuit, *plutôt trop*, que *pas assez*, et on ne le donnera que rassi, c'est-à-dire, que le lendemain qu'il aura été cuit : on fera boire au malade un peu de vin à chaque repas, on lui fera respirer *un air pur et sec*, pourvu qu'il ne soit pas trop froid; car l'air froid, et même frais, tel que celui du matin, lui est nuisible : on lui fera faire autant d'exercice à pied, que ses forces le permettront.

SECTION III.

Remèdes contre cette maladie.

QUANT aux remèdes, le vice scrophuleux est une des maladies où il en faut le moins, jusqu'à ce qu'on soit certain de sa cause première; car tant que le principe reste obscur, le mieux est d'attendre, avec un bon régime et l'usage du vin antiscorbutique, l'âge de la puberté, dont l'heureuse révolution, augmentant la force du principe vital, donne l'espoir d'une guérison naturelle. Si le malade est assez raisonnable pour ne pas abuser des nouvelles facultés qui lui arrivent, *car s'il en use seulement*, à plus forte raison s'il en abuse, il sera bientôt débarrassé de la vie, *par une fièvre étique*.

Pendant tout ce temps, il faut tenir le ventre libre avec des lavemens, et ne purger le malade légèrement, qu'une fois tous les trois mois ; car les violens purgatifs, ou trop souvent répétés, sont contraires à cet état ; l'humeur morbifique, résidant dans la masse des fluides et dans les glandes, n'est pas susceptible d'être évacuée par des drastiques, avant d'être combattue par des fondans.

Sitôt qu'on est parvenu à découvrir la source de ce mal, il faut agir et lui opposer le spécifique propre et particulier à cette cause.

Lorsqu'au contraire on est convaincu que les parens et la nourrice n'ont jamais été atteints de pareille maladie, et qu'elle provient de la *cacochylie* * *résultante*, ou *des mauvaises digestions de l'enfant*, ou *de la mauvaise nourriture qui lui a été donnée*, le régime ci-dessus prescrit, doit suffire avec l'usage long-temps continué *du vin antiscorbutique*, que l'on commencera par une once, et que l'on augmentera d'une demi-once, de temps à autre, de manière qu'après six mois, on soit parvenu à trois onces.

Lorsqu'on peut soupçonner que cette maladie a pour principe une dartre répercutée chez la mère, ou chez la nourrice, il faut baigner l'enfant à l'eau salée presque froide ; l'eau de la mer convient parfaitement pour ce bain, quand on peut se la procurer facilement ; mais quand on

---

* La *cacochylie* est la dépravation du chyle par les mauvaises digestions, ou par la nature vicieuse des alimens mêmes donnés dès le bas âge, comme la bouillie à la farine, par le défaut de propreté et par le mauvais air.

ne le peut, il faut ajouter à l'eau de rivière une suffisante quantité de sel marin, pour que l'eau en fasse sentir la saveur sur la langue.

Après quinze ou vingt bains, on établira un vésicatoire à l'un des deux bras, on entretiendra la liberté du ventre par quelques verrées d'*eau de Sedlitz*, une fois tous les trois ou quatre jours : si on ne peut la faire boire à l'enfant, on la lui donnera en lavemens, proportionnellement à son âge, et en assez petite dose, pour qu'il puisse la garder long-temps.

Si on ne peut faire usage du bain, on donnera à cet enfant, tous les jours,

Une ou deux onces de vin de quinquina.

Suivant son âge, ou on lui fera avaler trois fois le jour, demi-heure avant chaque repas, une ou deux, et même trois cuillerées à bouche de la composition suivante :

Prenez Kina concassé. . . . . une once.
       Canelle blanche . . . un gros.

Faites bouillir dans une pinte d'eau pour

en réduire le quart à peu près, ajoutez,

Racine de réglisse . . . . demi-once.
Raisin sec. . . . . une poignée.

Dont vous ouvrirez chaque grain pour que son suc puisse facilement s'étendre dans l'eau; faites bouillir et réduire à chopine à peu près; retirez du feu, laissez refroidir et coulez, pour l'usage ci-dessus.

On fera prendre à cet enfant, tous les jours, dans une cuillerée de soupe, ou dans une cuillerée de pulpe de pomme, ou de marmelade d'abricots, *neuf grains pesans* de l'opiat suivant, et dont on augmentera la dose de trois grains seulement, tous les dix jours, jusqu'à ce qu'on soit parvenu à dix-huit grains.

Prenez Ethiops minéral . . . . . une once.

Incorporez dans suffisante quantité de miel de Narbonne pour faire des pilules de trois grains chaque. Si on ne peut faire prendre ce remède en pilules, comme nous l'indiquons, il faut les fondre dans une cuillerée de sirop de fleurs d'oranges, après quoi on fera manger la soupe.

SECTION IV.

S'IL est reconnu que les écrouelles peuvent avoir pour principe une maladie *siphilitique dégénérée*, par un traitement incomplet ou vicieux, on baignera l'enfant à l'eau tiède, et on le mettra à l'usage de la tisane composée comme suit :

Prenez Racines de bardanne. . . . demi-once.
———— de salsepareille . . Idem.

Faites bouillir, dans trois demi-setiers d'eau, pour réduire à chopine qu'il faudra faire boire au petit malade, dans la journée.

On le purgera selon son âge et son tempérament; et le lendemain de cette purgation, on lui fera commencer l'opiat, dont la composition suit, soit en bols, en pilules, ou comme le précédent, en observant que les confitures acides ne conviennent ni pour l'un, ni pour l'autre.

Prenez Extrait de bourrache. . . . une once.
Mercure doux. . . . . un gros.

Triturez jusqu'à ce que le mélange soit exact; faites des pilules de trois grains chaque, dont on commencera l'usage par *une* ou *deux*, soir et matin, suivant l'âge de l'enfant; on augmentera d'*une* seulement de huit en huit jours, jusqu'à çe qu'on soit parvenu au nombre de trois et quatre chaque fois, suivant l'âge du malade et l'intensité des symptômes.

Ce remède nous a réussi plus d'une fois; mais on ne peut l'administrer que lentement, et il faut le continuer pendant plusieurs mois, et quelquefois pendant un an, suivant la disparition des accidens, qui doivent régler la conduite du médecin : il ne faut pas l'abandonner subitement, il faut au contraire en diminuer les doses plus lentement qu'on ne les a augmentées. Pendant l'usage de ce remède, on purgera l'enfant de mois en mois.

Souvent les écrouelles sont accompagnées d'une ophtalmie opiniâtre et rebelle à tous les remèdes ordinaires contre cette maladie, parce qu'ici elle n'est point la maladie principale, mais seulement symptomatique : dans cette circonstance, plus qu'en toute autre, il faut établir un vésicatoire à l'un des bras, en attaquant la maladie principale, comme nous venons de l'indiquer.

En conséquence, on fera continuer l'usage *du vin de quinquina* qui ne conviendrait pas dans un autre genre d'ophtalmie, ou la tisane qui doit remplacer ce vin ; il ne faut pas avoir la prétention de guérir cette espèce d'inflammation des yeux, sans détruire le principe de la maladie dont elle émane.

On ne peut assigner au juste le temps nécessaire pour la guérison de ce genre d'écrouelles, il dépend de la dose du remède qu'on peut faire passer dans le sang du malade, sans occasionner d'accidens ; et c'est son âge et sa force qui décident de cette dose, que l'on peut avec le temps porter jusqu'à quatre gros. Il faut d'autant plus de temps qu'il est plus jeune, et souvent une année ne peut suffire, car on ne peut être trop circonspect dans l'administration de ce remède : pendant tout ce temps il faut tenir le ventre du malade libre , sans cependant lui procurer un dévoiement, mais seulement une ou deux garderobes dans les vingt-quatre heures.

~~~~~~

CHAPITRE XXXVI.

Du carreau, ou des obstructions du mésentère.

Une des maladies les plus ordinaires aux enfans, est l'engorgement des glandes mésentériques, que les nourrices appellent *le carreau.*

Cette maladie est presque toujours le fruit de la *très-dangereuse bouillie à la farine,* donnée dans les premiers mois de la vie de l'enfant, ainsi que des narcotiques que quelques nourrices donnent à ceux qui crient pendant la nuit, ou des liqueurs fortes avec lesquelles ces créatures perverses endorment leurs nourrissons, dans la crainte d'être troublées dans leur sommeil.

Cette manière d'endormir les enfans, a, indépendamment de l'inconvénient de ralentir les sécrétions, celui de retenir
~~~~~~

trop long-temps les matières alvines dans les intestins ; par leur long séjour, ces matières obstruent les veines lactées et pervertissent les sucs nutritifs : ce sommeil factice, souvent beaucoup plus long qu'il ne faut, a encore l'inconvénient de laisser ces malheureuses créatures ensevelies dans leurs ordures pendant douze ou quatorze heures de suite, quand elles évacuent peu après avoir été remises dans du linge propre, comme cela arrive souvent. Cette coupable conduite est une des causes de l'*engorgement des glandes du mésentère*, ainsi que *des écrouelles* et *du rachitis*.

SECTION PREMIÈRE.

Symptômes du carreau.

Les enfans qui ont le carreau, ont le ventre gros, tendu et douloureux ; ils se plaignent souvent de douleurs au nombril, ils ont le visage pâle, le corps œdémateux ; ils sont tristes et dégoûtés, ils sont insoucians aux plaisirs et aux jeux de leur âge ; ils sont si faibles qu'ils refusent de faire de l'exercice : si on ne fait pas attention à cet état, et qu'on n'y apporte pas remède, ils se nouent.

Avant de prescrire un régime et d'administrer aucun remède, il est très-important de prendre connaissance de la manière dont l'enfant a été élevé jusqu'au moment où la maladie s'est manifestée, car elle peut avoir plusieurs causes prédisposantes, comme des *écrouelles* de la mère ou de la nourrice, un *virus scor-butique* ou *siphilitique* ; il faut donc pour ne pas faire une médecine conjecturale, bien connaître la source primitive, car on ne peut guérir cette maladie que comme les autres, c'est-à-dire, qu'en employant le remède propre à combattre la maladie dont elle peut être la suite.

Nous reconnaissons trois causes capitales à cette maladie, conséquemment trois espèces, ou variétés, pour chacune desquelles nous allons donner un remède particulier et spécial. En général les glandes

(402)

lymphatiques jouissent de beaucoup de sensibilité et de peu d'énergie, ce qui les dispose à l'engorgement.

SECTION II.

Du régime.

QUAND on est certain que cet état provient seulement des mauvaises nourritures données à l'enfant, il faut lui retrancher la viande, s'il en mange, et le mettre aux légumes et au bon lait de vache, avec lequel on lui préparera différens potages, comme le *gruau,* la *semoule,* la *fécule de pomme de terre,* et toute autre préparation de cette substance, le *sagou,* le *salep,* la *soupe,* et même *des œufs.*

SECTION III.

Traitement de cette première espèce de carreau.

ON baignera souvent l'enfant dans la décoction d'herbes émollientes, et, pendant la nuit, on lui laissera sur le ventre

(405)

une vessie de cochon à moitié remplie de
cette décoction tiède ; on soutiendra cette
vessie avec une serviette qui enveloppera
tout le ventre. Tous les matins, on lui
donnera un lavement proportionnel à son
âge avec la décoction émolliente, et on le
lui fera garder le plus long-temps possible, pour opérer un bain intérieur. Pendant la journée, on appliquera sur toute
la partie dure du ventre, *un emplâtre de
ciguë*.

Pour boisson habituelle, on lui donnera
une chopine *de petit lait clarifié dans lequel on aura fait infuser une poignée de
cerfeuil musqué ;* on lui fera faire autant
d'exercice que son âge et ses forces le permettront.

On le purgera tous les mois avec l'eau
de rhubarbe ainsi composée.

Prenez Rhubarbe concassée . . . . 30 grains.

Laissez infuser pendant vingt - quatre
heures dans un poisson d'eau que l'on fera
boire au malade en trois jours de suite. Il
faut observer que cette dose étant le *mini-*

mum ne peut suffire qu'aux enfans qui n'ont tout au plus que deux ans, et que, passé ce terme, il faut *quarante-huit* grains dans la même quantité d'eau, et quelquefois un gros que l'on donne en deux jours. Cependant si, dès le premier jour, l'enfant se trouve bien purgé, on mettra un jour ou deux d'intervalle entre cette première prise et la seconde, attendu qu'il ne faut rien d'irritant ; et comme on ne connaît pas encore la sensibilité des intestins de cette créature, il faut toujours commencer par la moins forte dose, sauf à manquer son objet ; ce qui est moins fâcheux que de le dépasser, en donnant une superpurgation.

Si on éprouvait de la difficulté à faire boire cette eau de rhubarbe, on donnerait :

> Sirop de chicorée composé de rhubarbe, deux onces, avec trois ou quatre cuillerées d'eau.

On conduira l'enfant comme un jour de purgation, en lui faisant boire quelques petites tasses de bouillon aux herbes.

Le lendemain de cette purgation, on fera commencer l'usage de la poudre suivante.

Prenez Mercure doux . . . . un gros.
Poudre d'Iris. . . . . trois gros.

Mêlez exactement pour faire des paquets de quatre grains, dont on donnera un chaque jour à jeûn, dans un peu de marmelade d'abricots, ou de pomme cuite ; après quoi, on lui fera boire une petite verrée du petit lait prescrit ci-dessus, et le reste de la chopine, dans le cours de la journée. Si l'enfant avait plus de deux ans, on donnerait, matin et soir, un paquet de cette poudre. Quand l'enfant aura fait usage de cette poudre pendant vingt à vingt-cinq jours, on le purgera avec ce qui lui a réussi le mieux, de l'eau de rhubarbe, ou du sirop de chicorée composé de rhubarbe.

Après cette purgation, on recommencera l'usage de la poudre et du petit lait ; souvent il faut deux fois la dose ci-dessus, et quelquefois trois fois, suivant l'ancienneté de la maladie ; cependant , après la consommation de la seconde dose , le ventre doit être souple , et on peut le toucher sans occasionner douleur : alors on peut commencer l'usage *des eaux martiales*, au lieu de continuer le petit lait. Si on se sert de celles de *Forges* , on les coupera d'abord avec un peu de lait, dont on diminuera la dose quelque temps après *.

Si on mettait quatre cuillerées de lait dans la dose d'eau que l'enfant pouvait boire chaque fois , dix jours après on n'en mettra plus que trois , et successivement de dix en dix jours , on diminuera d'une cuillerée , de manière qu'après quarante jours l'enfant boira ses eaux martiales sans lait.

Si le lait ne réussissait plus à l'enfant, on mitigerait les eaux martiales avec le sirop de gomme , dont on mettrait une cuillerée à bouche dans chaque verrée.

Comme on ne peut se passer de méde-

* On ne doit pas oublier qu'on peut faire des eaux martiales avec le sel de Mars de rivière , quand on ne peut s'en procurer de naturelles.

cin pendant le traitement des différentes espèces de cette maladie, il décidera du moment où il faudra quitter les fondans et les délayans, pour commencer les toniques ; car si on s'y prenait trop tôt, on rendrait toutes les glandes squirreuses, et au lieu de guérir l'enfant, on le conduirait à une mort lente : il y a des cas où il est très - prudent de commencer l'usage du sirop antiscorbutique avant les martiaux ; car souvent ce remède suffit après les fondans.

SECTION IV.

Traitement de la seconde espèce de carreau.

Si on a découvert que l'engorgement mésentérique peut avoir pour principe , *un virus scorbutique* , souvent occasionné par la malpropreté de la nourrice envers son enfant et par son habitation malsaine, comme le sont souvent celles des campagnes, où les rez-de-chaussée sont plus bas que le terrain qui les environne , et où

le cochon et les poules habitent presque
le même local ; si, à ces inconvéniens déjà
assez graves, se trouve réunie la mauvaise
nourriture que ces femmes prennent ordinairement, conséquemment un mauvais
lait donné à l'enfant, et les mauvaises digestions de cet individu occasionnées par une
bouillie à la farine trop épaisse, il sera
nécessaire, après le régime ci-dessus prescrit, de purger légèrement cet enfant ; et,
pour boisson ordinaire, on mettra, dans
la chopine de petit lait qu'on lui fera
boire chaque jour (au lieu de cerfeuil
musqué), *deux onces de sirop antiscor-*
butique, dont on augmentera la dose d'une
demi - once de quinze en quinze jours,
jusqu'à ce qu'on soit parvenu à lui en faire
boire quatre onces.

On ne cessera pas subitement cette dose,
quand même l'enfant serait guéri après
quelques mois de cet usage. On le tiendra
à la plus forte dose, tant que l'atmosphère
sera brumeuse et pluvieuse ; et, lorsque le
printemps sera bien établi, on diminuera
la dose de ce sirop , à peu près de la ma-

nière dont on l'a augmentée, pour en cesser l'usage au moment des grandes chaleurs ; et, dans ce cas, on emploiera *l'emplâtre de diabotanum*, au lieu de celui de *ciguë*, pour couvrir la partie du ventre qui reste encore douloureuse.

SECTION V.

Traitement de la troisième espèce de carreau.

Si on est parvenu à savoir que l'engorgement des glandes mésentériques peut être le résultat de la *siphilis. dégénérée*, on commencera par purger le malade : on le baignera chaque jour à l'eau tiède ; on lui fera boire journellement, au lieu de petit lait, la tisane composée comme suit :

Prenez Squine et Salsepareille
       de chaque . . . . demi-once.
       Racine de réglisse . . . . . deux gros.

Faites bouillir dans une pinte d'eau, pour réduire à chopine à peu près, dans laquelle on mettra, pour commencer,

Une cuillerée à café de sirop de cuisinier.

Auquel on aura ajouté *la dissolution de deux grains de muriate oxigéné de mercure*, par chopine de ce sirop, dont on augmentera, dix jours après, la dose, *d'une demi-cuillerée à café*, et dix autres jours plus tard, *de l'autre demi-cuillerée ;* en sorte qu'après vingt jours il prendra une cuillerée à bouche dans la chopine de tisane qu'on lui fera boire en quatre doses dans le cours de la journée. On continuera ainsi pendant un mois, s'il ne survient rien qui puisse faire suspendre ce remède ; car, *s'il s'établissait un dévoiement, ou des coliques journalières*, après l'augmentation de ce sirop, il faudrait en rester à la dose qui n'aurait pas produit cet effet, *ne fût-ce que celle d'une cuillerée à café ;* parce qu'enfin il vaudrait encore mieux prolonger l'usage de ce remède que de risquer de manquer la guérison par un dévoiement qui épuiserait l'enfant, et qui emporterait tout le remède. S'il ne survient ni colique, ni dévoiement, il faudra purger l'enfant, un mois ou six semaines après qu'il aura commencé l'usage de ce sirop, avec ce qui lui aura réussi au commencement de ce traitement.

Après cette purgation on recommencera par la dose à laquelle on en était avant, et si on ne donnait pas encore la cuillerée à bouche, on augmentera la demi-cuillerée, dix jours après, de quelques gouttes jusqu'à ce qu'on soit parvenu à la cuillerée; on continuera ainsi pendant un mois encore, puis on purgera encore une fois pour recommencer ensuite par la dose à laquelle on en était avant cette seconde purgation. Quand on aura consommé deux chopines de ce sirop ainsi composé, on commencera à diminuer cette dose, *d'une demi-cuillerée à café*, comme on l'a augmentée, et l'on continuera la cuillerée à café pendant un mois encore, après lequel on n'en donnera plus que deux jours l'un, puis de trois en trois, pendant une quinzaine; car il ne faut jamais quitter subitement un remède, comme on ne doit jamais le commencer par sa plus grande dose.

Pendant tout ce temps on emploiera jour et nuit l'emplâtre de *devigo*, comme *mercurio*, au lieu et place de *diabotanum*.

Si on éprouvait beaucoup de difficulté à faire prendre ce remède à l'enfant, on y substituerait le *mercure doux*, que l'on peut commencer par *un grain* qu'on mêle avec un peu de miel, et on ferait boire par dessus une demi-verrée de la décoction ci-dessus, qui n'est point désagréable quand on n'y a pas réuni le sirop de cuisinier. On augmentera la dose de mercure doux *d'un demi-grain* tous les dix jours, jusqu'à ce qu'on soit parvenu à celle de deux grains, qu'il est rare de dépasser sans occasionner des coliques et des purgations fréquentes qui nuiraient à la guérison ; on conduira l'usage de ce remède comme celui ci-dessus, pour son augmentation et sa diminution. Deux ou trois gros de ce remède doivent suffire en raison de l'âge*.

* Il serait souvent plus commode d'employer pour cette troisième espèce de carreau, les bains que nous avons indiqués pour la siphilis même, chap. IX.

CHAPITRE XXXVII.

DE LA GRAVELLE.

Symptômes et caractères de. cette maladie.

Cette maladie est très-fréquente chez les enfans. On peut la soupçonner, quoique l'enfant ne rende point de gravier, dès qu'il pleure chaque fois qu'il urine, et que les urines ne coulent que gouttes à gouttes, et qu'elles sont glaireuses. Lorsque l'enfant porte naturellement la main à ses parties, lorsqu'il urine ou qu'il veut uriner, on peut être certain de l'existence de cette maladie.

Causes efficientes de cette maladie.

Un enfant est attaqué de la gravelle,

ou parce que son père ou sa mère en ont été malades, ou parce que les graviers se forment dans ses reins ou dans sa vessie ; quand il rend ces graviers au fur et à mesure qu'ils se forment dans la vessie, ils passent sans causer de grandes douleurs ; mais quand ils se forment dans le bassinet du rein, et qu'ils enfilent l'urètre dont l'ampleur ne répond point à la grosseur des graviers, ils causent ce que nous appellons *colique néfrétique*, ces douleurs sont très-aiguës. Pour les calmer et faire descendre ces graviers, il faut faire boire à l'enfant *une eau de graine de lin* un peu mucilagineuse, ou *de l'orgeat*, ou *le petit lait nitré*, dans laquelle on met une cuillerée de sirop de gomme par verrée. Si ces boissons ne soulagent pas beaucoup l'enfant, il faut y ajouter quelques jours après, *huit ou douze grains de sel sédatif de Homberg* ; et on baignera l'enfant deux ou trois fois par jour.

Quand au contraire le gravier se forme dans la vessie, l'enfant n'a point de colique ; mais lorsque quelques-uns de ces graviers sont plus volumineux que le canal de l'urètre n'est ample, l'enfant souffre beaucoup pour uriner, et quand quelques-uns de ces graviers sont hérissés d'inégalités, les urines sont sanguinolentes. Une des trois boissons ci-dessus indiquées convient encore.

Régime.

Le régime est ici très-nécessaire, il doit être mucilagineux et diurétique; en conséquence on supprimera de la nourriture solide, le *bœuf* et le *mouton*, pour ne donner à l'enfant que du *veau* et du *poulet* rôtis, s'il est déjà à l'usage de la viande.

On lui fera du bouillon avec ces deux viandes, des *oignons*, des *poireaux* et du *céleri*; et avec ce bouillon sans sel, on lui préparera des potages à la *semoule*, au *sagou*, au *gruau*, ou avec toutes les diverses préparations de fécule de pomme de terre; on lui fera boire à jeûn une verrée de lait dans laquelle on aura fait infuser du persil en feuilles, ou sa racine, suivant la saison où on se trouve *.

Tant qu'on pourra tenir cet enfant au régime légumineux ou herbes potagères, on fera sagement, on lui fera manger tantôt des *laitues pommées*, des *romaines*, des *épinards*, des *asperges*, des *petits pois*, des *chicorées*, des *pommes de terre*, des *carottes blanches* de préférence aux autres, le tout préparé sans sel; on peut même lui laisser manger des radis; et il faut lui faire boire du *vin blanc* avec de l'eau, de préférence au rouge.

Pour boisson extraordinaire pendant les chaleurs, on lui donnera du lait coupé avec de l'eau, ou du lait de beurre; dans la moyenne chaleur on lui fera boire la *tisane de réglisse*, et pendant l'hiver on lui donnera celle faite *avec la racine de persil.*

---

* Quelques auteurs conseillent la décoction de la seconde écorce de tilleul à la dose d'un gros pour une verrée; mais nous ne lui croyons pas plus d'efficacité qu'à l'eau de graine de lin mucilagineuse, que l'on se procure plus facilement.

Il ne faut jamais laisser courir cet enfant, ni permettre qu'il fasse des choses qui puissent le faire suer ; car, comme nous croyons l'avoir déjà dit, toutes les excrétions ont entre elles une si grande affinité, que l'une ne peut être augmentée, sans qu'une autre n'en soit diminuée en proportion ; ainsi plus vous ferez suer cet enfant, moins abondamment il urinera ; moins les urines seront abondantes et fréquentes, plus elles seront épaisses ; et plus elles s'épaissiront, *plus la terre, les sels* et *l'huile* qu'elles charrient ordinairement se rapprocheront, plus elles auront de tendance à grossir les graviers.

Dans cette maladie il est nécessaire que la sécrétion de l'urine soit, de toutes les sécrétions, la plus abondante pour diviser les matériaux qui s'amassent dans la vessie, et s'opposer, par ce moyen, à ce qu'ils forment des concrétions graveleuses, si nuisibles à la santé et au bonheur de l'enfance.

Ainsi donc, l'exercice en plein air, de quelque nature qu'il soit, pourvu qu'il ne provoque pas la sueur, la constance dans le régime ci-dessus prescrit, aideront beaucoup à l'efficacité des remèdes que nous allons conseiller.

Remèdes contre la gravelle.

Faites calciner des écailles d'huîtres, concassez-les, et versez dessus *une livre* de cette poudre grossière, *cinq litres* ou pintes d'eau, couvrez le vase, agitez le tout, de temps à autre, puis laissez reposer pendant vingt-quatre heures, décantez cette eau pour la filtrer à travers un morceau de drap, ou un papier sans colle, mettez cette eau clarifiée dans un vase pour servir au besoin *.

Prenez Savon amygdalin . . . une once.
Faites pilules du poids d'un grain.

On donnera au malade six de ces pilules à jeûn, dans de la marmelade d'abricots, ou dans de la pulpe de pomme cuite **, six

* C'est un genre d'eau de chaux.
** Tout acide, pendant ce temps, rendrait l'effet de ce remède nul.

autres une heure avant son dîner, et quatre le soir, demi-heure avant un léger souper; on lui fera boire chaque fois, par-dessus ces pilules, une verrée proportionnelle à son âge, d'*eau de chaux des coquilles d'huîtres*, dans laquelle on mettra, pendant les huit premiers jours, *trois cuillerées de lait*. Si l'enfant a plus de quatre ou cinq ans, il faudra commencer l'usage des pilules par huit ou neuf.

Huit jours après, on augmentera la dose de savon de deux pilules à chaque prise, six jours après on l'augmentera encore de deux chaque fois, jusqu'à ce qu'on soit parvenu à en faire prendre *soixante-douze grains*, le matin, autant avant le dîner, et quarante-huit avant le souper.

De huit en huit jours, on diminuera la dose du lait d'une cuillerée par verrée d'eau de chaux, en sorte qu'après trois semaines, l'enfant parviendra à la boire pure : huit jours après, c'est-à-dire, trente-deux jours après le commencement de cet usage, on augmentera la dose de cette eau, en en faisant boire une ou deux verrées dans l'intervalle des repas; mais sans pilules, si les doses en sont prises régulièrement.

Si on ne peut faire avaler le savon en pilules, il faudra les laisser amollir dans la pulpe de pomme ou dans la marmelade, pour que l'enfant puisse avaler le tout ensemble, et on lui fera boire par-dessus, la verrée d'eau de chaux.

Si on ne peut parvenir à faire boire à l'enfant l'eau de chaux, il faudra y suppléer par *l'eau minérale de Contrexeville*, *près Neufchâteau en Lorraine*, reconnue très-spécifique contre la gravelle*.

Bordeu, célèbre médecin à Paris, qui n'ignorait pas les propriétés de cette eau, recommande aussi celles de *Bonnes*, de *Barège* et de *Cauterets*, d'après des expériences sans nombre, qui ont fait rendre beaucoup de graviers **.

Ainsi donc, s'il est très-difficile de faire

* *Touvel* a publié en 1774, un Mémoire qui se trouve chez Valade, libraire.

** Voyez ses Recherches sur les maladies chroniques, tom. I, pag. 565 et suivantes.

boire l'eau d'écailles d'huîtres, il faudra faire usage de l'une ou de l'autre de ces eaux, dont on augmentera graduellement la dose en en faisant boire plus souvent, mais au moins deux ou trois petites verrées à jeûn.

Lieutaud, dont la véracité est connue, se loue du remède de mademoiselle *Stéphens*, qui lui a réussi quelquefois ; on sait que la base de ce remède consiste *en alkali de coquille d'œufs brûlée*, etc. Ce remède a si souvent manqué son effet, qu'il est tombé en désuétude.

On ne peut, avec des enfans du premier âge, employer des remèdes très-actifs, sans quoi nous aurions la ressource *de la lessive des savonniers*, ou *alkali caustique*, et *l'eau de chaux vive*. Mais nous sommes bien persuadés que personne ne hasardera ce remède avec des enfans de quatre à cinq ans.

Nous pouvons proposer un remède plus simple et plus facile dans son administration, et qui, depuis que nous le connaissons, nous a mieux réussi que ceux ci-dessus : c'est *la racine de chardon étoilé mise en poudre*, dont on donne depuis *dix-huit grains* jusqu'à *trente-six*, par prises, et même plus, suivant l'âge de l'enfant. On mêle cette poudre dans la pulpe de la pomme cuite, dans de la marmelade d'abricots, ou dans du sirop de gomme, pour la faire avaler comme une cuillerée de marmelade, et on fait boire par-dessus une verrée d'eau de *Contrexeville*; une heure après, on fait déjeûner l'enfant avec un potage quelconque, même au lait, s'il lui réussit bien; on augmente graduelle-ment la dose de la poudre de six grains, tous les cinq jours, quand on a commencé par dix-huit grains jusqu'à ce qu'on soit parvenu à la dose d'un gros. Si alors on éprouve de la difficulté à faire avaler cette dose en une seule et même fois : on peut la diviser en deux, dont l'une sera pour le matin, et l'autre pour le soir, une heure avant le potage; il faut de la constance dans ce régime, et faire boire habituellement la décoction de cette racine dans le cours de la journée.

(423)

Dès qu'une mère reconnaît que son enfant a la gravelle, elle doit lui administrer
l'un ou l'autre des remèdes ci-dessus indiqués ; et si elle ne le guérit pas complettement, elle aura au moins la satisfaction
d'avoir empêché que ces graviers en se réu-
nissant, n'aient formé une véritable pierre ;
car il ne faut qu'un gravier qui séjourne
quelque temps dans la vessie, sans être attaqué par un fondant, pour décider la
formation d'un calcul ou pierre qui for-
cerait à l'opération de la lithotomie *.

Si , après six semaines ou deux mois de
l'usage de notre remède, l'enfant n'est pas
dans un meilleur état, la mère fera pru-
demment de consulter *le docteur Nauche* **. Cet accident est assez grave pour y
apporter, le plus tôt possible, le remède
convenable.

* LITHOTOMIE, opération par laquelle on fait
l'extraction des calculs urinaires , ou pierres de la
vessie.

** NAUCHE, médecin de Paris , très-connu par
ses recherches sur les maladies de la vessie , et par
ses savantes applications du galvanisme. *Rue du
Boulois* , N° 8.

On voit cependant des parens laisser souffrir leurs enfans pendant des années entières, sans leur donner d'autres secours que des remèdes de bonnes femmes, ou de vendeurs de plantes, qui, comme on sait, ont des spécifiques pour toutes les maladies; mais qui, comme on le sait aussi, n'en guérissent que très-rarement, parce que le même moyen ne peut convenir à tous les gens affectés de la même maladie, à cause de la variété des tempéramens, et de la complication de ces maladies avec d'autres, qui, comme nous l'avons déjà dit, apportent la plus grande difficulté dans le traitement, et exigent du médecin la plus grande sagacité dans le choix des remèdes.

CHAPITRE XXXVIII.

Affections spasmodiques de la poitrine connues sous la dénomination de cauchemar.

Suivant *Lieutaud,* les violentes attaques de *cauchemar* ressemblent beaucoup au catarrhe suffocant ; l'une et l'autre de ces affections attaquent brusquement les enfans pendant le sommeil, et les éveillent en les faisant crier ; leur imagination est épouvantée, ce qui est manifeste sur leur physionomie *par l'air d'étonnement qui y reste empreint pendant un certain temps, par la palpitation de cœur et la difficulté de respirer.*

Les enfans à la mamelle, dont la poitrine est trop serrée, sont fréquemment atteints de ce cauchemar, spécialement pendant la dentition orageuse, et lorsqu'ils sont tourmentés de vers.

L'enfant de trois ou quatre ans, qui a

éprouvé le cauchemar, dit avoir senti un poids énorme sur sa poitrine, comme si quelqu'un s'était assis sur elle. Cet état ne lui survient ordinairement qu'après des songes effrayans occasionnés quelquefois par une peur qu'il aura éprouvée dans la journée, et qui, se reproduisant en songe, l'éveille en lui faisant jeter de grands cris d'effroi.

Quoique le réveil dissipe en partie tous les accidens, il est sage de donner à cet enfant une potion antispasmodique avant de le laisser reprendre sommeil ; car l'accident se renouvellera pendant ce second sommeil, comme je l'ai vu arriver dans un cas dont voici l'historique.

Un enfant âgé de cinq ans, couché dans la chambre de son père, s'éveilla en jetant des cris effrayans. Le père courut au lit de son enfant qu'il trouva tremblant de frayeur, parce qu'on voulait l'arrêter, dit-il.

Ce père consola son enfant, l'emporta dans son lit, causa beaucoup avec lui pour le rassurer ; mais le tremblement dura plus d'une heure, après laquelle l'enfant fut assez calme pour se rendormir.

Il n'y avait pas une demi-heure qu'il dormait, lorsque la scène recommença ; la frayeur fut si forte cette fois, que l'enfant en perdit la voix, et ne put répondre à son père comme la première fois.

Cet homme me fit prier de venir à son secours ; je trouvai l'enfant dans un état spasmodique extrême ; la palpitation et l'étouffement étaient inquiétans, le tremblement général s'était emparé de lui, quoique son père le tînt dans ses bras, et ne discontinuât pas de le rassurer.

J'envoyai chercher *une potion antispasmodique*, et je fis préparer un bain tiède ; la potion fit son effet une heure après, et lorsque cet enfant fut revenu de cette crise, nous apprîmes de lui, que la veille il avait joué *aux voleurs* avec des camarades, dont les uns étaient sensés voleurs et les autres gendarmes ; et qu'enfin ce jeu était la cause de la peur panique, qui eût infailliblement coûté la vie à cet enfant, s'il eût été couché seul dans une chambre isolée, comme cela arrive quelquefois.

CHAPITRE XXXIX.

De la coqueluche.

LA coqueluche n'est certainement pas une maladie nouvelle en France, quoiqu'elle n'ait été décrite qu'en 1414 ; mais avant cette époque, on la confondait avec toutes les autres espèces de toux.

On la croit originaire d'*Afrique*, ou des *Indes-Orientales*. On croit qu'elle était connue d'*Hippocrate*, et qu'il en a fait mention dans le septième livre de ses épidémies ; mais ce qu'il y a de constant, c'est que cette maladie a dû être rare parmi les *Grecs*, dont le climat était moins sujet aux vissicitudes atmosphériques que le nôtre, qui favorise la naissance et le développement d'une maladie qui a sa source dans les variations brusques de la température, qui va sans cesse du froid au chaud, *et vice versâ*, dans le printemps ; aussi la coqueluche est-elle plus fréquente dans cette saison, après un hiver pluvieux et doux ; mais lorsqu'elle commence à cette époque, il est rare de la voir finir avant le milieu du printemps, car le commencement de cette saison est, au moins, aussi inconstant que l'automne.

Cette maladie a reçu différentes dénominations :

Théodore Forbes l'appelait *tussis convulsiva.*

Bourdelin la nommait *tussis clangosa.*

Tourtelle l'a définie en dernier lieu, en la nommant *pneumo - gastro - pituiteuse* *, et nous la croyons bien dénommée, car elle est vraiment *une affection pituiteuse de la poitrine et de l'estomac.*

Premier symptóme de cette maladie, ou premier temps.

La coqueluche se confond presque toujours dans son invasion avec un rhume

---

* Voyez ses Elémens de Médecine théorique et pratique, tom. **XI**, pag. 101.

ordinaire, avec lequel elle a une grande affinité alors ; cependant elle en diffère dès son commencement, *par le gonflement des yeux qui sont rouges, par une plus grande difficulté de respirer, que dans un rhume simple,* et *par l'absence de la fièvre qui n'accompagne pas toujours cette maladie,* et qui, lorsqu'elle a lieu, annonce *une complication avec un catarrhe pulmonaire, ou avec une péripneumonie.*

Si cette fièvre est continue, elle a un redoublement marqué le soir, souvent elle n'est sensible que de deux jours l'un, ce qui la fait croire intermittente.

La toux de la coqueluche est sèche dans le premier moment, et cette première période est souvent de dix à quinze jours ; ce n'est qu'après ce terme, et souvent plus tard, que cette toux qu'on a crue occasionnée par un rhume ordinaire, fait entendre *le son caractéristique de la coqueluche,* lequel est *aigre* et *glapissant,* parce qu'il est produit par des mouvemens d'expiration répétés et interrompus, auxquels succède une inspiration longue et sonore.

Ce son, particulier à la coqueluche, provient de la rapidité avec laquelle l'air sort de la *glotte*, laquelle le moment avant était rétrécie par un spasme; car il ne faut pas s'y tromper, *cette maladie est toujours accompagnée du spasme de la glotte et du diaphragme qui constitue l'essence de la maladie :* c'est la sensation douloureuse que fait naître ce spasme, sur la membrane muqueuse qui tapisse la trachée artère et les bronches, qui fait naître les accès de toux.

La coqueluche attaque en même temps la *poitrine* et *l'estomac ;* l'un et l'autre de ces viscères sont affectés d'une irritation spasmodique, et c'est une convulsion particulière des poumons et du diaphragme qui constitue la toux; l'irritation de l'estomac n'est que sympathique, car le poumon et la gorge sont plus affectés que l'estomac.

La sensation désagréable que les malades éprouvent dans la trachée artère à l'approche des accès, le son aigu et parti-

(432)

culier qui a lieu dans l'inspiration, paraissent prouver que les organes de la respiration sont plus affectés que ceux de la
digestion, car plusieurs enfans conservent
assez d'appétit, et même souvent trop.

*Second symptôme, ou second temps de la
coqueluche.*

Le vomissement, qui survient souvent
pendant un accès de toux, n'est que la
suite du dérangement des digestions, produit par la fréquence et la véhémence de
la toux, lorsque cette maladie est à sa seconde période, quelquefois ces accès de
toux ne durent que quelques minutes,
mais plusieurs subsistent jusqu'à huit et
dix; ces accès se renouvellent fréquemment jusqu'à ce que l'enfant rende une
certaine quantité de *mucus* qui vient autant des poumons, que de la gorge et des
narines.

Tant que ces mucosités sont claires au
moment de l'expectoration, la toux conserve sa véhémence et son genre de con-

vulsion ; lorsque les crachats deviennent épais, l'enfant les rend avec plus de facilité, ce qui fait dire que la coqueluche est mûre, les accidens diminuent et annoncent la prochaine terminaison de cette maladie, qui ne dure pas moins de six semaines, mais qui se prolonge souvent par-delà chez les enfans naturellement pituiteux et cacochymes.

Lorsque les accès de toux sont à leur plus haut période, *le visage se gonfle, devient rouge foncé et livide ; les yeux semblent prêts à sortir de leurs orbites ; le cou se gonfle, et l'on croit que l'enfant est au moment d'être suffoqué ;* en un mot, on le croit quelquefois frappé d'apoplexie.

Troisième symptôme, ou troisième temps de la coqueluche.

Lorsque cette toux augmente encore, ce qui constitue le troisième degré de cette maladie, on voit fréquemment survenir une hémorragie par la *poitrine,* ou le *nez* et les *yeux.* Ces symptômes ou accidens ont décidé quelques auteurs à faire une espèce particulière de coqueluche, qu'ils ont nommée *inflammatoire ;* mais ces symptômes ne sont qu'un degré de plus à la maladie, parce qu'elle est plus aiguë chez certains tempéramens que chez d'autres, conséquemment plus dangereuse que celle qui ne parvient point à ce troisième degré.

Dans ces cas, l'enfant rend *involontairement ses urines, et même ses excrémens ;* il court le danger d'*une descente inguinale* quand il est du genre masculin, et nous serions d'avis qu'on lui fît porter, pendant ce temps, un bandage élastique pour le préserver de cet accident; quand l'enfant est de l'autre sexe, l'*exomphale ou descente de nombril,* est plus communément le résultat de la toux, que l'inguinale; il serait également sage et prudent de lui appliquer sur le nombril une ceinture avec une compresse imbibée de vin aromatique, pour soutenir cette partie et la préserver de l'*exomphale,* incommodité très-grave pour ce sexe. On a aussi

(455)

vu le *tétanos*, ou l'*épilepsie*, être la suite
de cette toux convulsive *.

Il paraît constant que cette maladie n'attaque qu'une fois chaque individu. Quand
elle survient pendant une dentition, le danger est plus éminent : dans ce cas, il faut
toujours tenir la tête chaudement, parce
que c'est vers cet organe que la nature di-
rige tous ses efforts. Plus les enfans sont
jeunes, plus ils sont exposés au danger de
cette maladie ; car il en meurt plus au-dessous de deux ans, qu'au-dessus.

L'observation nous a fait connaître que
cette maladie est plus fatale aux filles
qu'aux garçons, vraisemblablement parce
que la faiblesse naturelle de ce sexe le rend
plus disposé aux engorgemens pituiteux :
cependant il meurt beaucoup moins d'enfans pendant la durée des paroximes de
cette violente toux, que dans la fièvre hectique, dans laquelle cette maladie dégé-
nère souvent, parce que les mouvemens
très-fréquens de cette toux dérangeant la

* Voyez le Traité des Convulsions de l'enfance,
par *Beaumes*.

nutrition de l'individu , *produisent le marasme , et désorganisant le poumon, produisent sa phthisie.*

Quoique cette maladie soit spéciale-ment le partage des enfans, on voit ce-pendant des personnes avancées en âge en être attaquées, mais avec des symptômes plus doux; chez ces personnes, comme chez les enfans, la cause prédisposante est toujours une faiblesse et une constitution pituiteuse; la cause déterminante est un vice dans l'air, duquel les enfans sont plus affectés que les personnes d'un moyen âge, encore faut-il que ces enfans aient une dis-position favorable à cette maladie; car, quoiqu'elle devienne souvent épidémique, on remarque que plusieurs qui vivent dans le même air échappent à cette maladie, dans le moment où elle est en plus grande vigueur, tandis qu'ils la prennent dans une autre saison, où elle n'est, pour ainsi dire, que *sporadique* *.

On a observé que cette maladie est plus fréquente en hiver, après un temps bru-

* * *

* *Sporadique* , particulière à quelques individus.

meux, que par les gelées, ou après un printemps humide, que pendant la sécheresse ; et que souvent elle est épidémique dans une ville ou dans un village, tandis qu'elle n'existe pas dans le voisinage : nous devons conclure que l'humidité (relâchant les membranes du cerveau qui sont les mêmes que celles de la poitrine ; car il n'y a pas de rhumes de cerveau qui finissent, sans faire tousser, ou comme on le dit vulgairement, sans tomber sur la poitrine); nous devons conclure, disons-nous, que l'humidité est la cause primordiale, ou prédisposante à cette maladie, parce que le relâchement donnant lieu à un séjour plus long d'une humeur pituiteuse, lui fait acquérir plus d'acrimonie *.

La coqueluche est généralement une

---

* D'après les observations ci-dessus, le premier de tous les remèdes est de faire changer d'air, mais ce n'est pas toujours chose facile ; il faut alors faire respirer à l'enfant un air plus chaud et plus sec, et brûler des aromates dans la chambre où il couche, ou jeter sur un fer chaud quelque liqueur spiritueuse odoriférante, telle que de l'eau de Cologne, ou encore du vin aromatique.

maladie opiniâtre et rebelle à la médecine, souvent elle dure pendant plusieurs mois, spécialement quand on n'en a pas bien commencé le traitement, c'est-à-dire, quand on a donné à l'*enfant sanguin* les remèdes qui ne conviennent qu'*aux flegmatiques*, *et vice versâ*.

La coqueluche est une de ces maladies pour la guérison desquelles il faut faire la plus grande attention à la constitution primitive ; il est donc de la plus haute importance de s'assurer de tout ce qui a précédé cette maladie, qui est si commune dans notre pays, que presque toutes les commères se mêlent de vouloir la guérir ; et on n'a recours aux médecins que quand le mal a été aggravé par un mauvais traitement sans régime, et quand il est porté à son dernier période.

Traitement de la coqueluche.

Pour guérir la coqueluche, il faut commencer par débarrasser l'estomac des sabures glaireuses qu'il contient, le fortifier, et en même temps exciter la transpiration et favoriser toutes les autres sécrétions ; il ne faut donner aux enfans que des alimens doux et de facile digestion, comme des potages.

Si le pouls est très-plein et les accès de la toux assez violens pour faire craindre rupture de quelques vaisseaux dans la poitrine, il faut se mettre à l'abri de ce danger en faisant *tirer deux ou trois onces, au plus, de sang à l'enfant, suivant son âge et l'état pléthorique sanguin où il est.* Si on ne peut user de la phlébotomie *, ce qui est assez ordinaire à cet âge, il faudra employer quelques sangsues qu'on fera piquer près la *malléole* interne **.

La nature indique le second moyen à opposer à cette maladie, puisqu'elle cherche à débarrasser l'estomac par des vomissemens d'humeur très-visqueuse ; il ne faut donc pas hésiter à suivre cette indica-

* *Phlébotomie,* ouverture de la veine par la lancette.

** *Malléole*, jonction de la jambe avec le pied, vulgairement dite *cheville.*

tion ; non-seulement les vomitifs nettoient l'estomac qui est surchargé de flegmes, mais encore ils excitent la transpiration et provoquent les autres sécrétions ; ils doivent donc être répétés de temps à autres, comme de quinze en quinze jours, selon l'opiniâtreté de la maladie et l'intensité des accès de la toux : en pareil cas, les vomitifs doux, mais répétés, sont infiniment plus efficaces que les violens, qu'on ne doit hasarder qu'une seule fois ; car nous avons observé que le vomissement d'un fluide glaireux soulage beaucoup plus et plus promptement que les expectorations répétées ; mais il ne faut provoquer ce vomissement que vers le soir, parce que l'enfant s'endormira plus facilement après, et il aura une nuit moins orageuse.

Nous sommes d'avis qu'on commence *par le sirop de fleurs de pêcher*, que l'on peut donner en raison de l'âge jusqu'à *deux onces et même deux onces et demie* quand l'enfant est âgé de *quatre à cinq ans.*

Comme il est très-difficile de faire boire un enfant après le vomissement, et de renouveler avec lui le même procédé, nous conseillons, pour le faire vomir une seconde fois, d'user du petit stratagême suivant :

Prenez Ipécacuanha en poudre . . demi-gros.

Faites infuser dans demi – setier d'eau bouillante, coulez à travers un linge serré, mettez dans une theière, comme si vous vouliez prendre du thé ; l'enfant ne manquera pas d'en demander : à chaque demitasse que vous lui donnerez, blanchissez cette eau avec quelques cuillerées de lait; faites-lui boire la totalité en trois ou quatre doses, à un quart d'heure d'intervalle, en donnant à l'enfant un petit morceau de sucre candi, et lorsqu'il vomira, vous pourrez vous dispenser de le faire boire, le remède étant assez étendu.

Pour le faire vomir une troisième fois, sept ou huit jours après la seconde, il faudra employer *le sirop d'ipécacuanha, à la dose d'une once, une once et demie,* et *même deux onces,* relativement à l'âge de l'enfant, et la facilité qu'on lui aura reconnue à vomir, on ajoutera à ce sirop une ou deux cuillerées d'eau pour en faciliter la déglutition *.

On peut encore employer la poudre ci-après :

Prenez Ipécacuanha en poudre . . 12 grains.
   Kermès minéral . . . . 1 grain.
   Sucre candi. . . . . demi-gros.

Mêlez bien exactement le tout ensemble, et divisez en quatre paquets égaux dont on donnera un paquet tous les trois jours, dans une cuillerée du sirop qui sera le plus agréable à l'enfant.

Si les doses ci-dessus n'ont d'effet que par le vomissement, la constipation pourrait

* Nous observons que le sirop d'*ipécacuanha* contient si peu de cette racine, que beaucoup d'enfans ne peuvent vomir avec ; quand nous avons éprouvé son inutilité, nous lui donnons l'activité nécessaire en y ajoutant *un quart de grain de tartre stibié*. Pour cela faire, il faut fondre un grain de tartre stibié dans quatre cuillerées d'eau, *dont on en met une* dans les deux onces de sirop d'*ipéca-cuanha*, ce qui produit ordinairement un doux vomissement.

avoir lieu ; pour la prévenir, on purgera l'enfant deux jours au plus tard après ce vomissement, *avec l'huile de palma Christi, à la dose d'une once et demie dans une tasse de bouillon, et même deux onces*, en raison de l'âge et de la sensibilité de l'enfant ; il vaudrait mieux manquer de le purger, que de l'évacuer trop amplement : en conséquence, on usera de la plus petite dose, jusqu'à ce qu'on soit au fait de la mobilité de ce tempérament.

Si au contraire l'enfant était disposé au dévoiement, il faudrait lui administrer le purgatif suivant après quelques jours de ce dévoiement.

Prenez Sirop de chicorée composé de rhubarbe, une once, ou une once et demie, toujours relativement à l'âge du petit malade : ajoutez,

Sel de glauber. . . . . un gros.

Le tout dans cinq ou six cuillerées d'eau.

Lorsque l'on croira l'enfant suffisamment purgé, relativement à ses forces et à son âge, on achevera de détruire les viscosités, principe de cette maladie, par le julep suivant que l'on donnera par cuillerée à café ou à bouche, suivant l'âge.

Prenez Kermès minéral . . . . . un grain.
Sirop de capillaire. . . . deux onces.
Eau de canelle orgée . . . deux gros.

Si l'enfant malade a plus de cinq ans , on lui fera prendre la potion ci-après :

Prenez Assa fœtida. . . . . 16 grains.
Kina en poudre. . . . . . 12 grains.
Sirop d'œillet . . . . une once.
Eau de canelle orgée. . . deux onces.

Mêlez le tout pour en donner quelques cuillerées à bouche dans le cours de la journée.

S'il est très-difficile de faire prendre à l'enfant l'une ou l'autre de ces potions , on fera composer la poudre suivante :

Broyez Kermès minéral . . . . un grain.
Antimoine diaphorétique . 40 grains.

Après avoir bien mêlé le tout, on le divisera en huit paquets égaux , on donnera un de ces paquets, fondu *dans une cuillerée de sirop de fleurs d'oranges*, trois ou quatre fois le jour.

Si on éprouvait encore de la difficulté à faire avaler cette poudre, on ferait faire des pastilles, comme suit.

Prenez Chocolat de santé . . . . une once.
Kermès minéral . . . . . 4 grains.

Broyez le tout ensemble de manière que le kermès soit également distribué ; divisez en trente-deux pastilles, dont on donnera une seule chaque fois, mais qu'il faut répéter trois, quatre, et même cinq fois dans le jour.

Pendant tout le temps que durera cette maladie, *chez les enfans pituiteux et flegmatiques par tempérament*, il ne faut pas manquer de leur faire boire souvent dans la journée, quelques petites verrées d'une tisane faite avec l'*hysope*, le *lierre terrestre*, ou la *véronique*, dans chaque verrée de laquelle on mettra une cuillerée de sirop de fleurs d'oranges.

Pour les enfans sanguins , on fera la tisane avec

Des navets , de l'oignon blanc ,
Une poignée d'orge mondé ,
Iris de Florence. . . . . deux gros.
Fleurs de coquelicot, une forte pincée, ou une petite poignée , suivant l'âge de l'enfant et l'intensité de sa toux.

Le tout bouilli et fondu dans trois chopines d'eau réduites à pinte , dans laquelle on ajoutera une forte cuillerée de miel de Narbonne , en attendant qu'on puisse en avoir de *Mahon*.

Pour administrer à propos ces différens remèdes , *il faut faire attention à la force ou à la faiblesse constitutionnelle de l'enfant ;* car les remèdes qui conviennent aux sanguins, nuisent aux flegmatiques , et *vice versâ.*

La couleur brune de la peau, comme celle des cheveux, indiquent, même à cet âge , le tempérament sanguin dont la fibre est toujours plutôt trop roide que trop faible ; et il faut bien se garder de donner à ce tempérament un remède qui peut augmenter la chaleur du sang , le ton de la fibre musculaire et vasculaire. Dans un cas d'incertitude sur le tempérament, la force du pouls et sa pléthore doivent décider sur l'usage habituel de l'une ou de l'autre de ces tisanes.

CHAPITRE XL.

De l'asthme en général.

LES anciens divisaient l'asthme ou la difficulté de respirer, en *asthme sec*, ou *humide*, en *asthme spasmodique* et *convulsif*, en *dyspnée* * ou *orthopnée* **. Voyez *Etmuller* ***.

Pour donner aux bonnes mères une idée de cette maladie, nous la diviserons seulement en deux espèces, savoir, en *asthme aigu* et en *asthme chronique*. Nous allons faire connaître l'un et l'autre, quoiqu'il n'y ait que la première espèce qui communément attaque l'enfance, et

* *Dyspnée*, difficulté de respirer.

** *Orthopnée*, gêne de la poitrine, qui ne permet de respirer qu'en élevant les épaules.

*** Dans son Ouvrage qui a pour titre : *Colleg. pract. de morbis humani corporis , caput de aeris inspiratione læsâ.*

nous suivrons , pour son traitement , les principes de *Jacques Millar*, docteur anglais, dans la patrie duquel cette maladie est plus fréquente que dans la nôtre.

La nature humaine peut n'être point incommodée de la suspension et de la rareté de quelques-unes de ses fonctions, pourvu cependant qu'elles ne durent pas long-temps, car nous avons vu des constipations de huit et dix jours, et les individus qui la supportaient ne s'en portaient pas moins bien : mais la respiration est d'une nécessité si absolue, quand une fois la créature en a joui, qu'elle ne peut plus vivre si elle en est privée pendant quelques minutes seulement ; et son interruption partielle, ou la gêne et la difficulté dans son exécution, causent les plus grands désordres dans l'économie de ceux chez lesquels elles ont lieu.

SECTION PREMIÈRE.

De l'asthme aigu.

L'asthme aigu est celui que l'on observe le plus fréquemment chez les enfans. Quoique *Hippocrate*, après avoir fait l'énumération des maladies du premier âge, ait fait mention de celle-ci au nombre de celles qui surviennent spécialement dans un âge plus avancé, nous l'avons cependant observée sur des enfans à peine âgés d'un an ; et, l'année dernière, nous l'avons encore vue à un garçon de trois à quatre mois.

Les accès de toux rauque et le râlement continu pendant près de quarante heures, accompagné da la difficulté d'avaler, firent craindre le *croup*, pour lequel les parens me firent appeler ; mais ayant donné à cet enfant *une once de sirop d'ipécacuanha* qui ne produisait rien, une heure après je lui fis prendre pareille dose qui, après une demi-heure, lui fit rendre une assez grande quantité de flocons visqueux ; cet enfant fut assez soulagé par ce vomissement pour respirer plus facilement, s'endormir pendant quelques heures, et prendre le téton à son réveil ; mais le surlendemain le râlement s'étant encore fait entendre, je lui donnai cette fois *deux onces de sirop d'ipécacuanha*, qui lui firent rendre une si prodigieuse quantité de matières visqueuses et plus épaisses que la première fois, que sa respiration devint libre et facile, et il se porta si bien qu'un mois après je le vaccinai.

L'asthme aigu présente de si grandes variétés, tant dans la violence des paroximes que dans le danger qui les accompagne, que nous nous croyons obligés d'y faire distinguer deux degrés, dont le premier cède ordinairement aux remèdes ci-après indiqués et administrés avec soin; le second y résistant presque toujours, conduit le malade à la mort, ou au moins à l'*asthme chronique* *.

* Il est bon d'observer ici que l'affection que les docteurs *Millar*, *Léeson* et *Rush*, ont nommée *asthme aigu*, *asthme spasmodique*, a été reconnue par MM. *Lieutaud*, *Baumes* et *Mauclers*, pour un *catarrhe suffocant*. *Lieutaud* prétend que, dans ce cas, la suffocation dépend d'une constriction spasmodique de la *glotte* et *du pharynx*, qui s'oppose à l'entrée de l'air dans les bronches, ce qui nous paraît très-vraisemblable; car l'observation

Symptômes du premier degré de l'asthme aigu.

Un enfant qui est enrhumé, et qui s'est endormi tranquillement après un accès de toux, s'éveille peu d'heures après, respirant à peine et avec des tremblemens et des mouvemens convulsifs, au point de ne pouvoir rendre aucun compte de ce qu'il éprouve, quand même il parle ordinairement bien *.

L'inspiration et l'expiration se succèdent si rapidement, qu'elles font entendre le

journalière prouve que quand on observe cette affection chez des adultes, c'est presque toujours vers le temps où la puberté s'annonce, et que dans un âge plus avancé, c'est presque toujours chez des filles ou des femmes spasmodiques, que les accès de cette maladie sont presque toujours imprévus, et que dans l'asthme chronique, auquel les hommes sont plus sujets que les femmes, les malades sont agités pendant la nuit qui précède l'accès.

* Nous avons vu ce fait arriver à une fille de quatre ans et trois mois, qui était malade d'un rhume de coqueluche, et l'*orthopnée* exister dans tous les accès qui se sont renouvelés pendant sept jours de suite, entre huit et neuf heures du soir.

même bruit *que dans un paroxime hysté-*
rique ; un mouvement convulsif se fait
remarquer dans toute la région abdominale ; la frayeur, dont l'enfant paraît saisi,
fait qu'il se cramponne à tout ce qui se
présente, mais plus particulièrement après
la personne qui a soin de lui.

Si, chez un enfant qui est dans cet état,
la nature ne venait promptement à son secours par une expectoration, un *vomis-*
sement, un *éternuement,* ou une *éva-*
cuation stercorale involontaire, il expi-
rerait dans ce paroxime ; ainsi donc, plus
tôt on pourra le faire vomir, en lui cha-
touillant le gosier avec la barbe d'une plume,
ou en lui mettant le doigt au fond de la
bouche, plus tôt on le soulagera : une fois
l'accès terminé, l'enfant reprend son sommeil, qu'il continue le reste de la nuit,
parce qu'il respire plus facilement jusqu'au
lendemain soir, où le paroxime se renouvelle quelquefois avec plus d'intensité.

Symptômes du second degré de l'asthme aigu.

Si on néglige cette maladie dans son premier degré, les paroximes reviennent avec plus de violence ; et souvent, à des intervalles plus rapprochés, la voix de l'enfant devient tout à fait rauque, et il respire avec une espèce de *croassement ;* le pouls devient intermittent, profond, et souvent si rapide, que l'on ne peut en compter les pulsations ; l'enfant élève les épaules pour faciliter son inspiration, qui n'a lieu qu'avec la plus grande difficulté, et produit une sueur qui couvre la tête, le visage et la poitrine, tandis que les extrémités sont froides ; les yeux deviennent caves ; les mucosités si abondantes ordinairement à cet âge, sont supprimées ; les lèvres, la bouche et le gosier sont brûlans, l'enfant est dévoré de soif, mais il n'ose la satisfaire, parce que la déglutition étant devenue difficile, chaque effort l'expose à une suffocation.

Quand l'asthme est parvenu à ce point,

on peut le regarder comme *un catarrhe suffocant ;* l'enfant succombe ordinairement par degrés, ou les convulsions qui surviennent mettent fin à ce terrible spectacle*.

Mais cependant, quoique *l'asthme aigu* se termine souvent par la mort, on en a vu des guérisons parfaites : et d'autres fois, cette maladie se masquant sous la continuité d'un rhume, *l'enfant reste sujet à l'asthme chronique :* ce cas arrive particulièrement quand cette maladie est précédée et accompagnée de la coqueluche.

Symptómes pathognomoniques de cette maladie.

Cette maladie est ordinairement accompagnée d'une langueur et d'un abattement

---

* *L'asthme* n'arrive que par la difficulté que les lobes du poumon ont éprouvée dans leur développement pendant la première année de la vie ; cet effet a aussi lieu quand ils sont obstrués par les mucosités qui leur arrivent des parties supérieures ; car le passage du sein de la mère à la lumière, et le changement de nourriture quand la mère n'allaite point, affaiblissent plus communément l'organe de la respiration , qu'elles ne le fortifient.

considérable , l'enfant est triste, son pouls est faible et irrégulier , mais précipité ; il existe continuellement une difficulté de respirer , et le retour des accès est périodique ; les convulsions qu'ils occasionnent ne sont point générales , comme dans l'*épilepsie* , très-souvent ce ne sont que de violens spasmes sur les organes de la respiration *.

Ce qui distingue encore cette maladie des maux de gorge *inflammatoires* , *catarrheux* , *muqueux* et *ulcéreux* , qui sont toujours accompagnés d'une grande difficulté de respirer , *est la liberté de la bouche* , car la mâchoire conserve toujours la faculté de ses mouvemens qui n'ont pas lieu dans les maux de gorge inflammatoires , qui en outre sont accom-

---

* Ce spasme de la poitrine auquel on a donné le nom d'*asthme aigu* , n'a pas sa source dans la constitution primordiale de l'enfant , comme l'*asthme proprement dit* ; c'est une maladie particulière aux premières années de la vie , et qui nous paraît dépendre des viscosités qui embarrassent les voies aériennes.

pagnés d'*aphtes* qui n'existent point dans la maladie qui nous occupe.

Des causes de l'asthme aigu, et des moyens de le faire éviter.

La recherche des causes de cette maladie nous paraît aussi importante pour la faire éviter, que les moyens de la guérir, quand elle existe ; quelques personnes pensent cependant qu'il importe plus de connaître ce qui peut la guérir, ou au moins dégager la respiration, que de chercher ce qui peut la produire. Mais quelle que soit la diversité des opinions, croyant l'une au moins aussi avantageuse que l'autre, nous allons donner les deux procédés.

D'après l'histoire de cette maladie par plusieurs médecins, il est constant qu'elle attaque les enfans depuis le sevrage jusqu'à l'âge de l'adolescence, et qu'elle est plus fréquente dans le printemps et l'automne par les temps humides et variables, et lorsque la température atmosphérique fait descendre le mercure dans le baromètre.

Hippocrate, qui a traité ce sujet avec la plus grande exactitude, *dans son Traité de l'Influence de l'air, des lieux et des eaux*, en parlant des maladies produites par le froid et l'humidité, observe que les enfans sont sujets à des spasmes et à des difficultés de respirer, qu'on appelait *maladie des enfans* *.

Dans un autre passage, il désigne cette maladie, comme *une affection particulière à l'enfance;* et il observe qu'elle est déterminée par le froid humide, ce qui doit empêcher de la confondre avec l'*épilepsie* qui portait alors la dénomination de *mal sacré*, et qui a lieu dans toute saison **.

* Ce père de la médecine attribue à l'influence des climats, non-seulement la cause de beaucoup de maladies, mais encore le tempérament. Voyez aphorisme 27, section 3.

** Nos anciens donnaient la dénomination de *mal sacré* à toutes les affections qu'ils ne pouvaient guérir, prétendant qu'elles étaient un châtiment pour l'espèce humaine; mais *Hippocrate* se déclare contre tous ceux qui rapportent ces maladies à la vengeance des dieux; et il assure que cette opinion n'a jamais servi qu'à voiler l'*ignorance*.

Le docteur *Méad*, dans son Traité de l'Influence du *soleil* et de la *lune* sur l'économie humaine, rapporte des exemples d'affections extraordinaires des poumons causées par la constitution atmosphérique ; et si les *aréonautes* ne nous trompent point, c'est le passage subit d'une région humide à une sèche, qui leur fait éprouver une grande difficulté de respirer.

L'observation journalière nous apprend que dans une atmosphère qui reste longtemps sereine, le ressort et l'élasticité de l'air sont affaiblis ; que par cela seul, elle est moins propre à produire une juste dilatation des poumons ; et qu'après avoir fait languir les sécrétions générales, les maladies qui tirent leur origine du relâchement de la fibre, se déclarent assez promptement *.

---

* Ces effets des changemens atmosphériques ne nous surprendront plus, si nous considérons que dans certains cas, la pression de l'air, sur nos corps, équivaut à un poids de trente-deux mille livres, tandis que dans d'autres lieux elle n'est que de dix, douze et seize mille livres.

Voyez *Arbuthnot*, sur les Effets de l'air, chap. 4.

L'air devient encore plus malsain lorsque l'humidité s'y réunit ; il fait d'autant plus sentir son influence morbifique aux enfans , qu'ils ont naturellement la fibre , ainsi que le tissu cellulaire , lâche , et qu'ils abondent en humeurs séreuses. Le tissu délicat de leurs vaisseaux ne peut résister à la raréfaction de l'air contenu dans les poumons ; la faiblesse de leurs intestins ne peut empêcher la dilatation que l'air intérieur y produit pendant la digestion : de-là naît la difficulté de respirer *.

Moyens prophylactiques.

Pour prémunir les enfans contre cette maladie , les *bains froids* sont d'une grande ressource puisqu'ils préservent du relâchement des solides , mais il faut que cet usage soit fréquent jusqu'à l'adoles-

* *Jean Floyer* dit , dans son Traité de l'Asthme , Qu'il a fréquemment vu des accès inattendus de cette affection , précéder les grandes variations de l'atmosphère.

cence ; et c'est précisément pendant le temps qui s'écoule de la troisième année à celle de l'adolescence qu'on les abandonne dans nos climats, jusqu'à l'âge où le jeune homme desire apprendre à nager.

Un grand exercice à l'air libre fait encore éviter l'*asthme*, et le défaut de cet exercice dans les grandes villes est la seconde source de cette maladie et de beaucoup d'autres, dont les jeunes citadins sont fréquemment atteints.

Régime.

Le choix dans le genre et dans l'espèce des alimens est nécessaire pour faire éviter l'asthme, comme pour le guérir ; ainsi dans l'un et l'autre cas, un régime sévère est de nécessité absolue ; en conséquence on donnera une nourriture légère qui ne puisse occasionner ni aigreurs, ni flatuosités, et qui ne laisse aucune sabure.

Pour que la nourriture des enfans soit saine, *il faut qu'elle soit composée d'un juste mélange de substances végétales et animales*, de manière que les unes contrebalancent les effets des autres. De légers bouillons de bœuf, dans lesquels on leur fera tremper du pain, sont préférables à la soupe ; celle qui est mitonnée leur est d'autant plus nuisible qu'ils se dispensent de la mâcher ; des substances animales, des fruits mûrs, et ceux qui restent légèrement acides après leur maturité, doivent avoir la préférence sur ceux qui sont pâteux ; en un mot, les végétaux qui produisent le moins d'aigreurs et de vents, leur sont nécessaires. En portant attention au régime alimentaire on facilite les digestions, on prévient les flatuosités qui gonflent l'estomac et distendent les intestins ; par-là on évite les maladies qui proviennent du relâchement des viscères ; et en ne leur donnant jamais trop à manger à la fois, on entretient la respiration libre, et on leur facilite l'exercice, après le repas.

Traitement curatif de l'asthme aigu.

Pour la guérison de l'asthme aigu, *Cœlius Aurélianus*, *Huxem*, *Jean Floyer* et *Théophile Bordeu* recommandent les *bains froids*, ceux même de la *mer*.

Effectivement rien n'est plus efficace pour fortifier la fibre relâchée. Le premier avantage qu'on retire de cet usage, est d'entretenir la transpiration et de rendre la peau moins sensible aux impressions de l'air, et les poumons, moins susceptibles des vicissitudes atmosphériques : de ces avantages il s'ensuit que l'on préserve les enfans d'un grand nombre de maux, comme de la *noueure*, des *maladies de la peau*, et des *convulsions*.

Mais comme le bain froid ne réussit pas à tous les tempéramens qui n'y ont pas été habitués dès le premier âge, il faut observer ses effets.

Si par suite l'enfant devient triste et affaissé au lieu d'être gai et très-actif, si ce bain le réfroidit au point de le faire grelotter tant qu'il y est, et lorsqu'il en est dehors *, il ne faut pas le lui faire continuer ; car pour qu'il soit salutaire, il faut que l'enfant éprouve une chaleur agréable, sitôt qu'il est habillé, et qu'il ait le désir de déjeûner et de faire de l'exercice ; lorsqu'il donne le dévoiement au lieu d'augmenter l'appétit, il faut observer si ce bain n'a pas été pris trop matin, et si l'enfant avait bien digéré son souper. Lorsqu'après ces précautions le dévoiement subsiste, on ne doit pas attendre de bons effets de ces bains pour ce genre de tempérament, conséquemment il faudra le faire abandonner.

Notre docteur anglais, M. *Millar*, n'ordonne aucune espèce de bain, quoiqu'il regarde cette maladie comme une affection spasmodique sur les organes seuls de la respiration ; en conséquence il dit :

* On doit s'attendre à tous ces petits accidens, les premiers jours que l'on fait commencer l'usage des bains à des enfans qui n'y ont pas été habitués peu après leur naissance.

On avait traité cette maladie sans succès, et tous les efforts des médecins les
plus zélés avaient échoué, parce que regardant cette maladie comme *inflammatoire*, ils l'avaient combattue par les saignées et les anti-phlogistiques. Les ra-
vages qu'elle étendait de tous côtés, en
avaient fait un objet de terreur pour les
parens.

Le défaut de succès de la part de mes
confrères et l'examen attentif des symptômes me firent soupçonner que cette maladie était l'effet immédiat d'un *spasme*
plutôt que de toute autre cause, je résolus de la guérir par des moyens différens ;
et ayant reconnu que la saignée, quelque
légère qu'elle fût, s'opposait au succès
des autres moyens, je l'abandonnai, et
je m'appliquai à modérer la violence des
accès, à prévenir ses retours, et à ra-
nimer le ton des fibres musculaires et
vasculaires.

Le froid des extrémités me suggéra l'i-
dée d'appliquer aux pieds des cataplasmes
irritans ; ils excitèrent une circulation plus

rapide dans ces parties, et procurèrent une chaleur universelle, suivie d'une moiteur qui se répandit sur tout le corps.

J'employai l'*assa fœtida* que je fis prendre en potion et en lavemens; l'effet en fut si heureux, que depuis ce temps je ne me servis presque plus d'autres remèdes.

Voici la manière dont je le prescrivais.

Prenez D'assa fœtida. . . . . . . deux gros.
Esprit de mindérerus . . une once *.
Eau de pouliot . . . . . trois onces.

Faites une dissolution dont vous donnerez une cuillerée de demi en demi-heure.

Quand l'enfant est encore très-jeune, ou d'une complexion très-délicate, on ne donne qu'une cuillerée à café, et proportionnellement à l'âge et à la force, on donne une cuillerée à bouche et même deux **.

___

* L'esprit de *mindérerus* est un mélange de vinaigre distillé et d'alkali volatil jusqu'à parfaite neutralisation.

** D'après les observations du docteur *Millar*, un enfant de dix-huit mois a pris une once de cette

Lorsque ce remède excite des vomisse-mens ou des évacuations un peu abon-dantes, on ralentit les prises, spéciale-ment lorsqu'il y a déjà du mieux, et que les symptômes les plus alarmans ont disparu.

Si l'on éprouve beaucoup de difficulté à faire avaler ce remède, il faut insister sur les lavemens qui se composent comme suit.

Prenez D'assa fœtida . . . 2, 3, et même 4 gros.
Dissolvez-les dans une once d'huile d'olives ; versez cette dissolution,
Dans 3, 4 ou 5 onces de décoction émol-liente.

Pour un lavement, le tout suivant l'âge de l'enfant, qui le gardera d'autant plus long-temps qu'il sera moins copieux ; plus il le conservera de temps, plus tôt il sera soulagé.

Dans plusieurs circonstances l'usage des préparations *scillitiques*, ainsi que le

gomme dans l'espace de quarante-huit heures, tandis que dans le même temps on lui en administrait en lavemens une égale quantité.

vin ou le *sirop antiscorbutique* , sont d'une grande utilité, puisqu'indépendamment de leur vertu incisive et divisante des mucosités qui embarrassent les bronches, ces remèdes ont encore la propriété de fortifier l'individu.

Quand on a obtenu une rémission dans les accès, il faut faire faire usage, pendant cette rémission, de remèdes encore plus analeptiques pour éloigner le retour des paroximes, et réparer les lésions que les organes de la respiration et le viscère digérant peuvent avoir éprouvées, et enfin pour rendre aux fibres relâchées leur ton et fortifier le système vasculaire ; en conséquence on donnera la potion suivante :

Prenez Eau de menthe poivrée simple, ... 6 gros.

Kina réduit en poudre très-fine, ... 1 scrupule.

Sirop d'œillet . . . . . . 1 gros.

Faites du tout une mixtion que l'on fera boire au petit malade, et dont on renouvellera la dose, toutes les quatre, cinq ou six heures, suivant l'âge de l'enfant et la gravité de la maladie.

Deux heures après la dernière dose on reprendra la potion d'*assa fœtida*, ainsi que le lavement, comme il est dit ci-dessus, et on administrera l'un et l'autre, trois ou quatre heures avant celle où l'on attend le retour du paroxime.

L'*assa fœtida* passe rapidement dans tous les systèmes de l'économie ; car lorsqu'un malade en fait usage pendant quelque temps, il communique son odeur à toutes les excrétions ; et quelque nauséabonde qu'il soit, les enfans s'y habituent et finissent par y prendre goût * ; mais il

* Pour que nous puissions croire M. *Millar* dans cette assertion, il faut qu'il nous affirme que l'*assa fœtida*, dont on fait usage en *Angleterre*, est bien différent de celui qui se vend en France, ou que le goût des enfans anglais diffère beaucoup de celui des Français ; ou enfin, que la maladie obstrue tellement l'odorat et le goût de ces enfans, qu'ils n'en sentent ni l'odeur nauséabonde, ni l'âcreté qui doit encore être fortifiée par celle de *l'eau de pouliot* ; car ici, ni petit ni grand ne peut se décider à avaler cette dissolution que nous remplaçons par celle de la *gomme ammoniaque*.

(470)

faut les forcer pour leur en faire commencer l'usage.

Je vais ajouter à ce que j'ai dit ci-dessus, dit encore M. *Millar*, quelques
exemples choisis parmi beaucoup d'autres
dont j'ai tenu un journal exact.

Premier exemple.

Le soir du lundi 15 mars 1762, on
s'aperçut qu'un enfant de quatre ans avait
une toux avec chatouillement, et qu'il
éprouvait quelque difficulté dans la respiration. Les symptômes augmentèrent
graduellement, sans laisser soupçonner
aucun danger, jusqu'au mardi après midi.
Ils parurent alors extrêmement aggravés;
sa respiration était devenue très-difficile,
elle était accompagnée d'un son de voix
dur, désagréable, et semblable à un croassement; les épaules étaient élevées, un
mouvement convulsif agitait les muscles
abdominaux.

Dans l'espoir de faire cesser ces symptômes violens, sans prendre aucun avis

convenable, on tira 14 onces de sang à cet enfant; la saignée parut le soulager un peu, mais les accidens reprirent bientôt avec plus de force; on lui donna un lavement d'*assa fœtida*, il le garda; on lui fit des fomentations sur l'estomac et sur le bas-ventre, on lui frotta ces parties avec un liniment camphré; mais il ne prit aucun remède interne.

Vers les six heures du soir je le vis pour la première fois, et je pris connaissance de toutes les circonstances qui avaient précédé. Le pouls était faible et profond, l'urine, rendue avec quelque difficulté, était pâle, claire et peu abondante: le sang était brillant, sa partie coagulable était sans consistance, sa partie séreuse trouble, et d'une couleur plus brune qu'elle ne devait être: la respiration ne s'exécutait qu'avec une voix croassante et une cruelle agonie; la figure était livide, les lèvres noires, les yeux creux et à demi-fermés, les extrémités froides, et les convulsions fréquentes.

Quoique dans cet état il y eût peu de

secours à attendre de la médecine, comme l'*assa fœtida* avait été prescrit avec succès dans des cas désespérés, je le fis administrer à larges doses et à plusieurs reprises ; après en avoir fait usage, l'enfant rendit une grande quantité de vents, et parut un peu soulagé ; mais les convulsions ayant recommencé avec la même violence, il mourut en peu d'heures.

Second exemple.

Le matin 26 janvier 1766, un enfant mâle, âgé de dix-huit mois, d'une santé parfaite et d'une extrême vivacité, fut tout à coup attaqué d'une grande difficulté de respirer ; le lendemain, quand je le vis pour la première fois à neuf heures du matin, il respirait si difficilement, qu'il paraissait menacé d'une prompte suffocation. Sa figure était livide, son pouls faible, profond et accéléré. Il avait les extrémités froides, il éprouvait de violentes convulsions dans les muscles abdominaux, et avait l'estomac et les intestins très-tuméfiés.

Je lui fis prendre, de demi en demi-heure, une cuillerée de dissolution d'*assa fœtida*, je prescrivis sur-le-champ un lavement avec la même dissolution ; on lui appliqua un vésicatoire entre les épaules, on lui fit sur l'estomac et le bas-ventre des fomentations et des frictions avec un liniment volatil. Quand le lavement eut produit son effet, il parut soulagé ; mais la difficulté de respirer ne tarda point à revenir , elle continua presque sans re-lâche pendant toute la journée ; l'enfant éprouvait, cependant par tout le corps, une chaleur plus naturelle , et sa figure très-colorée n'avait plus le livide que j'avais observé d'abord.

Le soir il rendit une grande quantité de vents , et fut très-soulagé ; les rémissions devinrent alors plus longues ; les accès furent moins douloureux ; il dormit bien pendant la nuit ; et, le 28 au matin, la maladie prit un caractère moins inquié-tant. Pendant la rémission j'ordonnai *un scrupule de quinquina*, de deux en deux heures, et je recommandai de continuer la dissolution d'*assa fœtida* aux approches de l'accès.

Le soir son pouls qui avait été si faible et si précipité, qu'il m'avait été impossible d'en calculer les pulsations, était devenu plus fort et plus développé, il battait cent douze fois par minute; on donna un autre lavement à l'enfant; au commencement de la nuit il eut de fréquens vomissemens et deux évacuations, mais ensuite il dormit bien.

Le 29 matin, le mieux était beaucoup plus sensible, et le pouls ne donnait plus que cent quatre pulsations par minute; mais comme la respiration était encore gênée, je prescrivis la continuation des mêmes remèdes.

Le 30 matin, il parut tout-à-fait rétabli; mais afin de fortifier l'économie, et de prévenir une rechute, je lui fis administrer deux ou trois doses de *quinquina* par jour, jusqu'au recouvrement entier de ses forces.

Du 27 au 29, il consomma *une once* d'*assa fœtida*; on lui en donna *six gros en lavemens*, et il prit en outre, pendant

le même espace de temps et dans les intervalles, *dix scrupules de quinquina.*

Troisième exemple.

Le soir du 28 février 1764, je fus appelé pour une enfant d'un an et demi, se-
vrée depuis quatre mois. A l'espèce de
croassement qu'elle faisait entendre durant
sa respiration, il m'aurait été facile de pro-
noncer, même avant d'être entré dans la
maison, que l'*asthme* était sa maladie
principale.

On l'avait vue un jour ou deux auparavant respirer avec quelque difficulté; mais
on avait attribué cet accident à un rhume,
et on ne l'avait jugé digne d'aucune attention.

Dans la nuit du 27 elle éprouva un violent accès d'asthme, qui alarma d'autant
plus la mère, qu'elle avait déjà eu deux
enfans attaqués de cette maladie, et que
l'un des deux y avait succombé. Le lendemain matin l'enfant était si bien, qu'on
imagina que la maladie était terminée;

mais le soir du 28 elle reparut avec plus de violence, et ce fut alors que je fus appelé pour la première fois.

Elle éprouvait des frissonnemens , son pouls était faible, profond et d'une telle célérité , qu'on ne pouvait en compter les pulsations ; sa figure était rouge , sa respiration extrèmement embarrassée : on lui avait mis une sangsue au cou , mais elle avait donné peu de sang ; on avait appliqué à la malade un vésicatoire entre les épaules.

Je prescrivis les mêmes remèdes que dans le n° 2. La chaleur se développa bientôt ; la malade respira plus librement, et son pouls devint plus régulier et plus fort : elle prit dans la nuit *deux gros d'assa fœtida*, et un lavement dans lequel on en fit dissoudre une pareille quantité ; elle expulsa beaucoup de flegmes , et eut trois évacuations.

Elle respirait encore avec peine le 29 matin ; sa voix était cependant moins croassante. Comme le vésicatoire n'avait rien produit, on lui en appliqua un autre sur le côté , et on lui fit prendre, toutes les heures, une cuillerée de décoction de *quin-quina*. La nuit son pouls battait cent qua-rante-quatre fois par minute, et était plus profond dans la matinée : c'est pourquoi on lui mit aux pieds des *cataplasmes irri-tans*. Elle en ressentit quelques douleurs, elle trouva moyen de s'en débarrasser ; mais ils furent replacés, et elle les garda pendant la nuit.

Le matin du premier de mars, son pouls avait plus de force ; et, sans être complè-tement libre, sa respiration était cependant moins embarrassée. Depuis le commence-ment de la maladie, la malade n'avait pas rendu de mucosités par le nez ; mais, dès ce moment, elles commencèrent à couler librement. L'urine, auparavant peu abon-dante et d'une couleur pâle et limpide, devint trouble : elle déposa un léger sé-diment.

On continua la *décoction de quinquina*, et la dissolution d'*assa fœtida* fut donnée à propos : je recommandai une diète sé-vère, on proscrivit toutes les nourritures propres à produire des vents.

Le deuxième jour, la malade paraissait parfaitement bien ; son pouls était devenu lent, plein, son urine était facile et en suffisante quantité : le premier régime fut continué, et le *quinquina* prescrit pendant quelques jours. L'*assa fœtida* ne paraissant plus nécessaire, on en suspendit l'usage.

Notre auteur dit encore pour justifier l'usage de l'*assa fœtida :* Il paraît qu'*Hippocrate* employait beaucoup l'*assa fœtida* que nous avons recommandé dans nos observations sur l'*asthme* et sur *le croup.*

Cette plante s'appelait alors *laser, laserpitium* et *silphium.* Ces noms s'appliquaient probablement aux diverses parties ou aux préparations différentes de la même plante. Les médecins en employaient les feuilles, la tige et les racines ; ils en exprimaient le suc, et le prescrivaient liquide, ou sous forme d'extrait.

Dioscorides, parmi beaucoup d'autres propriétés qu'on ne lui suppose plus maintenant, lui attribue celle de guérir la toux, les désordres de la trachée-artère, les altérations de la voix, et les maladies *hystériques*.

Celse en faisait usage aussi, et le recommandait comme une partie essentielle du régime à suivre dans le traitement de la phthisie.

Les *médecins arabes* faisaient aussi usage de ce médicament qu'ils appelaient *althit* ; et c'est probablement de-là que son usage s'est introduit parmi les moines de l'école de Salerne, qui, ne connaissant point son histoire naturelle et la réputation dont il jouissait parmi les anciens, lui donnèrent le nom d'*assa fœtida* à cause de son odeur et de sa forme. Ce *nom* est encore celui sous lequel on le connaît en Europe, où on le regarde toujours comme un remède efficace.

Mais quoique cette plante n'ait, en aucun lieu du monde, autant de réputation qu'elle en avait chez les Grecs et les Romains, elle est cependant encore très-estimée des Asiatiques.

Brontius, médecin hollandais, qui exerçait sa profession à *Batavia*, nous ap-

prend qu'elle conserve encore dans l'Indostan son nom arabe d'*althit ;* mais
qu'elle est plus connue des habitans de
Java et de *Malaye ,* sous celui de *hin.*
Elle croît abondamment dans la Perse ,
entre les villes de *Lara* et de *Gomoro ,*
dont la première est à peu de distance de
la mer , et très-fréquentée par les marchands hollandais et anglais.

Il y en a de deux espèces, l'une ressemble au saule ; pour en extraire l'*assa
fœtida ,* on fait une incision sur la tige
et sur les feuilles , et on en exprime le
suc. Les racines de l'autre ressemblent au
raifort , et ses feuilles à celles de l'asperge.

Brontius rapporte qu'un marchand arménien en rapporta de la Perse quelques
racines dont il lui fit présent ; elles étaient
parfaitement sèches , et remplissaient l'appartement d'une odeur insupportable aux
Européens , quoiqu'elle parût délicieuse
aux Asiatiques.

On exprime le suc des racines de cette
plante, et les Indiens s'en servent beaucoup pour assaisonner leurs alimens ; c'est

en conséquence un article de commerce très-important, et la compagnie hollandaise des Indes orientales en a toujours dans ses magasins une grande quantité, qu'elle donne en échange aux habitans de *Java*, pour d'autres marchandises.

L'*assa fœtida* qu'on importe dans ce pays, est d'une couleur jaune ou brune, quelquefois cassant, mais plus souvent tenace et onctueux ; il a un goût âcre et une odeur forte et fétide, semblable à l'ail dans la classe duquel il a été rangé par *Hippocrate*.

Puisqu'on a employé différens moyens pour falsifier ce remède dans les pays même où le véritable *laser* était parfaitement connu, il n'est pas possible de croire que l'*assa fœtida* ordinaire de nos pharmacies égale en qualité celui dont les *Grecs* et les *Romains* faisaient tant de cas, ou même celui dont les Asiatiques se servent de nos jours. Cependant, quoique d'une espèce inférieure, on doit encore le regarder comme un remède efficace et précieux ; et sans compter les maladies pour lesquelles nous venons de le recommander spécialement, il en est un grand nombre d'autres dans lesquelles on l'a souvent employé utilement.

On le prescrit avec avantage pour dissiper les *vents*, pour *calmer la violence des spasmes*, et pour *exciter l'expectoration*; il a été d'une grande utilité dans *la paralysie*, dans *les maladies nerveuses*, *hystériques* et *hypocondriaques*; et on l'a trouvé propre à relever les forces abattues dans ces sortes de maladies.

Quand les facultés naturelles languissent, que les fonctions vitales s'exécutent imparfaitement, et que l'homme manque de cette chaleur cordiale qui doit l'animer, l'*assa fœtida* est souvent un puissant remède.

Dans la vieillesse, quand le mouvement péristaltique des intestins se ralentit, et que le ventre n'est pas libre, il est encore plus efficace que les laxatifs; et en même temps qu'il facilite la digestion, il relève les esprits, et rend la circulation des fluides plus active.

(483)

La teinture d'*assa fœtida* a été insérée dans le dispensaire du Collége de Médecine de Londres, et elle est dans beaucoup d'autres compositions importantes un des principaux ingrédiens ; mais, en général, ce remède a toujours été administré en trop petite quantité ; et puisque plusieurs nations en font un usage habituel, il est évident qu'il serait avantageux de l'employer en médecine à plus forte dose qu'on ne le fait ordinairement.

S E C T I O N I I.

De l'asthme chronique.

L'ASTHME chronique est fréquemment le résultat de l'asthme aigu, il dure pendant plusieurs années, et souvent toute la vie ; il n'est donc pas surprenant que plusieurs malades ne puissent donner d'autre détail sur leurs affections, si ce n'est que depuis qu'ils se souviennent, ils ont toujours éprouvé de temps à autre de plus grandes difficultés de respirer, que de coutume.

Nous ne nous occuperons donc ici que des moyens de rendre la respiration moins difficile, laquelle respiration, dans ce cas, est très-difficile à cause d'une altération quelconque des bronches; car lorsqu'elle est l'effet de l'*inflammation* de la membrane qui les tapisse, d'une *péripneumonie*, d'une *hydropisie de poitrine*, ou de *toute autre affection*, son traitement qui appartient au désordre particulier que chacune de ces maladies entraîne, est étranger ici.

Quand l'asthme est invétéré, et qu'il est devenu habituel, il est rare qu'on parvienne à le guérir; mais heureusement la méthode à suivre pour en pallier et diminuer les accidens, est la même que celle qu'on peut employer pour obtenir une guérison radicale.

Quoique la saignée puisse quelquefois modérer les accidens et procurer un soulagement momentané, il n'en est pas moins vrai que tendant à relâcher la fibre, elle augmente la faiblesse générale du système vasculaire dans lequel réside la source de

cette maladie ; *il y a aussi beaucoup d'in-*
convéniens à faire un usage habituel
des pectoraux et balsamiques, puisque
tous ces moyens relâchent et débilitent
les organes de la respiration, comme le
viscère digérant *.

Régime.

Il convient donc dans tous les cas de
prescrire une nourriture légère, d'éviter
tout ce qui peut relâcher la fibre et produire des flatuosités et des acides qui fa-
tiguent l'estomac et les entrailles, et qui
les tuméfient au point de refouler le diaphragme, de rétrécir la capacité de la
poitrine, et d'empêcher la juste dilatation
des poumons si nécessaire à la facile respiration : ainsi donc le régime que nous

---

* Une particularité spéciale à ce genre d'asthme,
et qui le distingue encore de l'asthme aigu ou catarrhe suffocant, est que cet accès est toujours suivi
d'une abondante expectoration de mucosité qui soulage le malade, tandis que l'autre n'est jamais suivi
d'expectoration.

avons prescrit parmi les moyens prophylactiques de cette maladie , est celui qu'il faut tenir tant qu'on est affecté de cette indisposition.

Remèdes contre l'asthme chronique.

Quelque régime que l'on adopte, il faut toujours débarrasser les premières voies, puisqu'en général l'accumulation des sérosités est un accident très-pénible pour les asthmatiques.

Pour parvenir efficacement à ce but, il faut réunir à une portion de dissolution *de tartre stibié*, une dose *d'ipécacuanha*, en raison de l'âge et de la force du malade ; en conséquence :

Prenez Tartre stibié . . . . un grain.

Fondez dans quatre cuillerées d'eau.

Prenez Une cuillerée de cette eau que vous mettrez dans une once de sirop d'ipécacuanha, si le sujet est faible.

S'il est fort, vous mettrez,

Cette cuillerée d'eau émétisée, dans deux onces de sirop d'ipécacuanha.

Et successivement vous pourrez augmenter la dose d'eau émétisée dans les deux onces de sirop d'ipécacuanha, relativement à la difficulté que vous aurez reconnue pour vomir.

CHAPITRE XLI.

De l'esquinancie membraneuse ou du croup.

LES *Hollandais*, les *Suédois*, les *Anglais*, les *Ecossais* et les *Russes*, qui connaissent cette maladie depuis des siècles, l'ont nommée *croup*, tandis qu'elle nous était connue sous la dénomination d'*esquinancie membraneuse*.

Malgré la différence de cette dénomination, cette maladie avait déjà été aperçue en France, où elle était extrêmement rare, et où elle le sera encore pendant long-temps, si nos femmes veulent changer de mode dans la manière de vêtir leurs enfans ; mais où elle deviendra plus fréquente si elles persistent à les laisser aller à l'humidité, la poitrine et les bras découverts, et le reste du corps presque sans vêtemens ; car la cause primitive de cette maladie dépend beaucoup du climat dans lequel la constitution atmosphérique est fréquemment humide et fort épaisse.

Notre climat est si peu disposé à cette constitution, que cette maladie était excessivement rare, et n'avait encore pu être aperçue que par quelques observateurs, lorsqu'en 1783, la Société Royale de Médecine de Paris, ayant proposé un prix à ce sujet, demanda pour premier point, de déterminer si le *croup* existait en France.

Alors parmi les médecins qui avaient observé l'*esquinancie membraneuse*, qui est la même maladie que les nations précitées appellent *croup*, M. *Doublet* fit connaître qu'il l'avait observée à l'Hospice de *Vaugirard* ; M. *Chambon* déclara qu'elle régnait quelquefois à la Salpétrière ; et depuis ce temps M. *Pinel* a confirmé cette observation par les siennes.

Quoique cette maladie soit particulière à l'enfance, et qu'elle ne l'attaque ordinairement que depuis le sevrage jusqu'à dix ou douze ans, M. *Portal*, dans un

Mémoire qu'il a lu à l'Académie des Sciences en 1779, dit avoir trouvé une membrane dans la trachée-artère de deux individus adultes. D'ailleurs, la mort du célèbre Wasington, arrivée en Amérique le 13 décembre 1800, *attribuée à cette maladie*, prouve encore qu'elle peut attaquer les gens d'un âge fait ; et d'après les observations de *Home*, le même individu peut en être atteint plusieurs fois.

Aucune observation ne prouve que cette maladie soit contagieuse , quoiqu'elle se manifeste le plus ordinairement par épidémie ; car il y a une différence entre le mode de communication d'une maladie contagieuse à celui des maladies épidémiques ; et quoiqu'aucun de nos sens , ni de nos moyens *idiométriques* ne puisse démontrer l'existence des principes morbifiques répandus dans l'air, la manière dont les épidémies se développent et se propagent , nous prouve cependant que l'air est leur véhicule, tandis qu'il ne peut porter au loin les miasmes des maladies contagieuses pour la communication desquelles il faut un contact médiat ou immédiat ; ce qui fait que le moyen le plus certain d'éviter ces maladies, est la privation de tout accès auprès du malade, ou de tout ce qui lui sert journellement.

Hébenstreit et *Rosen**, qui ont traité ce sujet à fond et avec méthode, donnent pour cause de cette maladie, si commune chez les enfans : 1° Leur faiblesse générale et spécialement celle de la trachée-artère ; ce qui est confirmé par les recherches anatomiques de M. *Richerand* sur les proportions de la *glotte* dans les différens âges, où il a prouvé qu'avant la puberté, la *glotte* a moitié moins d'étendue, d'avant en arrière, et d'un côté à l'autre, qu'après cette puberté. La trachée-artère et les bronches offrent aussi des dimensions moindres dans l'enfant que dans l'adulte **, d'où il résulte 1° que la

---

* Médecins, l'un à *Leipsick*, et l'autre en *Suède.*

** C'est au moment de cette augmentation de la glotte, de la trachée-artère et des bronches, que l'on

membrane qui forme cette maladie a in-finiment plus de facilité à se former avant qu'après l'augmentation des vaisseaux qui doivent fournir passage à l'air.

2° Que l'usage où l'on est, dans ces pays, de laisser aller les enfans encore jeunes, la poitrine et les bras nus, y contribue beaucoup, et les docteurs rangent parmi les circonstances qui prédisposent l'enfance à cette maladie, les *rhumes*, les *catarrhes pulmonaires*, la *coqueluche*, la *rougeole* et la *scarlatine*, en raison de la toux qui accompagne ces deux dernières. Conséquemment d'après les observations de ces savans, nous devons craindre pour la génération actuelle qui est exposée presque nue à l'intempérie des saisons; car il est prouvé que les causes les plus ordinaires du *croup* sont les changemens subits de l'atmosphère qui devient tout-à-coup froide après la pluie, même dans la saison chaude.

dit que la voix mue ; car chez les » *z* » cette augmentation n'ayant jamais lieu, leur voix reste telle qu'au moment de l'opération.

D'après les observations de quelques médecins anglais, cette maladie commence d'une manière équivoque, et sa marche est tellement irrégulière, qu'on ne la reconnaît que quand elle est parvenue à un certain degré. Cependant il y a des observations qui doivent la faire craindre.

Il faudra donc observer,

1° Si la saison est froide et humide, ou si elle a été telle, peu de temps auparavant la maladie qui se présente.

2° Si les maux de gorge sont fréquens dans ce moment, et de quelle nature ils sont.

3° Il faudra s'informer si l'enfant a eu depuis peu un rhume qui l'ait fatigué.

4° S'il n'a pas eu les pieds mouillés, ou s'il n'a pas gardé ses habits après avoir reçu la pluie.

5° Si en jouant, ou si par peur, il n'a pas poussé de grands cris qui lui auraient fatigué les organes de la voix. Lorsque toutes ces circonstances, ou une partie d'elles, se trouvent réunies, on doit redoubler d'attention, et craindre le *croup*.

SECTION PREMIÈRE.

*Symptômes du premier degré de l'esqui-
nancie membraneuse ou croup.*

1° Un mal de gorge, accompagné d'une douleur sourde au *larynx* *.

2° Une tumeur ou enflure douloureuse à la partie extérieure qui répond au *larynx*, et susceptible d'augmentation de douleur quand on la touche.

3° Une déglutition, communément difficile, mais cependant quelquefois assez facile, la respiration toujours pénible, et *une voix* tout-à-fait étrangère à l'humaine nature. Ceux qui ont eu occasion d'observer cette voix singulière, qu'on peut comparer *au chant d'un jeune coq*, prétendent que quand une fois on l'a entendue, on ne peut plus s'y tromper. Cependant cette voix n'est pas toujours la même ; car elle

---

* Le larynx est la partie supérieure de la trachée-artère, ou, en terme vulgaire, *l'entonnoir des poumons*, par lequel l'air s'y introduit.

varie suivant que les voies aériennes deviennent plus étroites : mais, malgré ces variations, elle offre toujours quelque chose de si particulier, qu'on peut en tirer un diagnostic certain de la présence de cette maladie.

4° Pendant la nuit la toux est plus précipitée que toutes les toux ordinaires provenant de rhume ; il n'y a que peu, et souvent point d'expectoration : elle peut être comparée à la toux de la rougeole.

5° Le malade a l'œil triste ; et la boisson qu'il prend revient par les narines, et cause des quintes de toux qui font craindre la suffocation : mais comme cette maladie présente des variétés, et qu'elle a souvent une marche insidieuse, il faut, pour ne pas s'y méprendre, embrasser l'ensemble des signes qui la caractérisent ; car il n'en est aucun qui, pris séparément, ne puisse manquer quelquefois.

SECTION II.

*Différence de l'esquinancie membra-
neuse, ou* croup *, à l'esquinancie
inflammatoire.*

La différence qui existe entre ces deux
maladies, est que dans l'esquinancie membraneuse, ou le *croup*, il n'y a pas, ou
presque pas d'inflammation, et que souvent les parties paraissent être dans leur
état naturel, tandis que dans l'autre l'inflammation est telle, qu'elle occupe toutes
les parties de la gorge, au point qu'elle
n'est pas équivoque.

Encore un symptôme particulier au
croup, et qui doit empêcher qu'on ne
confonde cette maladie avec l'esquinancie
inflammatoire, *est que, dans celle-ci,
l'haleine du malade exhale une odeur
fétide,* tandis que dans la membraneuse
ou *croup*, l'haleine du malade est aussi
pure, aussi douce qu'elle a coutume d'être.

SECTION III.

*Symptômes du second degré de l'esqui-
nancie membraneuse ou* croup.

Il est important d'observer que souvent
il n'y a pas d'intervalle bien marqué entre
le premier et le second degré de cette
maladie ; on trouve seulement que le
pouls devient plus précipité, quoiqu'il
soit plus souple, et que la fièvre paraisse
diminuer ; le malade expectore, par les
efforts de la toux, une matière visqueuse ,
*et quelquefois des lambeaux de cette
membrane morbifique ;* cette toux est accompagnée d'un sifflement qui se fait entendre de loin ; les anxiétés que le malade
éprouve l'empêchent de rester à la même
place ; alors tout annonce le danger pro-
chain.

La marche de cette maladie est tellement irrégulière, que souvent l'enfant
meurt, au moment où on s'y attend le
moins, et sans avoir éprouvé le dernier
période de la maladie.

SECTION IV.

*Traitement de l'esquinancie membra-
neuse ou* croup *, lorsqu'il n'est encore
qu'à son premier degré.*

Les pédiluves, ou bains de pieds, sont
d'autant mieux indiqués, que souvent le
froid humide, qui a pu contribuer à cette
maladie, a répercuté la sueur des pieds,
que l'on rappellera par ce moyen.

Quoiqu'une saignée, proportionnelle à
l'âge, à la force, et spécialement au tempérament sanguin, *par quelques sangsues
autour du cou,* soit indiquée par quelques
auteurs *, nous ne pouvons l'approuver,
car, quelque légère qu'elle soit, elle affaiblit trop le principe vital.

On fera humer au malade la vapeur

* Dans un mémoire publié par *M. Vieusseux,*
en décembre 1806, la saignée du cou, par les sangsues, est spécialement recommandée comme le remède le plus puissant; et immédiatement après cette
saignée il faut, pour procurer un vomissement efficace, administrer *le tartrite antimonié de potasse,*
ou *émétique*, combiné avec une substance saline
qui puisse le rendre purgatif en même temps.

d'une eau acidulée, si on ne peut le faire gargariser avec *l'eau de plantin acidulée.*

Pour boisson habituelle, on donnera une infusion

> De fleurs de camomille romaine, de lierre terrestre et de sureau, avec le sirop de vinaigre.

ou aiguisée d'un peu d'oximel, et même de *scillitique,*

> Deux onces d'oximel simple,
> Ou une once de scillitique.

pour une chopine d'infusion des fleurs ci-dessus.

Les auteurs qui ont écrit sur cette maladie, ont reconnu l'avantage des vomitifs ; cependant ils ne les conseillent qu'au second degré : mais le moment de ce second période étant très-équivoque, et souvent peu caractérisé, nous ne voyons pas pourquoi on ne les administrerait pas dès qu'on soupçonne cette maladie, comme nous le faisons dans *les maux de gorge gangréneux* où ils ont un succès merveilleux, quand ils sont donnés assez tôt.

Un vomitif administré dès le commen-

cement de la maladie , non-seulement net-
toierait l'*estomac*, l'*œsophage* et la *gorge*
en débarrassant toutes ces parties de la
mucosité qui les enduit , *mais il aurait
encore l'avantage d'arrêter le progrès de
la formation de cette membrane meurtrière , et de l'ébranler dans son principe par les efforts et les contractions
qu'il occasionnerait.*

En le donnant doux et proportionné à
l'âge et à la force du malade , on se réserve
la faculté de le répéter par la suite , et on
a l'espoir de rencontrer un moment favorable au détachement complet de cette
membrane , et de la faire rejeter en partie
ou en totalité par un des vomissemens ,
tandis qu'en attendant le second degré de
la maladie pour faire vomir , on laisse à
cette membrane le temps de se fortifier et
de s'accroître : alors on attaque un ennemi
dont la force est supérieure à celle qu'on
lui oppose.

Ainsi donc , à notre avis, on doit faire
vomir l'enfant avec des doses d'un émétique quelconque , proportionnées à son

(5o1)

âge et à ses forces, et lui faire *reniffler quelque sternutatoire;* car on ne peut trop et trop tôt ébranler cette membrane.

Quand les enfans sont trop jeunes pour en exiger ce qui est nécessaire, et qu'on ne peut éviter de les faire pleurer et crier en les forçant à boire après le vomissement, il faut employer la petite ruse que nous avons indiquée au chapitre de la coqueluche. Voyez *Traitement de cette maladie, p.* 440 et suiv.

Le lendemain de ce vomitif, s'il n'a rien opéré par les voies inférieures, on purgera l'enfant avec ce qui suit.

> Prenez Huile de palma Christi, une ou deux onces, suivant l'âge.
> Sirop de fleurs de pêcher . . Idem.

Lorsque la déglutition est difficile, il faut donner au malade,

> Un grain de mercure doux, dans une cuillerée de sirop de fleurs d'oranges.

Et renouveler cette dose, de trois en trois heures, en faisant boire, demi-heure après chaque prise, quelques cuillerées d'*eau de camomille romaine*, *édulcorée avec le sirop de capillaire*; on continuera ainsi jusqu'à la consommation de trois, quatre grains, suivant l'âge, la force du malade, et spécialement en raison de l'effet de ce remède sur ce tempérament; car il y en a qui ne peuvent supporter, que deux grains sans coliques, tandis que d'autres en avalent impunément jusqu'à trois, quatre et même cinq grains, à des intervalles éloignés de trois à quatre heures. Mais il faut être circonspect dans l'administration de ce remède; car malgré *son surnom de doux*, il est un remède puissant dans l'enfance.

Si les trois ou quatre premiers grains produisent des évacuations, il faudra éloigner les prises, et n'en donner que de six en six heures pour soutenir l'effet des premières. Si ce remède qui souvent n'est qu'un léger purgatif, faisait éprouver des coliques à l'enfant, on y remédierait en entretenant les évacuations, par la marmelade ci-après, que l'on donnerait par cuillerées d'heure en heure ; et en même temps on administrerait des lavemens de décoction émolliente dans lesquels on ferait entrer l'*assa fœtida*.

Prenez Pulpe de casse . . . . une once.
       Huile de palma Christi . . Idem.

Broyez le tout avec suffisante quantité de sirop d'écorce d'oranges, pour en faciliter la déglutition. On en donne plus ou moins abondamment, suivant l'âge.

Comme le temps presse dans cette maladie, et qu'on ne peut trop tôt en arrêter le progrès et prévenir le second période, il est nécessaire d'employer tous les moyens qui peuvent s'opposer à la formation complette de cette membrane, et empêcher l'humeur morbifique d'augmenter dans la trachée-artère ; on appliquera un emplâtre de vésicatoire à la nuqne* ; on fera humer

* Mais comme il faut craindre de faire participer cette partie à l'irritation que produisent les mouches, nous préférons l'application du vésicatoire à la nuque, quoique quelques auteurs aient proposé d'en appliquer un de chaque côté du cou.

au malade la vapeur du vinaigre chaud, et on en brûlera souvent dans sa chambre *.

On nous assure que le docteur *Dobson*, médecin de l'hôpital de *Liverpool en Angleterre*, a employé avec grand succès, après une partie des remèdes indiqués ci-dessus, *les frictions avec un demi-gros d'onguent mercuriel*, et qu'il faisait donner, de deux en deux heures, *un grain de mercure doux*, que ce traitement suivi, sans cependant procurer la salivation, favorise la suppuration et le détachement de la membrane, et que les vomissemens la font rejeter, soit toute entière, *comme un doigt de gant*, soit par morceau.

Selle **, médecin du roi de Prusse, propose d'administrer les préparations mercurielles jusqu'à la salivation.

* Le professeur *Pinel* a souvent employé ces procédés avec succès, ainsi que l'inspiration de l'éther sulfurique ; mais pour obtenir un effet avantageux de ces fumigations, il faut en commencer l'usage dès l'invasion de la maladie.

** *Selle* s'est rendu plus célèbre par ses différens écrits que par sa place.

En général le mercure se porte volontiers aux parties supérieures , divise la
lymphe , et la fait expectorer.

On a proposé la *bronchotomie** pour
enlever cette membrane ; mais , outre la
difficulté de cette opération dont le succès
est fort incertain , l'impossibilité d'enlever
toute cette membrane , et de dégager les
bronches de la matière muqueuse dont
on les trouve souvent remplies , et qui ,
seule , suffit pour occasionner la mort ,
nous la fait rejeter ; et nous préférons les
vomitifs réitérés , comme capables d'arrêter les progrès de la maladie et de procurer le détachement complet de cette
membrane.

---

*Vous venez de voir notre opinion
d'après tout ce que nous avons recueilli
dans les anciens auteurs anglais.*

Un autre médecin du même pays , mais
plus moderne , M. *Millar* , nous assure

* *Bronchotomie* , ouverture que l'on fait à la
trachée-artère.

dans ses observations sur *l'asthme* et sur le *croup*, que les progrès de cette dernière maladie sont ordinairement lents et presque insensibles dans son début. Il paraît, d'après ce docteur, que le *croup* peut survenir après la *coqueluche* ou *l'asthme* : nous devons donc croire que les premiers qui nous en ont donné les symptômes n'ont pas vu cette maladie dans son commencement.

M. *Millar* dit : La toux n'est ni fréquente ni forte dans son commencement; il est difficile d'en distinguer les symptômes d'un rhume ordinaire ; mais elle devient plus douloureuse dans son progrès, elle est plus fréquente et *accompagnée d'un écoulement d'humeur aqueuse par les yeux, le nez et la bouche.* L'estomac est affecté par sympathie, le malade rejette les alimens, et une grande quantité de flegmes visqueux.

Dans cet état, qu'on peut appeler le *premier degré de la maladie*, les symptômes durent quelques semaines; et malgré qu'ils soient quelquefois alarmans, ils ne sont ni dangereux ni difficiles à calmer : mais si pendant ce période on ne prend pas les mesures convenables, la *respiration s'embarrasse, la toux augmente ; elle occasionne une inspiration longue et pénible, l'enfant s'étend en bâillant, il s'enroue et vomit ; la figure devient rouge et souvent livide ; les larmes coulent involontairement ; souvent le sang lui sort par le nez et par la bouche, il part de la gorge et de la poitrine : c'est ce qu'on peut appeler le second période de la maladie.* Période beaucoup plus dangereux que le premier, attendu que ces différens symptômes sont fréquemment suivis d'*asthme* * et de convulsions, de fièvre hectique, de sueurs colliquatives, de diarrhée, et de phthisie pulmonaire, et que tous ces accidens sont généralement mortels.

M. *Millar* dit : Parmi les écrivains qui ont donné des préceptes sur *le croup, Syderham* tient le premier rang. Appuyé

---

* Ce que j'ai vu arriver l'année dernière à un enfant de quatre à cinq ans, et que je n'ai pu guérir qu'après trois mois de soins.

sur une aussi grande autorité, dans les premières années de ma pratique, je traitais
cette maladie d'après la méthode qu'il a
indiquée; mais après avoir éprouvé qu'elle
est *inefficace*, ayant même quelques raisons de croire qu'elle avait souvent des
suites funestes, je me déterminai à essayer
d'autres moyens que les siens.

*Je vais rapporter en peu de mots le
résultat de mon expérience.*

Un examen plus sévère de cette maladie
me fit remarquer qu'elle n'était accompagnée dans son début, *ni de chaleur fé-
brile, ni de soif*, ni d'aucun *autre signe
d'inflammation qui indiquât la nécessité
de la saignée et des autres évacuans,
ou qui même justifiât la méthode anti-
phlogistique*; mais qu'au contraire les
symptômes étaient l'effet de la faiblesse de
l'enfant et de l'altération des humeurs par
suite de la continuité de la fièvre.

On pouvait encore remarquer que les
enfans étaient très-soulagés par un vomissement fréquent; et quand il n'avait pas
lieu, *l'estomac et les poumons étaient*

(509)

surchargés de flegmes, l'appétit altéré, la respiration gênée, et le malade affaibli par une fièvre hectique *.

Lors donc que les efforts de la nature ne suffisaient pas pour évacuer ces flegmes, je prescrivais, dans cette vue, de petites doses *d'essence d'antimoine* ** à des intervalles combinés de manière à débarrasser l'estomac et les poumons de leurs viscosités, et à tenir le ventre libre.

Si la respiration était difficile et les poumons embarrassés, *je faisais appliquer un vésicatoire*, et j'ordonnais un cautère propre à faciliter l'écoulement des humeurs dépravées, et à empêcher qu'elles ne se portassent sur les poumons.

---

* *Lieutaud*, premier médecin des enfans de France, après avoir observé le grand avantage qui résultait, *dans le croup*, des vomissemens spontanés, recommande *le tartre stibié*, *l'ipécacuanha*, ou le *kermès minéral*. Il remarque que la saignée peut être bonne, quand la fièvre est forte, et la respiration très-difficile ; mais dans tous les autres cas il la regarde comme *pernicieuse.*

** Les *Anglais* comme les *Allemands* entendent par *essence*, ce que nous appellons *teinture.*

Cette méthode me paraissant plus effi-cace que la première, je la suivis encore quelque temps ; mais après avoir éprouvé l'heureux effet de l'*assa fœtida*, dans l'*asthme*, maladie semblable au *croup* sous plusieurs rapports, je résolus d'es-sayer s'il ne réussirait pas aussi bien dans ce cas que dans l'autre.

Quand je le prescrivais dès le début, j'avais rarement besoin de recourir aux autres médicamens. Le malade, durant son usage, était *frais*, *sans soif*, et *sans fièvre* ; *il était calme* dans ses accès de toux, qui étaient modérés et suivis d'une évacuation de flegmes qui prévenait l'amas des humeurs visqueuses, tant sur l'es-tomac que sur les poumons. Ce vomisse-ment entretenait l'appétit et maintenait toutes les sécrétions dans une juste pro-portion.

Je faisais prendre chaque jour,

Un gros et demi, ou deux gros d'assa fœtida dissouts dans six ou huit onces d'eau de pouliot.

J'augmentais ou je diminuais cette dose suivant l'âge, la force et le tempérament du malade.

L'année dernière, lorsque le *croup* était épidémique, et d'une nature si maligne, que dans quelques familles il périt trois ou quatre enfans, ce remède eut des effets si merveilleux, qu'aucun de ceux qui, à ma connaissance, en firent usage, n'a été très-malade plus de quelques jours.

Dans une autre famille composée de cinq enfans, dont le plus âgé avait sept ans, et le plus jeune deux, je prescrivis l'*assa fœtida* dès l'invasion de la maladie.

> On en faisait dissoudre une once dans un quart de bouteille d'eau de pouliot ; on répétait tous les jours cette dose.

Les enfans y prenaient tant de goût, qu'ils en demandaient souvent plus que je ne leur en avais ordonné *.

Ce remède, à l'exception *d'une dose de*

* Il est à craindre que M. *Millar* n'ait pris pour le *croup* l'*asthme aigu*, auquel l'*assa fœtida* ou tout autre antispasmodique puissant convient.

rhubarbe et de magnésie donnée de temps à autre, fut le seul employé pendant tout le cours de cette maladie. Deux de ces enfans paraissant éprouver quelque difficulté dans la respiration, *on leur appliqua un vésicatoire entre les épaules ;* ils parcoururent tous, sans danger, les différens périodes de la maladie, qui fut moins longue qu'à l'ordinaire, et tellement bénigne, que, pendant tout le temps qu'elle dura, ils ne cessèrent d'être aussi gais et aussi vifs qu'en pleine santé.

Quelque merveilleux, cependant, que fussent les effets de l'*assa fœtida* dans le premier degré du *croup,* je ne me hasardais point à le prescrire *dans un période plus avancé de cette maladie,* ni *quand elle était accompagnée de fièvre hectique, d'hémorragie,* ou *de symptómes de phthisie.*

Il ne faut donc pas imaginer qu'il ne soit pas, quelquefois, nécessaire de recourir à d'autres remèdes. Le traitement dépend toujours de quelques circonstances particulières ; on ne saurait établir une règle invariable ; et c'est pour cela que, dans certains cas, *on emploie les émétiques, les vésicatoires, les cautères, les sétons,* et, dans quelques autres, les *remèdes as-tringens.* Je vais, en conséquence, essayer maintenant de déterminer les anomalies qui obligent de mettre quelque différence dans les traitemens.

Si l'enfant a la respiration gênée, s'il a de la fièvre, s'il est brûlant dans les accès de toux, *il faut lui appliquer un vésica-toire* entre les épaules, et, pendant son effet, lui établir un *cautère* ou un *séton* sur une partie convenable.

Si l'estomac et les poumons sont sur-chargés de flegmes, on peut administrer *le tartre émétique, l'ipécacuanha ,* ou faire usage de *l'essence d'antimoine,* à la dose d'un gros par jour, et à des inter-valles plus ou moins éloignés. Quand l'en-fant est faible ou très-jeune, il en faut une dose plus petite ; et une plus grande, s'il est fort et robuste. S'il est affaibli par la maladie, et qu'on aperçoive des symptô-mes de fièvre hectique, *le quinquina peut être très-avantageux* : mais comme ce remède est puissant, et qu'il ne convient pas dans tous les cas et à tous les tempéramens, il est nécessaire de ne le prescrire qu'avec précaution.

Si l'on n'a pas encore employé *le tartre émétique*, ou *l'essence d'antimoine*, ou si l'usage qu'on en a fait n'a pas suffi pour débarrasser les poumons de leurs flegmes, l'estomac et les intestins de leurs acidités, il faudra, avant d'administrer *l'écorce du Pérou ou kina*, prescrire l'*ipécacuanha*, et quelques doses *de magnésie avec la rhubarbe*.

Si le malade a des accès de fièvre hectique ou rémittente, on lui donnera *le kina* dans le temps des rémissions ; mais si on soupçonne quelqu'obstruction dans les poumons, on aura recours aux *vésicatoires*, au *cautère* ou au *séton* avant de prescrire *le quinquina*.

Quand les obstructions sont déjà formées, *le kina est sans effet salutaire*, jusqu'à ce que, par des moyens modérément actifs, on soit parvenu à les résoudre. La maladie une fois parvenue à ce période ; on doit la traiter comme *la phthisie pul· monaire.*

D'après des observations plus récentes encore, et fournies par *l'autopsie,* nous ne pouvons nous empêcher de regarder *le croup,* comme une inflammation de la membrane muqueuse qui tapisse le conduit aérien ; car son siége s'est souvent trouvé dans cette membrane de la *trachée-artère* ou du *larynx,* et souvent elle a été observée sur l'une et l'autre partie, et même jusque dans les ramifications des *bronches,* dans lesquelles elle produit une couche pulpeuse ou membranéiforme, en raison du degré d'inflammation.

La marche de cette maladie se trouve confirmée par les expériences de *Schwilgué,* qui prouvent d'une manière irrévocable, que la formation d'une membrane tient au degré de chaleur que l'inflammation communique à l'exudation muqueuse que la nature fournit à la surface interne des voies aériennes ; car quand le degré de la phlegmasie a été moindre, on ne trouve qu'une couche pulpeuse de mucosité , qui diffère d'une *couenne* par le degré de coagulation de *l'albumine ;* et dans sa Dissertation sur le *croup ,* ce docteur prouve que l'on peut imiter toutes les variétés que présentent les obstacles que forme , dans les voies aériennes , cette maladie.

En plongeant *la trachée-artère* d'un animal , dans de l'eau plus ou moins chaude , et même bouillante , ou dans de l'acide muriatique , on convertit le *mucus* qui lubréfie les voies aériennes , *ou en écume semblable à celle que l'on expectore par la toux ,* ou que *l'on rejette par le vomissement ,* ou *en couche pulpeuse ,* ou enfin *en une substance membranéiforme :* toutes ces variétés ont lieu en raison du degré de chaleur de l'eau.

Mais quoique cette maladie dépende de l'inflammation fixée aux parties ci-dessus indiquées , elle ne suit pas toujours la même marche ; nous n'avons encore , jusqu'à présent , aucun symptôme qui indique d'une manière certaine la formation de cette membrane, que l'expectoration de quelques lambeaux; mais le défaut de cette expectoration n'est pas une raison pour conclure qu'elle ne se forme pas, puisque *l'autopsie* laisse voir des couches plus ou moins épaisses, chez des enfans dont la toux n'avait produit aucune expectoration de ce genre.

Moyens et remèdes prophylactiques du croup.

Par l'analyse exacte des observations et réflexions des docteurs *Lieutaud* et *Millar* sur *le croup,* il est évident qu'il peut y avoir des moyens et des remèdes prophylactiques de cette maladie. Ces moyens sont :

1° La conservation des forces de l'enfant, par l'usage journalier des bains froids lorsqu'ils conviennent au tempérament ; un régime *analeptique* ou fortifiant ; un exercice habituel au grand air, spécialement lorsqu'il est sec.

2° L'usage de *l'assa fœtida,* dès qu'un

(5ı8)

rhume opiniâtre menace de dégénérer en coqueluche.

D'après ces principes, nous sommes donc bien fondés, non-seulement dans la recommandation des bains froids, mais encore dans le conseil de l'administration du sirop antiscorbutique pour les enfans faibles, soit naturellement, soit acciden‑tellement.

Conclusions de tout ce qui a été conseillé par les différens auteurs pour la guérison du croup.

Le meilleur traitement de cette maladie consiste dans une sage administration des *émétiques variés*, des *préparations anti‑moniales*, des *laxatifs*, des *astringens* et *acides*, des *vésicatoires* et *cautères*, des *sternutatoires* et de *l'assa fœtida*. Ces moyens, variés suivant les circonstances et les tempéramens, peuvent suffire pour la guérison du *croup*, dans laquelle la sai‑gnée, même par les sangsues, est rare‑ment utile.

Le régime sévère, comme dans toute maladie grave, ne doit pas être négligé.

CHAPITRE XLII.

Du catarrhe suffocant.

Il ne nous reste plus à parler que d'une maladie qui approche beaucoup de celles dont nous venons de vous entretenir, et qui est encore plus fâcheuse, puisque l'enfant qui en est attaqué peut mourir dans l'espace de quelques heures.

Cette maladie est celle indiquée par différens auteurs sous la dénomination de *spasme du thorax* et du *larynx*, que *Lieutaud* et *Baumes* ont nommé *catarrhe suffocant.*

Selon *Lieutaud*, les violentes attaques *du cauchemar* ressemblent beaucoup au *catarrhe suffocant*, et il croit que l'on pourrait bien avoir pris l'un pour l'autre; mais l'une et l'autre de ces affections sont toujours l'annonce d'une maladie convulsive à laquelle il faut apporter un prompt remède.

Le meilleur et le plus sûr, en pareil cas , est un bain d'eau plus que tiède et une potion antispasmodique composée comme suit.

Prenez Eau de tilleul. . . . . demi-once.
Sirop de diacode . . . . un gros.

Si l'enfant n'a qu'un an.

On augmentera la dose de ce sirop, d'un gros par chaque année de plus, dans la même quantité d'eau ; et s'il a trois ans et quelques mois , il peut en supporter *une demi-once :* et ainsi de suite, relativement à son âge.

S'il y a difficulté à faire boire cette dose, quoique peu volumineuse, on fondra un *demi-grain d'opium* dans une cuillerée d'eau sucrée, pour chaque année de son âge.

Ce moyen est préconisé par le docteur, *Grégori. Wichman* conseille le musc ; *Millar, Chalmers* et *Thompson* donnent deux gros d'*assa fœtida*, dissouts dans deux onces d'eau de *pouliot*.

Les docteurs *Rush* et *Rumsey* donnent le *calomélas* ou mercure doux, à la dose de *demi-grain* toutes les deux heures ; mais ne voyant pas ici l'utilité de ce remède, comme dans le *croup*, nous préférons l'application de *deux vésicatoires* aux jambes, pour y attirer le spasme qui est fixé sur la poitrine ; et comme ce moyen est lent à faire son effet, en l'attendant on mettra les pieds de l'enfant dans un bain chaud *composé de sel ammoniac et de farine de moutarde*, le tout en proportion de l'âge de l'enfant.

TROISIÈME PARTIE.

Les enfans sont encore exposés à se *con-tusionner*, à se blesser, à se brûler, ainsi qu'à se donner des entorses, des luxations, ou à se casser un membre ; ils sont encore sujets aux *engelures*, aux *panaris* et aux *furoncles*. Nous devons donc encore, pour la consolation des mères, leur indiquer ce qu'elles peuvent faire pour soulager leurs enfans dans ces accidens, en attendant le chirurgien qu'il faut appeler dans les cas graves, et qu'on ne peut pas toujours avoir aussi promptement qu'on le desire.

CHAPITRE PREMIER.

Des contusions.

Les enfans de trois, quatre et cinq ans, sont sujets à tomber, ou à se heurter

(523)

contre quelques meubles : il n'y a pas de chute qui n'occasionne au moins une contusion. Dans ce cas , le premier des remèdes est de broyer un peu de persil que l'on arrose de quelques gouttes d'eau-de-vie : on applique le tout sur la contusion qui, ordinairement, fait une élévation plus ou moins forte, lorsque le coup a été reçu par la tête ; on contient ce persil avec une compresse et un bandeau que l'on mouille souvent d'eau-de-vie, et on renouvelle le persil de douze en douze heures : communément l'enflure disparaît en vingt-quatre heures.

On peut encore se servir de vinaigre animé d'un peu d'eau-de-vie , ou *de l'eau végéto-minérale de Goulard,* qui se compose avec *l'extrait de Saturne* étendu dans une plus ou moins grande quantité d'eau, suivant qu'on desire l'avoir forte.

Les plantes que l'on appelle *mille-feuilles*, ou la *mille-pertuis*, broyées dans l'eau-de-vie, offrent également la même ressource. Si le coup a porté sur un membre, et que le gonflement soit considérable et très-douloureux, on couvrira la partie lésée d'un cataplasme fait avec la mie de pain et de l'infusion de *fleurs de sureau*, ou avec *l'eau végéto-minérale susdite* *.

Si la chute ou le coup a été violent, il faut faire saigner l'enfant **, le tenir à une nourriture légère, et lui faire boire de l'*oximel*, qui est une boisson composée de miel et de vinaigre, étendue dans une suffisante quantité d'eau pour la rendre agréable à boire, comme, par exemple, deux onces de miel dans une chopine d'eau à laquelle on ajoutera plus ou moins de vinaigre, suivant sa force, mais de ma-

---

* Si cette contusion est compliquée d'une plaie, ne fût-elle qu'à la peau, l'eau végéto-minérale ne convient plus; ainsi on s'en tiendra au cataplasme de mie de pain et de l'infusion de fleurs de sureau, on couvrira la plaie d'un léger emplâtre d'onguent de la mère avant d'appliquer le cataplasme, que l'on cessera quand il n'y aura plus d'équimose.

** Dans ce cas, la saignée peut s'opérer par quelques sangsues que l'on fait piquer à la *malléole* de la jambe où on fait ordinairement les saignées des parties inférieures.

nière cependant qu'on en reconnaisse l'acide. Cette boisson est très-convenable aux tempéramens sanguins, vifs et pétulans; mais si l'enfant est naturellement triste, flegmatique, et plus disposé au repos qu'au grand mouvement, *une infusion de vulnéraire*, continuée pendant plusieurs jours, lui sera plus avantageuse; et si on ne pouvait la lui faire boire, il faudrait lui donner matin et soir, pendant huit ou dix jours, deux onces de vin antiscorbutique : mais l'infusion de vulnéraires suisses lui sera plus agréable à boire, en y ajoutant un peu de sucre ou de miel. Le café à l'eau peut suppléer ces remèdes.

CHAPITRE II.

Des blessures, ou des plaies.

Nous donnons indistinctement l'un ou l'autre de ces noms à une solution de continuité, ou division de la peau et des muscles, lorsqu'il y a effusion de sang ; car le véritable caractère d'une plaie est d'être sanglante, et produite par un instrument tranchant bien ou mal ; mais ces plaies ne sont souvent qu'une déchirure faite à la peau ; alors elles sont de peu de conséquence, et la mère peut facilement y remédier.

Son premier soin doit être d'examiner le corps qui a fait la blessure, et de reconnaître s'il était propre ou non ; le second est de chercher à voir s'il n'est rien resté de ce corps étranger dans cette plaie ; car s'il est resté quelque malpropreté ou une portion de la chose qui a fait la plaie ; il faut la retirer et laver la plaie avec de l'eau tiède, et la laisser saigner un peu avant de rien appliquer dessus.

En général les plaies sont plus ou moins dangereuses, suivant l'instrument qui les a faites, la force qui l'a poussé, et la profondeur à laquelle il est parvenu, mais encore plus en raison des parties lésées et des genres de vaisseaux qui sont ou coupés ou déchirés ; ce qui rend certaines plaies mortelles, quoique peu étendues, tandis que d'autres plus étendues, plus conséquentes en apparence, ne demandent que quelques soins. Ce ne sont que de celles-ci dont nous voulons nous occuper, car, pour les autres, il faut le plus promptement possible appeler le chirurgien, parce que le traitement de certaines exige souvent des connaissances et de la sagacité, qu'on ne doit attendre que d'un chirurgien expérimenté ; mais s'il y a une grande effusion de sang, il faut, en l'attendant, faire tout son possible pour l'arrêter, en appliquant sur la blessure de l'amadou * trempé dans le vinaigre, et le contenant par des linges et des bandes un peu serrées. Si la plaie est sur un membre, on peut encore faire au-dessus de cette plaie une ligature avec une bandelette large de deux pouces, pour ralentir le cours du sang dans cette partie ; mais il faut prendre garde de ne pas la trop serrer, si elle doit rester long-temps, dans la crainte d'occasionner la gangrène.

Quant aux plaies légères, leur guérison est plus souvent l'ouvrage de la nature que celui des onguents. Tout ce qui est nécessaire dans ces cas consiste à rapprocher les parties divisées et à les maintenir dans une situation favorable à ce rapprochement, après s'être assuré qu'il n'y a rien dans la plaie qui puisse faire obstacle à la

---

* Nous conseillons ici l'usage de l'amadou, parce qu'on en trouve dans presque tous les ménages, car l'*agaric de chêne* est le véritable remède contre l'effusion du sang, lorsqu'il est bien soutenu et contenu en place par des linges ; mais on ne le trouve ordinairement que chez les apothicaires : *on peut* encore employer la colophane en poudre.

(529)

réunion des parties divisées. Il faut les
défendre du contact de l'air par un linge
légèrement graissé d'onguent de la mère,
qui se trouve partout.

On ne pansera ces sortes de plaies
qu'une fois en vingt-quatre heures, à
moins qu'une suppuration abondante et la
saison excessivement chaude ne contrai-
gnent à deux ; car *Tissot* dit : * Les plaies
sont d'autant plus tôt guéries, qu'on les
panse moins souvent.

Lieutaud dit aussi : ** Il faut peu toucher les plaies récentes ; l'usage nous a
appris que les pansemens fréquens, ainsi
que les *tentes* et les *bourdonnets*, dont
quelques chirurgiens se servent encore ,
ne peuvent que retarder la guérison.

Lorsqu'une plaie est compliquée d'inflammation , le meilleur moyen de faire
cesser cette inflammation est de la couvrir
d'un cataplasme de mie de pain et de lait,

* Avis au Peuple, tom. II , pag. 128.
** Précis de Médecine Pratique , tome II ,
pag. 3.

auquel on ajoute , lorsqu'il a atteint la consistance nécessaire , un peu d'huile d'olives ou de beurre frais , sans le remettre sur le feu. Il faut changer ce cataplasme deux fois en vingt-quatre heures , et lorsque l'inflammation est dissipée, on emploiera le léger emplâtre d'onguent de la mère.

CHAPITRE III.

Des brûlures.

L e s brûlures légères qui ne sont que superficielles, et qui n'attaquent que l'épiderme, se soulagent facilement, et se guérissent ordinairement par l'application d'un peu de miel ou de savon mollet, ou d'*alkali fluor* dans de l'eau ; mais lorsqu'elles sont profondes, et qu'elles entament plus que la peau, il faut, pour faire cesser l'inflammation, couvrir la partie brûlée d'un cataplasme fait avec la mie de pain, la décoction d'herbes émollientes, ou la farine de graine de lin, avec la même décoction.

Tissot, dans son Avis au Peuple, conseille de battre un blanc d'œuf avec quelques cuillerées d'huile d'olives, pour en couvrir la partie malade.

Quoique nous n'ayons rien à dire contre

l'efficacité de ce remède, dont nous n'avons jamais fait usage, la difficulté de bien faire ce mélange, et sa facile décomposition nous ont fait préférer le jaune de l'œuf, qui fait facilement un liniment aussi fluide et aussi bien mélangé qu'on le veut. Avant de l'appliquer, il faut crever les phlictènes qui se sont élevées sans en enlever l'épiderme ; et lorsque l'inflammation est passée, et que la plaie se dispose à suppurer, comme cette suppuration n'est pas nécessaire, s'il n'y a pas une grande perte de substance, nous prenons de la *céruse* en poudre très-fine, que nous mêlons dans une suffisante quantité d'huile d'olives, pour en faire une pommade dont nous couvrons la plaie ; et si quelques jours après, cette plaie ne se sèche pas, et que le tout soit au niveau de la peau naturelle, nous substituons à l'huile d'olives celle de noix récemment faite.

Si, au contraire, il y a grande perte de substance, la suppuration est nécessaire ; et après que l'inflammation sera dissipée par le *liniment du jaune d'œuf avec l'huile*, ou les cataplasmes ci-dessus prescrits, on pansera la plaie avec le *basilicum*; et lorsque les portions brûlées seront régénérées, on se servira de la pommade faite avec la céruse et l'huile d'olives; et quand toute la partie malade sera parvenue à son niveau nécessaire, on séchera cette plaie avec l'huile de noix seule, où avec le mélange de cette huile et la céruse.

Lorsqu'une brûlure est assez considérable pour produire la fièvre et l'insomnie, ce que nous conseillons ne peut suffire : une mère ne peut seule gouverner son enfant; il lui faut un régime particulier, et alors les soins d'un chirurgien deviennent d'une nécessité absolue.

CHAPITRE IV.

Des engelures.

Les engelures sont des maux plus incommodes que dangereux : elles proviennent d'une alternative de grand froid et de chaleur subite.

Si l'on faisait bien, on ne laisserait jamais approcher du feu un enfant qui a très-froid, avant de lui avoir fait faire de l'exercice dans un lieu abrité du froid, pour qu'il s'échauffe graduellement ; car la chaleur du feu occasionnant une raréfaction subite des humeurs qui étaient en stagnation dans le tissu adipeux de la peau et dans ses vaisseaux capillaires pendant le froid, produit dans ces vaisseaux une extension qui affaiblit leur tissu, et qui, souvent répétée, les fait crever, et cause alors beaucoup de cuisson : on doit concevoir, d'après cela, qu'il n'est pas sage de se chauffer promptement les mains à un poële ou au feu.

Pour prévenir les engelures, il faut, dès que la peau commence à rougir et à occasionner quelques démangeaisons, se frotter les doigts des mains ou les talons, parties sur lesquelles s'établissent le plus ordinairement les engelures, avec de l'*eau-de-vie camphrée*, du *baume de fioraventi*, ou de celui *du commandeur*, et laisser dessus la partie souffrante un peu de laine imbibée de l'un de ces baumes.

Lorsqu'on a négligé de prévenir les engelures, qu'elles s'entament et viennent à suppurer, il faut les panser avec l'onguent composé comme suit.

Prenez Santal rouge en poudre . . une once.
      Huile d'olives . . . . une livre et demie.
      Cire jaune bien pure. . . . trois onces.
      Vin rouge de Languedoc. . une chopine.

Mettez le tout dans une terrine de terre vernissée, et beaucoup plus grande que tout ce qu'elle doit contenir ; faites bouillir, pendant une demi-heure, en remuant avec un morceau de bois.

Ajoutez Térébenthine fine . . . . cinq onces.

Remuez jusqu'à ce que la térébenthine soit bien mêlée ; ajoutez ensuite,

Eau de roses . . . . une chopine.
Camphre pulvérisé . . . . . . un gros.

Remuez jusqu'à ce que tout soit bien mé-langé , coulez ensuite à travers un linge très-clair ; laissez refroidir ; le lendemain vous décanterez toute l'eau, et vous met-trez la pommade dans un pot de faïence.

Pour faire usage de cette pommade, il faut en étendre sur du papier brouillard dont on recouvre la plaie ; et on met par-dessus un peu de linge : il ne faut panser ces plaies que le matin et le soir.

Cette pommade est non-seulement bonne contre les engelures, mais elle déterge et nettoie les ulcères même gangréneux , et les guérit, quand la cause ne provient pas de maladie interne.

~~~~~~

CHAPITRE V.

Des entorses ou foulures , et des luxations.

L'ENTORSE est une distention subitement opérée dans les ligamens d'une articulation par une fausse position , et un déplacement momentané de quelque partie osseuse, sans qu'il y ait un déplacement sensible des os.

La douleur et le gonflement qui accompagnent cet accident en sont les symptômes principaux , et l'inflammation qui survient est relative à la sensibilité des parties qui ont souffert : cet accident a souvent des suites fàcheuses , parce qu'il est difficile de faire rester dans le repos et la tranquillité nécessaires le petit malade qui pleure la perte de sa liberté , et qui voudrait reprendre son exercice dès que la douleur est passée.
~~~~~~

Le premier procédé pour faire reprendre aux ligamens et aux capsules de l'articulation leur force et leur ressort, est de plonger la partie malade dans de l'eau très-fraîche, lorsque cela est possible; mais il ne faut l'y laisser que quelques minutes seulement, pour empêcher l'épanchement de la synovie, et même l'inflammation : si les os ne sont pas restés déplacés, on appliquera dessus cette articulation des compresses imbibées d'eau végéto-minérale de *Goulard*, et on soutiendra la partie avec un bandage approprié et un peu ferme; on ne laissera pas mouvoir cette partie, et on l'étuvera à travers l'appareil, avec cette même eau végéto-minérale, pendant les vingt-quatre premières heures, de manière qu'elle soit toujours mouillée.

Si on ne pouvait se procurer l'eau végéto-minérale ci-dessus indiquée, on se servirait dans cette circonstance d'eau dans laquelle on aurait fondu autant de sel qu'elle peut en dissoudre, et on l'animerait de vinaigre; et quelques jours après, si il restait encore un peu de gonflement à cette articulation, on y appliquerait *une poignée de la boue* qui se trouve au fond de l'auge de la meule d'un coutelier ou taillandier : cette boue, qui contient beaucoup de particules ferrugineuses et d'acier, est très-tonique et vulnéraire dans ce cas.

Lorsqu'on croit que l'enfant peut faire usage de la partie foulée, il faut encore la soutenir pendant quelques jours avec un bandage mouillé d'eau-de-vie ; car si on l'abandonne trop tôt, l'enflure reparaîtra et ne se dissipera jamais parfaitement.

Quand l'entorse a été assez considérable pour maintenir un os dans un déplacement manifeste, et que l'enfant ne peut plus mouvoir cette partie, cet état s'appelle *luxation*.

La partie luxée, lorsque l'accident est à la jambe ou au poignet, peut être remise dans son état naturel par la seule extension qui doit être proportionnée à l'âge et à la force du petit patient ; mais il faut que cette extension soit faite sur-le-champ, et avant que le gonflement et l'inflamma-

tion ne se soient emparés de la partie luxée :
car lorsque, par le laps de temps, le gonflement et l'inflammation sont parvenus à
leur plus haut point, on ne peut plus reconnaître l'ordre de l'articulation, et on
ne doit pas entreprendre la réduction
avant que les muscles et les ligamens ne
soient relâchés, tant par les *saignées*, les
cataplames, que par la *diète*.

Il y a peu de mères en état de tenter
cette réduction, car l'amour maternel est
alors trop alarmé pour conserver le courage nécessaire à l'extension qui fait beaucoup crier l'enfant : il faut donc que, sans
perdre de temps, elle fasse appeler le chirurgien, et à son défaut, un homme cou-
rageux, qui, en faisant l'extension nécessaire, aura l'intelligence d'aider l'os déplacé à reprendre sa place naturelle : ce
qu'on reconnaîtra par la possibilité de
mouvoir la partie, quoique douloureuse-
ment.

Après cette réduction, les soins indiqués à l'article *entorse* deviennent nécessaires, ainsi qu'un plus long repos.

Les luxations de toutes autres parties
étant du ressort de la grande et savante
chirurgie, nous n'en dirons rien ici, parce
que des parens ne doivent rien entreprendre pour leur réduction.

———

CHAPITRE VI.

Des fractures.

Quoique les os dans l'enfance soient généralement élastiques, il y en a cependant de susceptibles d'être fracturés ; mais quelque simple et de quelque nature que soient ces fractures , elles sont toujours du ressort de la haute chirurgie : ainsi donc nous ne conseillerons à aucune mère, ni à aucun parent, à moins qu'il ne soit chirurgien, d'entreprendre quelque chose pour le soulagement de leurs enfans dans ce cas ; nous leur recommandons seulement de ne point transporter ni remuer la pauvre victime, sans une nécessité absolue ; car il y a des fractures incomplettes dans le premier moment, qui deviennent complettes par des mouvemens indiscrets.

Une fracture est souvent soupçonnée incomplette, parce qu'aucune portion de l'os fracturé n'est séparée de l'autre ; et il y en a dont une portion de l'os tient encore à l'autre de la même manière que l'on voit souvent deux morceaux de bois qui, n'étant pas entièrement séparés par la scie, restent adhérens l'un à l'autre, spécialement quand le bois n'est pas parfaitement sec : j'ai soigné une de ces fractures dont voici l'historique.

En 1766, un jeune homme de treize à quatorze ans, dont les parens demeuraient rue Saint-Lazard, faubourg Montmartre, fut mis en pension chez un maître de latinité, qui demeurait au Marché aux Chevaux. Ce jeune homme, revenu chez ses parens, rue Saint-Lazard, faubourg Montmartre, et devant quitter Paris, voulut aller faire ses adieux à son maître et à ses camarades d'études.

Chemin faisant, rue Sainte-Avoie, au Marais, il fut forcé de traverser très-précipitamment le ruisseau de cette rue pour ne pas être renversé par un carrosse.

Vraisemblablement, la peur, ainsi que la précipitation, empêchèrent tous les muscles d'agir simultanément pour sauter ce ruisseau; bref, il éprouva à la cuisse gauche une douleur si considérable, qu'il fut obligé d'entrer dans la boutique vis-à-vis de laquelle il se trouvait, où on le fit asseoir, et où on lui donna une verrée d'eau pour le remettre de la peur dont il portait encore l'empreinte sur la physionomie, et que l'on croyait être le seul mal qu'il eût souffert; car il n'avait pas été touché par les chevaux.

Après s'être reposé, il reprit son chemin, se rendit à la pension, tout en souffrant d'une douleur à la cuisse gauche, de laquelle douleur il ne pouvait donner raison : le plaisir de revoir ses camarades lui fit oublier pour le moment sa douleur; il goûta à cette pension, et, après ce goûter, il revint au faubourg Montmartre. De retour chez ses parens, il conta sa mésaventure en se plaignant d'une très-grande douleur à la cuisse gauche : on lui conseilla de se coucher sans souper, regardant sa douleur comme l'effet de la fatigue; cependant il avait plusieurs fois fait ce trajet sans fatigue, et sans éprouver de douleurs.

Il se coucha, dormit fort bien et plus tard que de coutume. A neuf heures du matin, sa tante, ne le voyant pas, monta à sa chambre, où elle le trouva encore endormi, l'éveilla et le fit lever. Il mit la même culotte que la veille, laquelle était de drap doublé de peau. Il prend son déjeûner, et descend au jardin pour se déroidir les jambes, dit-il; car il éprouvait une douleur qui tenait de l'engourdissement. Sa tante, qui était restée à la maison, lui parla par la fenêtre : le jeune homme se retourna sans se déplacer pour répondre; il tombe en criant : J'ai la cuisse cassée.

On vint me chercher; je trouvai ce pauvre enfant au rez-de-chaussée du jardin, couché sur un canapé; et là il me fit le récit que j'ai transcris d'après sa narration.

Tout étant préparé pour une fracture

du fémur, comme le récit que l'on vient de lire me l'avait fait conjecturer, nous transportâmes ce jeune homme à sa chambre, où, après l'avoir mis au lit, je reconnus la fracture, à laquelle il y avait peu de déplacement : un des bords de l'os excédait un peu l'autre et formait une élévation. Par une légère extension et contre-extension il fut facile de remettre cette partie au niveau de l'autre.

Ne trouvant aucune contusion, je ne crus pas nécessaire d'employer un bandage à dix-huit chefs ; je fis donc le bandage roulé dont je contins les tours de la première bande par trois éclisses seulement, enfermées dans des compresses longuettes ; car le malade se plaignit tellement de celle que j'avais appliquée à la partie externe de la cuisse, que je fus obligé de la retirer, le tout fut soutenu par une seconde bande ; le jeune homme fut saigné relativement à sa force, et fut mis à un régime convenable à son âge et à la circonstance.

Les quinze premiers jours se passèrent

assez bien, cependant il se plaignait toujours de ce point douloureux à la partie
latérale externe de cette cuisse, leqnel
point douloureux ne l'avait pas quitté;
et s'en plaignant de plus en plus, je me
décidai à lever l'appareil.

Je ne fus pas peu surpris de trouver
*sur cette partie latérale externe de la
cuisse une tache livide et noire* de la
grandeur d'un écu de trois livres.

Je me servis alors d'un bandage *à dix-
huit chefs*, et j'appliquai sur cette partie
gangrénée un mélange de *styrax* et de
basilicum; je fis prendre à ce jeune
homme deux onces de sirop antiscorbutique par jour, en le prévenant de l'effet
qu'il pourrait produire sur les parties de
la génération, mais en l'avertissant aussi
qu'il mourrait s'il s'avisait de satisfaire
aux desirs que pourrait lui procurer ce
sirop.

L'escarre étant tombée quelques jours
après, laissa une plaie qui ressemblait à
un cautère profond, à travers laquelle je
vis distinctement la portion d'os formant

une esquille, ou, pour mieux dire, une espèce d'onglet parfaitement adhérent à la portion latérale gauche et inférieure de ce fémur, et qui avait permis aux sucs de s'épancher entre lui et la portion supérieure de ce fémur à laquelle il manquait, ce qui fit que ce calus a toujours été saillant. La plaie se cicatrisa, et le jeune homme a parfaitement guéri en deux mois de temps.

Je fus autorisé à croire que la fracture ne fut pas complette au premier moment, parce que la culotte de drap doublée de peau, et fort étroite, avait maintenu les parties dans leur état respectif. Mais comment les parties ne se séparèrent-elles pas quand il eut quitté cette culotte pour se mettre au lit, et dans les différens mouvemens qu'il fit dans la nuit et pour se lever? Voilà le phénomène; car il est évident que la fracture ne devint complette que par le mouvement de demi-tour à gauche qu'il fit, sans se déplacer, pour regarder sa tante.

CHAPITRE VII.

Des tumeurs inflammatoires , comme clous , abcès ordinairement désignés sous le nom générique de phlegmon.

Les tumeurs inflammatoires externes se reconnaissent facilement à leur *élévation*, à leur *tension* et à leur *rougeur luisante ;* elles ont ordinairement lieu dans une partie charnue d'une certaine étendue, ce qui fait qu'elles se forment très-fréquemment aux fesses, aux bras et aux jambes, elles sont accompagnées de chaleur très-sensible ; tels sont les *clous* et les *bubons* non vénériens qui surviennent aux aines, et assez souvent sous les bras.

Chacune de ces tumeurs peut se guérir par la résolution , quand on s'y prend de bonne heure ; mais si ce moyen de guérir est le plus court, il n'est pas toujours le plus sûr, ni le plus heureux ; car l'humeur qui l'avait formée , retournant dans la masse , peut par suite se déposer dans l'intérieur, comme elle s'était portée à l'extérieur ; conséquemment il faut chercher à les amener à suppuration.

La suppuration est ordinairement l'ouvrage de la nature et de ses propres forces , mais cependant elle a souvent besoin d'être aidée ; ce que l'on peut faire de mieux est d'entretenir sur la partie tuméfiée et enflammée des cataplasmes émolliens que l'on fait avec la mie de pain et le lait , ou avec la mie de pain et la décoction d'herbes émollientes , auxquelles on ajoute quelques têtes de pavot lorsque la douleur est très-violente , et qu'on renouvelle plus ou moins souvent en raison de la chaleur et de l'inflammation.

Quand au contraire la tumeur est indolente , et qu'elle est longue à entrer en suppuration, comme chez les tempéramens flegmatiques , pituiteux , ou scrophuleux , il faut animer la partie en ajoutant au cataplasme de mie de pain et de lait , de l'oignon haché menu , ou bien on fait cuire des *oignons de lis* dans du papier beurré que l'on met dans de la cendre très-chaude, et auxquels on mêle du *basilicum* quand ils sont réduits en pâte.

Pendant tout ce temps il faut tenir le petit malade à un régime *doux, humectant*, sur-tout s'il est sanguin ; sa nourriture doit être composée de *potages* et *de plantes légumineuses* de préférence à la viande. On lui donnera pour boisson habituelle *une infusion de chicorée sauvage ;* si au contraire il est flegmatique et pituiteux, l'infusion sera de *lierre terrestre*, ou de *véronique*.

Lorsque la tumeur mûrit facilement, que la peau s'amincit beaucoup, et que l'on sent la fluctuation du pus ; en un mot, quand l'abcès est bien formé, il faut souvent l'ouvrir par un coup de lancette quelquefois il s'ouvre de lui-même ; et dans ce cas on est souvent obligé d'aggrandir cette ouverture, et de la diriger suivant la place, pour faciliter le dégorgement de la partie par l'écoulement des humeurs qui ont formé cet abcès.

Une fois l'abcès ouvert, on fait un cataplasme avec la mie de pain et l'eau, auquel on ajoute une suffisante quantité d'onguent de la mère dont on recouvre la plaie, et peu de temps après elle se guérit si le sujet est sain ; *s'il est affecté d'un virus scrophuleux, scorbutique, ou etc.,* on ne parviendra à la guérison complette qu'en administrant les remèdes spécifiques contre ces maladies. Voyez pour ce les chapitres qui en traitent dans la seconde Partie de ce volume. Sans ce soin et attention la plaie deviendra *fistuleuse.*

Si la tumeur n'est pas la suite d'une fièvre maligne, ou d'une des maladies ci-dessus désignées, qu'elle soit un simple dépôt d'humeurs, il faut purger l'enfant dès que la plaie commence à se cicatriser, et recommencer cette purgation lorsqu'elle est entièrement cicatrisée.

CHAPITRE VIII.

Des fistules.

Il y a différentes espèces de fistules que l'on distingue en raison des parties où elles se forment, telles que *la fistule lacrymale*, ainsi dénommée parce qu'elle se forme à l'angle intérieur de l'œil, et qu'elle attaque le sac lacrymal ; et *la fistule de l'anus*, qui est communément la suite d'un ulcère formé dans la portion intérieure et inférieure du gros boyau, et qui a une ouverture extérieure à la marge de l'anus.

Nous ne dirons rien de plus de ces deux maladies qui n'attaquent point ordinairement l'enfance, et qui, quand même elles surviendraient dans les premières années de la vie, ne peuvent être abandonnées aux seuls soins de la meilleure des mères.

Nous entendons ici, par *fistules*, les plaies qui, ne pouvant guérir par des remèdes simples, se changent en ulcères, en continuant de rendre une matière purulente, tantôt claire et séreuse, souvent muqueuse, mais toujours âcre au point de creuser, et d'entretenir l'inflammation sur les bords de cette plaie, qui deviennent durs, calleux, et se renversent sur la plaie même.

Ces plaies ou ulcères annoncent une constitution viciée ; il est donc du devoir d'une bonne mère de confier son enfant à un chirurgien expérimenté qui, après avoir reconnu la nature du vice des humeurs, y remédiera, tant par un régime approprié que par les remèdes internes pour dissiper l'humeur morbifique, avant d'entreprendre la guérison de l'*ulcère fistuleux :* car lorsque ces ulcères accompagnent une maladie chronique, on ne peut les guérir promptement.

Lorsque ces ulcères ou plaies fistuleuses sont la suite d'un abcès qui n'a pas été suffisamment ouvert pour déterger l'intérieur, ou qu'il a été mal soigné, l'eau de fleurs de sureau dont on laissera, pendant plusieurs jours, des compresses imbibées, ou des cataplasmes faits avec cette eau et la mie de pain, pour amollir les bords, est le premier des remèdes à employer; ensuite on les pansera avec la pommade dont on trouve la formule au Chapitre *des engelures*, ou avec le *basilicum* et le baume *darcœus*.

CHAPITRE IX.

Des panaris et des maux d'aventure.

Il y a plusieurs espèces de panaris, toutes plus graves les unes que les autres. Une espèce qui est celle que l'on appelle *mal d'aventure*, et qui survient au bout d'un doigt ; celui-là seul peut être soigné par une mère, les autres sont du ressort de la bonne et grande chirurgie.

Ce panaris ou *mal d'aventure* se forme sous la peau seulement, et on peut l'éviter quelquefois, en faisant mettre ce doigt malade et enflammé dans de l'eau aussi chaude que possible, sans brûler ; mais comme il est difficile de faire supporter à un jeune enfant l'eau chaude au degré où il la faut pour opérer la résolution de ce genre de panaris, que d'ailleurs tout ce qui se porte à l'extérieur est tou-

(557)

jours à la décharge de l'intérieur, nous croyons convenable de l'amener à suppuration.

En conséquence on enveloppera ce doigt malade dans une portion de cataplasme *de mie de pain et de lait,* que l'on renouvelle assez souvent pour ne pas le laisser sécher sur le mal, qui souvent est chaud et brûlant; ce cataplasme calme la douleur, attendrit la peau, et fait former le pus auquel on donne issue, lorsqu'il est blanc, par une petite ouverture que l'on peut faire au bout du doigt avec une aiguille ; puis on l'enveloppe d'un emplâtre d'onguent de la mère : trois ou quatre jours après, la suppuration cesse, la nouvelle peau du doigt se régénère, et l'ancienne se détache facilement.

Quand ce genre de panaris ne se renouvelle pas, on peut se dispenser de purger l'enfant ; mais si cet accident se récidive, et qu'il attaque successivement plusieurs doigts, il faudra faire vomir le petit malade par le moyen de *deux onces*

de sirop d'ipécacuanha *, et le lendemain on lui fera boire l'infusion d'un
gros et demi de séné mondé , suivant son
âge , dans une petite verrée du jus de dix
ou douze petits pruneaux.

* Il faut se souvenir que ce sirop contient si peu
d'ipécacuanha , qu'il y a des enfans qui ne vomis-
sent pas avec deux onces ; en pareille circonstance
il faut animer ce sirop avec cinq ou six grains d'i-
pécacuanha en poudre , ou un quart de grain de
tartrite-antimonie de potasse.

CHAPITRE X.

Des accidens que peuvent occasionner des corps arrêtés dans l'œsophage, et des moyens d'y remédier.

Les enfans qui ont l'habitude de tout porter à leur bouche sont sujets à avaler des corps étrangers qui, s'arrêtant dans l'œsophage, occasionnent la suffocation et quelquefois la mort.

Les enfans gourmands sont plus sujets que les autres à ces sortes d'accidens ; car le noyau d'un fruit, d'un pruneau, une dragée, ou un morceau de gâteau, ou de viande trop volumineux, s'engage dans l'œsophage, y reste sans pouvoir glisser : indépendamment de la santé, la crainte de ces accidens doit engager les mères à apprendre à leurs enfans à ne rien avaler sans l'avoir bien mâché.

On ne peut trop tôt soulager ces malheureux enfans, ou en retirant le corps qui produit l'accident, ou en le poussant de manière à le faire tomber dans l'estomac ; mais on ne doit procéder de cette manière, qu'autant que ce sont des alimens qui pourront se digérer, ou un corps qui ne pourra blesser l'estomac.

Pour y parvenir facilement, il faut prendre un poireau, que l'on dépouille d'une partie de sa grosseur pour la proportionner au calibre de l'œsophage de l'enfant ; on le courbe un peu, et on l'introduit sur le corps arrêté que l'on pousse dans l'estomac : si le poireau est trop faible, il faut prendre un morceau de baleine, au bout duquel on fixera un peu d'éponge (*) pour pouvoir pousser sans blesser aucune des parties ; mais si l'objet est d'une substance indigeste, aiguë, ou hérissée de pointes, il faut bien se garder de le pousser plus avant : il faut absolu-

* Il faudra bien s'assurer si l'éponge ne se détachera pas, et pour qu'elle ne descende pas dans l'estomac, il faut que le fil qui la fixera à cette baleine, soit assez long pour la retirer avec.

ment procéder à son extraction, soit par des pinces, quand l'objet est trop avancé pour être saisi avec les doigts, soit par les vomissemens qu'il faut provoquer avec *l'émétique même*, ou enfin par des crochets que l'on forme avec une aiguille à tricoter, ayant soin de faire à l'extrémité que l'on doit garder à la main, un anneau, ou un autre crochet, pour pouvoir le retenir, et le tirer commodément et adroitement.

On glisse ce crochet à plat, plus bas que l'objet arrêté dans l'œsophage ; ensuite on le tourne de manière à pouvoir embrasser cet objet par son milieu, et ainsi on parvient à faire remonter ce morceau que l'enfant rend après cela par un vomissement.

Lorsqu'un corps piquant, comme une épingle, une aiguille, ou une arrête de poisson, est descendu et fixé assez bas pour ne pouvoir être saisi par les pinces, l'introduction du poireau auquel ce corps s'attache quelquefois, réussit au moins à le déplacer; et lorsque les efforts du vomissement ne le chassent point , il faut prendre un morceau d'éponge fine et sèche, le serrer entre deux aiguillées de fil ciré , et croisées, en sorte que cette éponge offre quatre parties égales ; on la fait descendre dans le gosier, plus bas que le corps engagé , après quoi on fait avaler goutte à goutte une cuillerée d'eau pour faire renfler cette éponge : quand on la croit assez volumineuse pour toucher toutes les parois de l'œsophage, on la retire ; souvent ce corps s'attache à l'éponge qui l'amène au dehors.

Je ne m'étendrai pas plus au long sur les différens moyens qu'on peut et qu'il faut employer promptement ; car tous ne peuvent être employés avec assez de présence d'esprit par une mère, dont l'amour pour son enfant se trouve dans une très-grande alarme : ce qu'elle peut faire de mieux est d'appeler promptement le chirurgien le plus intelligent et le plus expérimenté.

MILLOT.

FIN DU TOME SECOND.

TABLE

DES CHAPITRES

DU TOME SECOND.

SECONDE PARTIE.

Des maladies et infirmités communes aux enfans des deux sexes pendant les cinq ou six premières années de la vie.

(569)

(571)

(572)

(573)

TROISIÈME PARTIE.

Fin de la Table des chapitres du second Volume.

TABLE ANALYTIQUE,

OU

PRÉCIS DES MATIÈRES

CONTENUES DANS LE PREMIER VOLUME

DE LA MÉDECINE PERFECTIVE.

(Les chiffres indiquent les pages.)

CET ouvrage forme deux volumes in-8°, desquels le premier contient deux parties qui prescrivent les soins que la mère doit prendre pendant sa gestation pour éviter au fœtus nombre d'accidens et de maladies; elles prescrivent encore les soins que l'on doit à l'enfant sitôt après sa naissance, plus tous ceux nécessaires pendant *l'allaitement*, le *sevrage* et la *dentition*.

Le second volume est divisé en trois

parties, dont la première fait connaître les difformités avec lesquelles la nature produit quelques enfans ; elle indique tous les procédés et les opérations par lesquelles on peut les rectifier, et même les faire disparaître.

La seconde partie renferme les descriptions et les symptômes des maladies qui attaquent le plus ordinairement l'enfance ; plus, les *régimes, procédés* et *remèdes* à leur opposer, selon l'*âge*, le *tempérament*, et le *climat* qu'habitent les enfans qui en sont affectés.

La troisième partie indique les cas où les soins chirurgicaux deviennent nécessaires pour remédier aux accidens qui surviennent quelquefois à des enfans.

———

DISCOURS PRÉLIMINAIRE.   Pag.   1

1° Ce discours fait connaître la différence qui existe entre cet ouvrage et celui de *Jean-Jacques Rousseau*, sur le même sujet.

2° Il donne de bonnes raisons pour ne jamais

(577)

féconder une femme valétudinaire, et à quoi
n'ont jamais pensé les auteurs qui l'ont précédé..

3° Il indique les saisons les plus propices pour
faire naître des enfans, *non pas spirituels,
mais avec des dispositions favorables à l'intelligence.*

1° Il démontre la nécessité de prescrire un régime physique et moral aux femmes grosses.

2° Il désigne le mode d'habillement qui convient
le mieux aux femmes pendant la gestation.

3° On y trouve des conseils pour l'exercice et
le sommeil des femmes grosses, et démontre
que ce régime convient aussi aux femmes qui
allaitent.

4° Il indique le genre d'alimens qui peut faire
éviter la constipation si familière aux femmes
grosses ; il fait connaître les accidens qu'elle
peut occasionner à la mère, et qui souvent
deviennent funestes au fœtus.

5° Il traite de la saignée pendant la gestation ;
il démontre sa nécessité dans de certains cas, et
ses dangers dans d'autres ; il prouve que faite
mal-à-propos, ou avec profusion, elle affaiblit
la santé de la mère, et que l'on modifie par-là
la constitution de l'enfant qu'elle porte, qu'on

affaiblit en lui le principe vital ; d'où il résulte souvent un *imbécille*, au lieu d'un individu qui eût pu devenir un homme intelligent et spirituel, si on ne l'eût pas privé de la dose d'électricité contenue dans le sang de sa mère.

6 Il fait aussi connaître que, par le défaut de saignée, lorsqu'elle a été jugée nécessaire par un homme instruit, on change le tempérament qui s'organise dans le sein de la femme, et qu'il en naîtra un individu très-irrascible, conséquemment dangereux à la société.

7° Il démontre aussi la nécessité des purgatifs sur la fin de la grossesse, *comme moyens prophylactiques, après l'accouchement, de toutes fièvres humorales, et spécialement de la putride maligne que l'on confond souvent avec la* péritonite.

CHAPITRE II.   91

Ce chapitre fait connaître le danger de laisser la femme grosse livrée à la mélancolie et à la tristesse que cet état produit souvent ; il en fournit un exemple, ainsi qu'un de la puissance des préjugés sur la femme nouvellement accouchée, et de la puissance de leur imagination sur leur physique.

2° Il y est prouvé qu'on ne peut être bon médecin, et qu'on ne peut bien gouverner les fem-

mes grosses, si on ignore l'influence du physique sur le moral, et *vice versâ ;* en conséquence il démontre la nécessité de procurer
aux femmes une vie douce et agréable pendant
leurs grossesses, parce que le caractère de
l'enfant sera analogue aux sensations que l'on
aura fait éprouver à la mère pendant sa gestation : il en fournit des exemples.

CHAPITRE III. 99

Il détaille en quoi consiste l'éducation corporelle.

CHAPITRE IV. 102

Ce chapitre fait connaître trois nouvelles facultés qui surviennent à l'enfant sitôt qu'il
est né.

1° Il décrit le mécanisme de la respiration, pour
faire sentir combien il est essentiel d'y apporter plus de soins qu'on ne le fait encore,
*parce que c'est de ces soins donnés dès le
premier moment de la naissance,* que dépend
la bonne conformation de la poitrine et l'excel-
lence du viscère qu'elle renferme, puisque
c'est lui qui opère cette respiration, d'où dépendent, non-seulement *la bonne santé,* mais
encore *la longévité de l'individu.*

2° Il fait connaître le nouveau mode de circulation qui s'établit chez l'enfant sitôt après
sa naissance.

3° Le changement que la nature opère dans le mode de nutrition de l'individu qui vient de naître.

4° Il donne la cause des *cris* de l'enfant qui naît, et il indique les procédés convenables pour adoucir cette cause, *conséquemment pour modérer les cris de cette créature ;* ce à quoi personne n'a pensé avant cet auteur.

CHAPITRE V. 116

Dans ce chapitre, l'auteur combat, par des raisons péremptoires (tirées de l'observation de la marche de la nature, qui ne passe jamais subitement d'un état à un autre), le conseil de baigner à l'eau froide l'enfant qui vient de naître.

1° Il démontre que la petitesse des *Lapons* n'a pas d'autre cause que les procédés inhumains de ce peuple envers ses enfans, qui les enveloppe dans la neige, et ne les retire de l'agonie où ils y parviennent, qu'en les plongeant dans l'eau chaude.

2° Il prouve la nécessité d'habituer par degrés les enfans aux bains froids, car il les reconnaît comme un moyen de corriger la faiblesse d'une partie des Français, qui ont communément plus de courage que de force, et qui ont beaucoup dégénéré depuis deux siècles.

On y trouve les preuves, les causes de cette dégénération, et les moyens d'y remédier, au nombre desquels il met les bains froids commencés quelque temps après la naissance, mais jamais avant la chute et la dessication du cordon ombilical.

CHAPITRE VI.   153

1° Il indique les procédés qu'il faut employer pour conserver les enfans sains de corps et d'esprit.

2° Les soins particuliers qu'on doit prendre de la tête d'un enfant nouvellement né, comme pouvant être un réservoir d'intelligence.

3° L'attention qu'on doit porter aux mamelles, spécialement à celles du sexe.

4° Les soins nécessaires au nombril, pour faire éviter les infirmités qui y surviennent souvent par négligence.

5° Il traite de l'habillement du nouveau né, spécialement de celui de la poitrine, *habillement que l'auteur regarde comme une des causes premières de la pulmonie.*

6° Raisons de son opinion à ce sujet.

7° Raisons péremptoires qui prouvent que cette maladie n'est héréditaire qu'autant que la conformation de la cage osseuse et cartilagineuse du poumon est mauvaise.

8° Il démontre, par des raisonnemens et des faits sans réplique, que cette maladie n'est que le fruit de la vicieuse manière de vêtir et de coucher les enfans pendant la première année de la vie, puisque cette maladie ne se rencontre jamais chez les individus dont la cage du poumon est d'une bonne conformation.

9° Il donne les moyens d'éviter cette pernicieuse conformation de la poitrine, conséquemment les *procédés pour anéantir la pulmonie.*

10° Il fait connaître l'utilité de certains cris de l'enfant et l'usage des Indiens, pour provoquer ces cris nécessaires au développement de la poitrine, et par lesquels on évite aussi la pulmonie.

11° On trouve encore dans ce chapitre les soins qu'exigent les différentes parties sexuelles.

CHAPITRE VII. 199

1° Il traite des précautions à prendre avant de mettre l'enfant au sein de sa mère.

2° Du filet et de l'opération qu'il nécessite quand il empêche l'enfant d'envelopper le mamelon avec sa langue.

3° Des brides qui se rencontrent quelquefois sur le côté de la langue.

4° De la grenouillette et de l'opération qu'elle exige pour en débarrasser l'enfant.

5° Des précautions nécessaires pour faciliter à l'enfant la digestion du lait qu'il doit prendre.

6° De la manière de coucher le nouveau né, et de l'attention qu'il faut avoir si on couvre le berceau.

7° De la manière de placer ce berceau, et des précautions qu'on doit prendre pour empêcher l'enfant de loucher.

CHAPITRE VIII. 221

1° Ce chapitre fait connaître comment la nature, toujours industrieuse pour la conservation de ses œuvres, remplace, après la naissance de l'enfant, le mode de nutrition et d'accroissement qu'elle employait dans le sein maternel pour entretenir la vie de l'enfant.

2° Ce que c'est que la nutrition.

CHAPITRE IX. 227

Ce chapitre fait l'apologie de l'amour maternel, et donne des raisons qui doivent décider les mères à allaiter.

1° Réflexions morales sur la véhémence de l'affection des mères pour leurs enfans.

2° De la *galactose*, ou mode dont s'opère la lactification ou la formation du lait.

3° Démonstration évidente de l'intention de l'*Au-*
teur de la nature en plaçant les mamelles des
femmes sur le devant de la poitrine.

4° Il démontre les avantages de l'allaitement
maternel.

5° Les dangers de donner de *la bouillie à la*
farine aux nouveaux nés, puisqu'elle peut
les priver du principe d'intelligence qui existe
naturellement dans des cerveaux bien orga-
nisés. Cette opinion est déduite de la physiologie de *Lecat*.

6° Origine de l'usage de cette bouillie, beaucoup moins ancien qu'on ne le croit.

7° Preuves des avantages physiques et moraux
de l'allaitement maternel, par son influence
sur les bonnes mœurs.

8° On y trouve encore les causes du peu de
progrès que l'allaitement maternel a fait sur
la fin du siècle dernier.

9° Fait historique à ce sujet.

CHAPITRE X. 260

1° Ce chapitre fait connaître que les mères qui
ont reçu de la nature les facultés d'allaiter,
ne doivent pas refuser de s'acquitter de
ce devoir, tant pour leur santé que pour
celle de leurs enfans, sauf les cas pour lesquels l'auteur doit établir des exceptions au

chapitre XVI ; et , pour y parvenir facilement , il veut que la mère prenne une femme
pour l'aider.

2° Il indique les qualités que doit avoir cette
femme *que l'on appelle remueuse* , tant pour
le bonheur de l'enfant que pour la mère
nourrice.

3° Il prouve que l'allaitement maternel n'est
point contraire à la poitrine, pourvu que l'on
allaite et que l'on sèvre avec les précautions
qu'il indique.

4° Il détruit un préjugé assez généralement ré-
pandu en France contre *l'allaitement maternel;* il prouve que les femmes conservent non-
seulement leur santé , mais encore leur beauté
et leurs agrémens par un allaitement bien di-
rigé.

5° Il démontre , par l'énumération des maladies
auxquelles le lait peut donner naissance, combien cette matière peut devenir nuisible aux
mères qui n'allaitent point.

6°. Faits historiques en faveur de l'allaitement
maternel.

7° Moyens que le gouvernement peut mettre
en usage pour faire renaître cette précieuse
fonction.

8° Procédés d'où dépend le succès complet et
facile de cet allaitement, d'où il démontre la
nécessité de préparer le sein avant l'accou-

chement et d'amener les mamelons à l'insen-
sibilité nécessaire pour être sucés sans douleur ; car cette douleur occasionne à la mère
des accidens si grands , qu'ils finissent par
décider un dépôt laiteux dans le sein , dont la
suppuration fait souvent perdre le mamelon et
prive la malheureuse mère de la satisfaction
de pouvoir allaiter ses autres enfans.

9° On y trouve aussi un parallèle entre *la vo-
lupté morale* qu'éprouve une bonne mère qui
allaite sans douleur, et l'état *pathologique* et
affligeant qui tourmente celle dont la sensibilité des mamelons amène la fièvre et produit
l'inflammation du sein ; tableau qui doit décider les jeunes femmes aux préparations qu'il
indique pour le succès de l'allaitement maternel.

CHAPITRE XI. 312

Procédés contre les accidens qui dérivent de la
trop grande sensibilité des mamelons , et les
remèdes qui les guérissent quand on n'a pu
éviter leur inflammation et leurs gerçures.

CHAPITRE XII. 321

1° Il traite de l'inflammation connue vulgairement sous la dénomination *du poil*, assez fréquente parmi les nourrices.

2° Il indique les procédés et les remèdes qu'on doit opposer à la gravité de cet accident.

CHAPITRE XIII.   326

1° Il fait connaître combien le sommeil est nécessaire à la nourrice; il en démontre les avantages pour la mère et pour l'enfant.

2°. Il donne les moyens de sustenter l'enfant par une boisson composée des propriétés les plus précieuses du lait, pendant que la remueuse laisse dormir la mère.

CHAPITRE XIV.   331

1° Il démontre les inconvéniens de laisser pendant trop long-temps les enfans au sein de la mère.

2° Il fait connaître le danger des narcotiques que quelques nourrices emploient pour prolonger le sommeil de leur nourrisson, ainsi que pour calmer leurs coliques et obtenir par ce moyen un plus long repos.

3° Il indique un moyen sûr, non-seulement de faire cesser les coliques des enfans ; mais encore de les empêcher d'avoir lieu.

CHAPITRE XV.   341

Dans ce chapitre, l'auteur considère l'allaitement comme remède pour la mère et pour

l'enfant, spécialement quand la mère a communiqué quelque maladie susceptible de remèdes.
Il démontre que le lait maternel ayant plus
d'analogie avec les fluides de l'enfant que tout
autre, est plus favorable pour lui transmettre
sans danger l'action des remèdes.

CHAPITRE XVI. 344

On trouve dans ce chapitre des raisons légitimes pour priver quelques enfans du lait maternel, en les élevant par l'*allaitement artificiel* de préférence à l'*allaitement mercenaire.*

1° Il démontre que la variété des caractères des
enfans des mêmes pères et des mêmes mères
est en raison de ceux des diverses nourrices
que ces enfans ont eues.

2° Il en donne des preuves tirées de la nature
même, par l'influence physique du lait d'une
espèce d'animal qui allaite une autre espèce.

3° On y trouve les raisons péremptoires qui
doivent empêcher quelques mères d'allaiter
leurs enfans, quand même elles le peuvent.

4° Conclusions des principes sur l'*allaitement
artificiel*, par lesquelles il est prouvé qu'il
n'y a que ce genre d'allaitement qui puisse
adoucir, modifier les passions et anéantir les
maladies héréditaires.

CHAPITRE XVII.   354

1° Ce chapitre traite des moyens nouveaux d'obtenir un succès complet dans l'*allaitement artificiel*, faute desquels le peuple ne peut point, à *Paris*, élever ses enfans par cette méthode si avantageuse aux gens riches et dans les campagnes.

2° Connaissances chimiques des principes constituant la nature du lait , et qui prouvent que , plus il est chauffé, moins bien il réussit aux enfans pendant les six premiers mois de la vie.

3° Observations physiologiques à ce sujet.

4° Autre procédé d'où dépend encore *le succès complet de l'allaitement artificiel.*

5° Preuves des avantages que cette méthode peut procurer au gouvernement *par la conservation de plus de la moitié de sa population* qui périt chez les nourrices.

6° Faits historiques qui prouvent que le gouvernement français s'est occupé des moyens de remédier à la mortalité effrayante des enfans confiés à des nourrices mercenaires depuis 1680 jusqu'en 1770.

7° Causes qui ont empêché jusqu'à présent, les administrations des enfans abandonnés à la patrie, d'obtenir un succès dans leurs différentes tentatives , pour suppléer le lait de femmes par celui des animaux.

8° Recherches et observations sur la nature et la qualité du lait des différens animaux domestiques.

1° Ce chapitre démontre, par les lois physiques et physiologiques, que les *biberons* sont de grands obstacles au succès de *l'allaitement artificiel;* il en démontre les inconvéniens et fournit des raisons péremptoires pour employer le *gobelet* de préférence à toutes les diverses espèces de *biberons.*

2° Il donne l'espoir de voir un jour effectuer , par les différens *allaitemens artificiels* qu'il détaille, *le vœu de Descartes, qui prétend que c'est la médecine qui doit fournir les moyens. de bonifier l'espèce humaine.*

1° Il détaille les dangers de *l'allaitement mer- cenaire;* il démontre que si les mères posent les bases de la constitution de leurs enfans, la nourrice les consolide ou les détériore ; car, quoique ce soit dans *l'utérus* que l'homme est conformé, c'est à la mamelle qu'il est mo- difié en bien ou en mal.

2° Il prouve que c'est à son profit que la nour- rice étrangère détourne l'amour filial qui existe naturellement entre la mère qui allaite et son enfant.

3° Il démontre que l'allaitement mercenaire est une des sources de la dégénération des *Français*, ainsi que de quelques autres peuples. Il rapporte à ce sujet l'opinion du chancelier *Lhôpital.*

4° On y trouve des faits historiques sur l'extrême mortalité des enfans confiés à des nourrices étrangères chez différens peuples.

5° Il prouve encore que *l'allaitement mercenaire est plus nuisible par le défaut de soins, que par l'absence d'analogie entre le lait de cette espèce de nourrice et les fluides des enfans.*

6° Il prouve ce défaut de soins par des faits.

CHAPITRE XX. 408

1° Il donne la manière de faire *la bouillie de pain* qu'il faut substituer à celle de farine, à cause de tous les accidens que cette dernière occasionne communément. Avec cette bouillie de pain et le petit-lait factice, dont on trouve la composition au même chapitre, on peut élever des enfans en suivant la gradation qu'il indique.

2° On y trouve les raisons physiques et physiologiques pour lesquelles on doit préférer cette décoction de pain réduite en bouillie à celle faite avec la farine et le lait.

3° Par des raisons péremptoires, l'auteur tâche de décider les mères qui ne doivent point allaiter, *à élever leurs enfans artificiellement par ses procédés qui ont toujours été couronnés du succès le plus complet, lorsque l'on a pu se procurer du lait sans mélange.*

CHAPITRE XXI.   417

1° Il traite du choix d'une nourrice quand on ne veut point élever l'enfant artificiellement.

2° Il dépeint les symptômes auxquels on reconnaît qu'une femme a eu, dans son enfance, la croûte laiteuse, qui est une maladie héréditaire qui se communique aux nourrissons comme aux enfans de cette femme ; raison suffisante pour ne pas prendre une telle nourrice.

3° Il détaille toutes les qualités que doit avoir une bonne nourrice, au moral, comme au physique.

4° Qualités que le lait doit avoir.

5° Régime ordinaire de la nourrice quand elle est en maison.

6° Genre d'exercice qui lui est nécessaire.

7° De la propreté plus nécessaire pendant que la femme allaite qu'en tout autre temps de sa vie.

soulager l'enfant, et de soutenir ses forces pendant cette opération, qui, quoique naturelle, est si souvent fâcheuse.

2° Il donne des raisons physiologiques pour substituer une croûte de pain aux *hochets.*

3° Il prescrit le régime auquel il faut indispensablement soumettre la nourrice, quand la dentition est assez orageuse pour donner des inquiétudes sur la vie de l'enfant.

4° Il donne des raisons physiologiques et péremptoires pour ne jamais mettre l'enfant sur ses pieds pendant ce genre de dentition, quand on veut le conserver parfaitement bien conformé.

5° Il prescrit encore le régime convenable à la nourrice et à l'enfant, après que l'orage de cette dentition est passé.

SECONDE PARTIE.

De l'ablactation ou du sevrage.

CHAPITRE PREMIER.   481

1° Il donne des règles générales, et il indique les précautions nécessaires pour sevrer et se mettre à l'abri des accidens qui suivent quelquefois le sevrage.

2° Il démoutre le danger de faire sevrer par des
étrangères ; et par des raisons d'amour maternel et de physiologie, il engage les bonnes
mères à prendre elles-mêmes les soins du sevrage.

3° Après avoir prouvé la nécessité de faire respirer un air sain, il prouve celle d'éviter aux
enfans celui des assemblées nombreuses qui
ne sont pas au grand air.

4° Dissertation sur l'âge auquel on doit ramener
à la ville les enfans allaités à la campagne,
de laquelle dissertation il tire occasion de
prouver que les mères feront mieux *d'éle-*
ver artificiellement leurs enfans, que de les
envoyer chez des mercenaires.

CHAPITRE II. 499

1° Il traite des moyens que la nature emploie
pour fortifier l'enfancé, et des procédés propres à favoriser son succès.

2° Du coucher et du sommeil des enfans après
le sevrage.

3° De la composition de leurs lits.

4° Du temps le plus favorable au sommeil.

CHAPITRE III. 506

Qui fait connaître les procédés qu'il faut employer pour éveiller les enfans pendant les

premières années après le sevrage, les raisons pour lesquelles ces procédés sont d'absolue nécessité, comme aussi celles pour lesquelles il faut, par la suite, les habituer à être éveillés et à se lever à toute heure de nuit.

CHAPITRE IV.   511

Il traite de l'habillement de l'enfance, depuis la tête jusqu'aux pieds, et fait connaître que le mode d'habillement n'est point une chose indifférente à la santé de cet âge.

CHAPITRE V.   515

1° Ce chapitre donne des règles diététiques pour les déjeûners, les dîners, et le régime convenable à l'enfance.

2° Il donne la connaissance des symptômes qui doivent décider à continuer ou à quitter le régime végétal.

3° Il décrit les qualités que doit avoir le pain pour être de facile digestion, lesquelles ne peuvent avoir lieu sans le levain qu'on excite dans la pâte, ce qui le rend préférable à toute pâtisserie, dont la pâte n'étant jamais levée est malsaine pour l'enfant.

4° Il fait connaître les qualités que l'*eau* doit posséder pour être salubre; il indique les différentes boissons convenables à l'enfance, en raison de leurs différens tempéramens , après avoir passé en revue les qualités du vin, de la bière et du cidre.

5° On y trouve un avis aux pères et aux mères contre la mauvaise habitude de faire boire du vin sans eau à leurs enfans, *sous le spécieux prétexte qu'il faudra bien un jour qu'ils fassent comme les autres.* L'avis de l'auteur est fondé sur des raisons morales et physiologiques tirées de la différence des organes faibles et irritables de l'enfance, d'avec ceux d'un âge plus avancé.

CHAPITRE VI.   539

1° Ce chapitre fait connaître la nécessité de régler les évacuations stercorales, de provoquer la fréquence des urines, quand elle n'a pas lieu naturellement, et d'entretenir l'insensible transpiration.

2° Il indique la marche des alimens dans le tube intestinal ; il fait connaître l'influence de la régularité de ces fonctions sur la santé et l'accroissement des enfans, ainsi que sur le moral des personnes d'un âge mûr.

CHAPITRE VII.   547

1° Il démontre physiologiquement la nécessité de l'exercice au grand air , pendant l'enfance.

Fin de la Table analytique du premier Volume.

TABLE ANALYTIQUE,

OU

PRÉCIS DES MATIERES

CONTENUES DANS LE SECOND VOLUME

DE LA MÉDECINE PERFECTIVE.

~~~~~~~~~~

(Les chiffres indiquent les pages.)
~~~~~~~~~~

1° Il traite du *strabisme* ou du *louche* qui survient à la vue de l'enfant après sa naissance.

2° Après avoir fait connaître les différentes espèces de cette difformité, et ce qui peut les produire ; il donne les moyens de remédier à certaines espèces, et même les procédés pour les prévenir.

SECONDE PARTIE.

Elle traite des infirmités et maladies communes aux deux sexes pendant les quatre à cinq premières années de la vie, et des moyens de les guérir.

De la jaunisse, ou de l'ictère des nouveaux nés. Il en démontre la cause la plus ordinaire ; et, après avoir fait connaître le danger de cette maladie, il donne les moyens de la guérir et les procédés capables de la prévenir.

1° Il traite des coliques dites tranchées.

2° Il fait connaître les diverses causes les plus ordinaires de ces coliques.

3° Il dépeint les symptômes qui indiquent quand elles procèdent d'aigreurs dans les premières voies, ou quand elles sont la suite d'une irritation nerveuse, et il donne les remèdes qu'il faut y apporter dans l'un et l'autre cas, spécialement pour éviter les convulsions.

4° Il indique encore d'autres remèdes quand ces coliques ont d'autres causes.

CHAPITRE III. 85

Ce chapitre traite de l'endurcissement de la partie muqueuse contenue dans le tissu cellulaire de la peau des nouveaux nés, *maladie inconnue à nos ancêtres* et découverte par M. *Andry*, médecin, de la faculté de médecine de Paris.

1° Il indique les saisons pendant lesquelles cette maladie s'empare plus fréquemment des nouveaux nés.

2° Les parties qu'elle occupe le plus ordinairement.

3° Il donne connaissance des procédés par lesquels on peut l'éviter après en avoir démontré la cause, ou la faire avorter dès qu'on la soupçonne.

4° Il indique les procédés curatifs, et en rap-

porte sept exemples et observations d'après
M. *Andry*, médecin en chef de l'hospice de
la Maternité , où cette maladie est assez fréquente.

CHAPITRE IV. 101

Des rougeurs et écorchures des fesses des enfans à la mamelle , et des moyens de les
guérir.

CHAPITRE V. 104

Des convulsions des enfans à la mamelle.

1° Premières causes des convulsions et des moyens
d'y remédier.

2° Secondes causes, et du remède qui y convient.

3° Troisième cause, et autre moyen de les faire
cesser.

4° Il fait connaître la danse de *Saint-Guy*.

5° Il donne la différence qui existe entre ces
genres de convulsions et celles de l'*épilepsie*.

6° Il indique d'autres causes de convulsions *auxquelles nos prédécesseurs n'ont jamais pensé.*

7° Il fait connaître la différence qui existe entre
les toux ordinaires aux enfans pendant une
dentition orageuse, et celle occasionnée par
engorgement des sucs lymphatiques. Il indique
beaucoup de causes différentes de convulsions
et donne les moyens de remédier à chaque
genre ou espèce.

CHAPITRE XII. 187

Du rachitis et de ses causes.

*Ici l'auteur donne les moyens de recon-
naître,*

1° *Les dispositions à cette maladie, et ceux de
la prévenir et de l'arrêter.*

2° Il décrit les symptômes avant-coureurs de
cette maladie.

3° Il prescrit le régime nécessaire aux enfans
menacés de cette maladie.

4° Il indique les remèdes à lui opposer et les
moyens prophylactiques.

CHAPITRE XIII. 202

Ce chapitre traite des différentes hernies des
enfans des deux sexes, même de celle avec
laquelle quelques-uns viennent au monde,
hernie dite *congéniale.*

1° De l'exomphale, dont il indique les symptômes.

2° De l'inguinale, dont il fait aussi connaître les
symptômes.

3° Des causes de ces différentes hernies.

4° Des procédés nécessaires pour faire rentrer
ces hernies, et il donne les moyens de les
empêcher de reparaître.

5° Procédés pour faciliter la descente des testicules dans le *scrotum*, et les moyens de ne pas prendre cette arrivée naturelle pour un commencement de hernie inguinale.

n'a parlé, vraisemblablement parce qu'on la confond presque toujours avec la gourme.

CHAPITRE XXXI. 344

CHAPITRE XXXII. 357

maladie quand on en a reconnu le principe, en attendant la puberté ou la nubilité qui souvent y apporte le remède.

CHAPITRE XXXVI. 3gg

Des obstructions du mésentère , autrement dit *du carreau.*

1° Symptômes de cette maladie.

2o Précautions à prendre avant d'administrer aucun remède ; car cette maladie peut avoir trois causes capitales, conséquemment elle doit avoir trois traitemens différens ; et, quand elle est compliquée, il faut un traitement encore différent.

3° Régime convenable à l'*âge*, au *tempérament* et à la cause première de la maladie.

4° Différens traitemens , en raison des connaissances que l'on aura pu acquérir sur l'origine et la nature de la cause, conséquemment sur l'espèce.

CHAPITRE XXXVII. 4i3

De la gravelle.

1° Régime qu'il faut faire tenir à l'enfant qui en est attaqué.

2° Différens remèdes contre cette maladie, en raison de l'âge.

3° Indication des différentes eaux minérales recomnues efficaces par plusieurs médecins qui ont joui d'une grande réputation bien méritée.

4° Nouveau remède employé avec succès par l'auteur de cet ouvrage.

CHAPITRE XXXVIII. 425

Ce chapitre fait connaître,

1° Les affections spasmodiques de la poitrine, connues sous la dénomination de cauchemar.

2° Fait historique à ce sujet.

Procédés que l'auteur a employé dans cette circonstance.

CHAPITRE XXXIX. 428

De la coqueluche.

1° L'auteur donne les symptômes par lesquels on peut reconnaître la coqueluche dans son début, quoiqu'elle n'ait ordinairement que l'apparence d'un rhume.

2° Il fait connaître la marche progressive de cette maladie, qu'il divise en trois périodes.

3° Il indique son traitement en raison des différens tempéramens que cette maladie affecte ; car celui qui convient au tempérament sanguin, nuirait beaucoup au flegmatique ; *et vice versâ.*

CHAPITRE XL.   448

De l'asthme en général.

1° L'auteur distingue cette maladie *en deux genres seulement*.

2° Il fait connaître l'asthme aigu, qui a beaucoup d'affinité avec le *croup*.

3° Il décrit les symptômes du premier degré de cette maladie.

4° Ceux du second.

5° Il donne les caractères de cette maladie, ses causes, les moyens de la prévenir, et le régime convenable.

6° Il indique le traitement curatif d'après différens auteurs, et celui qui lui a réussi depuis peu.

7° D'après le docteur anglais *Millar*, il fait connaître le traitement que l'on suit fréquemment en *Angleterre*.

8° Il rapporte trois exemples de guérison opérées par *l'assa fœtida*; il donne une notice historique sur cette plante et ses vertus connues d'*Hippocrate*.

CHAPITRE XLI.   488

Du *croup*, ou de l'esquinancie.

De l'esquinancie membraneuse, dénommée en Hollande et en Angleterre, *croup*.

1° Observations préalables pour reconnaître cette maladie.

2° Symptômes du premier degré.

5° Caractère particulier qui établit la différence de cette maladie d'avec *l'esquinancie inflammatoire et gangreneuse*.

4° Régime du premier degré.

5ᵉ Traitement de ce premier degré.

6° Raisons péremptoires pour administrer dès le premier degré les moyens que l'on réserve pour le second, et par lesquelles il est prouvé que c'est le seul moyen curatif, puisqu'en attendant le second degré le malade périt.

7° Exposé succinct de la méthode du docteur *Dobson*, médecin de l'hôpital de Liverpool, en Angleterre.

8° Méthode curative du docteur *Millar*, d'après la connaissance qu'il a acquise de l'efficacité de *l'assa fœtida*.

9° Conclusion de tout ce qui a été conseillé par les différens auteurs pour la guérison du CROUP.

CHAPITRE XLII. 519

Du catarrhe suffocant.

TROISIEME PARTIE.

CHAPITRE Ier. 522

Il fait connaître les secours que les mères peuvent donner à leurs enfans quand ils se sont fait quelques contusions.

CHAPITRE II. 526

Ce chapitre traite des blessures ou des plaies ; il indique le moyen d'arrêter le sang en attendant le chirurgien qu'il faut appeler.

CHAPITRE III. 531

Il indique les premiers moyens par lesquels une mère peut apporter soulagement à la brûlure quand elle n'est que légère, et en attendant le chirurgien qu'il faut appeler, pour peu que cette brûlure soit grave.

CHAPITRE IV. 534

Ce chapitre, qui traite des engelures, en fait connaître,

1° La cause.

Il ne conseille point aux mères d'entreprendre
ces moyens, parce que l'amour pour leurs enfans les alarmant trop, ne leur laisse pas assez
de présence d'esprit et de sang froid pour opérer avec succès ; ce qu'elles peuvent faire de
mieux, c'est d'appeler du secours.

Fin de la Table analytique du second Volume.

ERRATA.

Page 23 Titre Médecine , *lisez :* Chirurgie.
— 105 Ligne 2 arrêtant , *lisez :* détournant.
— 233 — 14 sèche , *lisez :* séché.
— 389 — 7 désagréable , *lisez :* désagrément.
— 372 — 42 Supprimez le point après le mot
        besoin , et transportez-le après le
        mot boutons.

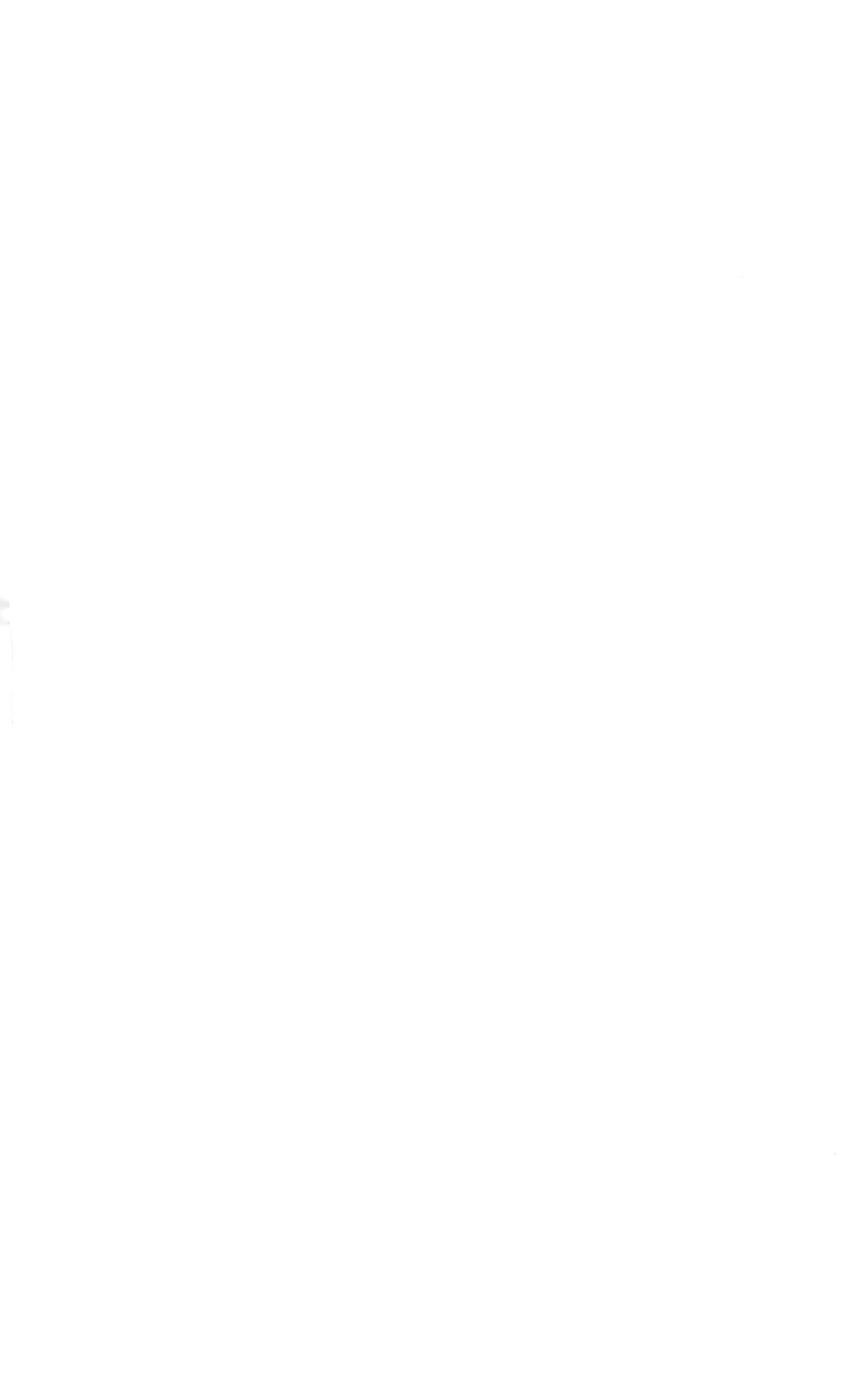